U0352298

十月怀胎

百科

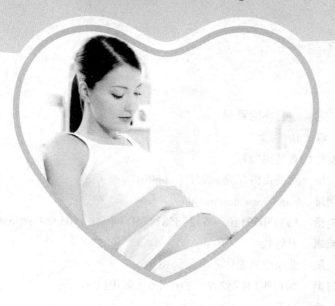

岳然/编著

青岛出版社
QINGDAO PUBLISHING HOUSE

图书在版编目（CIP）数据

十月怀胎百科 / 岳然 编著. — 青岛：青岛出版社, 2013.11
ISBN 978-7-5436-9823-9

Ⅰ.①十… Ⅱ.①岳… Ⅲ.①妊娠期－妇幼保健－基本知识 Ⅳ.①R715.3

中国版本图书馆CIP数据核字（2013）第266979号

书　　名	十月怀胎百科
编 著 者	岳　然
出版发行	青岛出版社
社　　址	青岛市海尔路182号（266061）
本社网址	http://www.qdpub.com
邮购电话	13335059110　0532-85814750（传真）0532- 68068026
责任编辑	尹红侠
印　　刷	北京德富泰印务有限公司
出版日期	2014年1月第2版　2019年6月第3版第8次印刷
开　　本	16开（720mm×1000mm）
印　　张	25
字　　数	300千
书　　号	ISBN 978-7-5436-9823-9
定　　价	29.8元

编校印装质量、盗版监督服务电话：4006532017　0532-68068638
印刷厂服务电话：022-58708288
本书建议陈列类别：孕产类　生活类

前言

当得知自己荣升准妈妈，你是否欣喜若狂，幸福万分？当爱的结晶已经降临，你该如何呵护腹中的宝贝？为了让小宝宝健康顺利地降生，为了让小宝宝聪明又健康，作为准妈妈的你该如何安排自己的生活起居，该如何给宝宝做好胎教功课？

十月怀胎，一朝分娩。孕期的10个月，280天的孕育过程，对于准妈妈来说，是多么难忘和甜蜜，同时还混合着不适或艰辛。准妈妈需要安排好孕期饮食和日常起居，注意生活保健，同时还要将自己的情绪调整到最佳状态，给宝宝一个优良的胎教环境。

为此，我们精心推出了这套孕产育儿百科丛书，丛书的编者系多年从事儿科和妇产科临床工作的资深专家，并由全国知名妇产育儿早教专家戴淑凤教授精心审定，全套丛书共分6册，分别是《怀孕分娩育儿百科》《怀孕知识百科》《十月怀胎百科》《胎教知识百科》《新生儿婴儿护理百科》《育儿知识百科》，本书《十月怀胎百科》是其中的一册。这套丛书内容涵盖孕前准备、孕期保健、孕期营养、孕期胎教、新生儿护理、婴幼儿护理、宝宝喂养、宝宝早教等各个方面，知识全面，讲解细致，是新手爸妈孕育宝宝的绝佳指南。

《十月怀胎百科》共分为12章。第1~10章分别按照孕期10个月份为准妈妈讲解每周胎宝宝的发育状况、准妈妈的身体变化、孕期饮食营养、孕期日常起居运动、孕期胎教与情绪调节等内容。第11章详细介绍了准妈妈需要了解的分娩细节、生产要领和产后生活要点。第12章为新妈咪讲解坐月子期间的饮食滋补方法、起居调养方法、正确的哺乳方法，以及产褥期常见疾病的防治方法。

本书对准妈妈孕期每个月份的生活保健、饮食营养、胎教方案都进行了细致周到的讲解，更加贴心地介绍了胎宝宝每个孕周的发育状况，准妈妈可以随时查阅，能够对腹中宝宝的情况了然于心。书中配有可爱的手绘卡通图片和温馨的健康小贴士，能给准妈妈带来轻松美好的阅读体验。不管是准妈妈还是准妈妈的家人，都能从本书获得贴心的孕期指导，收获实用的孕产知识。

　　本书通过介绍十月怀胎期间准妈妈应该注意的一个个细节，体现出浓浓的关爱之情和先进的胎教育儿理念，值得准妈妈和准爸爸阅读参考。愿本书能陪伴准妈妈轻松度过美好孕程，充满信心地迎接天使的降临。

编　者
2019年3月

目 录

Part 1 孕1月指导

Part 2 孕2月指导

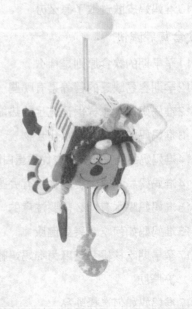

Part 3 孕3月指导

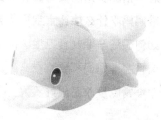

Part 4 孕4月指导

本月胎宝宝发育每周一查

母体变化与保健

饮食营养跟进

日常起居与运动

成功胎教与情绪调节

Part 5 孕5月指导

Part 6 孕6月指导

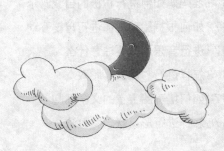

Part 7 孕7月指导

本月胎宝宝发育每周一查

母体变化与保健

饮食营养跟进

日常起居与运动

成功胎教与情绪调节

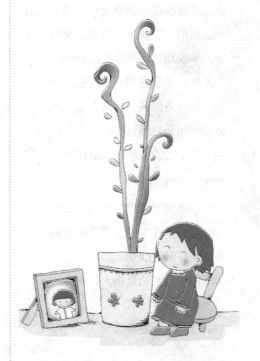

Part 8 孕8月指导

Part 9 孕9月指导

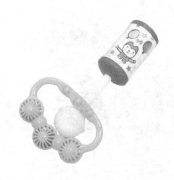

Part 10 孕10月指导

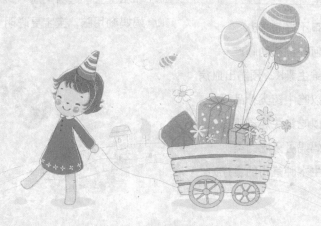

Part 11 分娩细节全关注

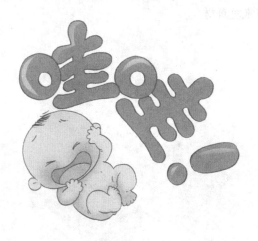

Part 12 产后坐月子指导

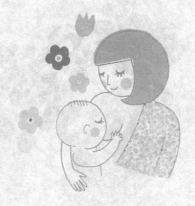

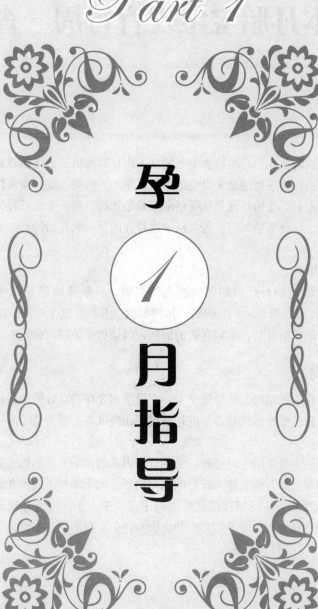

Part 1

孕 1 月指导

本月胎宝宝发育每周一查

💧 第1周

计算孕周时，在妇产科检查中一般从末次月经的第一天开始算起。有的孕妇会有疑问，认为不可能是来月经的那天怀孕的。的确如此，通常怀孕要在月经后的14天左右，受精龄便是从受精那天开始算起。由于末次月经的第一天比较好记，医生在计算孕周时，通常从末次月经的第一天开始计算。

💧 第2周

此时准妈妈的月经周期已经进入第二周，一般排卵期是在月经周期的13~20天，在第二周末时，准妈妈的排卵期就会开始。这个时间，准妈妈需要做一个周全的孕前计划，采取有效的措施，以增加受孕的机会。

💧 第3周

准妈妈在本周基础上就要受孕了，在受孕期要保持良好的生活作息和愉快的情绪，让自己处在最佳状态。准爸爸也要积极准备，因为精子的质量也非常重要。

受孕是一个复杂的生理过程，受到许多因素的影响。准妈妈需要排出优质的卵子，精液中要有活动能力较好的正常精子，卵子和精子能够在输卵管里相遇并结合为受精卵，受精卵能被输送到子宫腔中，子宫内膜必须适合孕卵着床。这些条件只要有一个不正常，便会影响怀孕。在本周，也就是月经周期的15~21天中，受孕机会最高。

🌸 第4周

卵子受精后3～4天，受精卵到达子宫腔，并逐渐"扎根"在子宫内膜里，静静地开始发育。

准妈妈体内的胚囊现在是很小的，只是一小群细胞，而且这些细胞还根本看不出一个胎宝宝的模样。在本周，胚囊大约1厘米长，生长得很快。

此时，准妈妈还感觉不到任何变化，如果还不到下一次的月经，准妈妈甚至根本不知道自己怀孕了。

不少准妈妈都是在不知不觉中怀孕的，在孕早期由于不知道身体的变化，可能会做剧烈运动，如果生病了还可能会服用孕妇禁用的药品，对腹中的胎宝宝造成一些伤害。因此，准妈妈一定要有计划地怀孕，在准备怀孕期间，可以和准爸爸寻找一些轻松浪漫的话题，使自己的心情放松，在一个良好的状态里孕育新生命。

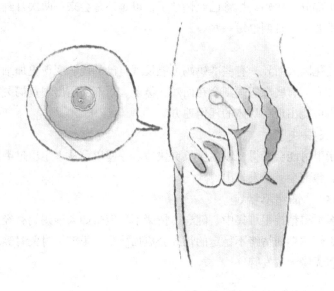

母体变化与保健

怀孕后身体会发生哪些明显变化

对大部分准妈妈来说，怀孕第一个月的身体变化并不是很明显，甚至表现不出来，只有通过早孕试纸测试等方法才知道自己怀孕了。而有的准妈妈怀孕之后，身体变化会比较明显，通常会有下面一些变化。

停经

月经规律的准妈妈，若是过了日期还没来月经，很有可能就是怀孕了。不过，也有极小部分准妈妈，尽管已经怀孕了，可是还是会来一两次月经，只是月经量比平常要少，日期也短一些。

皮肤红润或灰暗

皮肤的变化因人而异。有些准妈妈可能发现自己的皮肤变得更加细嫩，且焕发妊娠的红光；有些准妈妈则会在面颊、鼻子、眼部周围出现黄褐斑，小而红的蜘蛛痣也可能出现在身体的任何地方。

头发和指甲长得快了

头发和指甲可能会变得比以前生长更快速。一些以前从未生出过毛发的部位，如腹部、脸部会有毛发长出。

注意力不集中，情绪不稳定

准妈妈会觉得精神很难集中、健忘、情绪不稳定。如果准妈妈有经前综合征的话，那么怀孕期间情绪不稳定的情况会更加严重，很容易时哭时笑，也很容易对准爸爸无缘无故发脾气。

用怀孕试纸验孕准确吗

在女性怀孕的第7天，尿液中就能测出一种特异性的激素——人绒毛膜促性腺激素（简称HCG）。在一般情况下，将尿液滴在早孕试纸上的检测孔中，如在试纸的对照区出现一条有色带（有的试纸显红色，有的试纸显蓝色），表示未受孕；如在检测区出现两条明显的色带，则表示阳性，说明发生妊娠。

使用早孕试纸验孕的优点

用早孕试纸验孕快速、方便，具有私密性。

使用早孕试纸验孕的弊端

早孕试纸的作用是有限的，使用早孕试纸验孕要严格按照说明使用并且必须考虑到验孕的时间、尿液的浓度、月经的准确度等因素。有时候试纸也会显假阳性或者假阴性，例如试纸如果呈现出弱阳性并不一定代表就是怀孕了，也可能是有炎症。

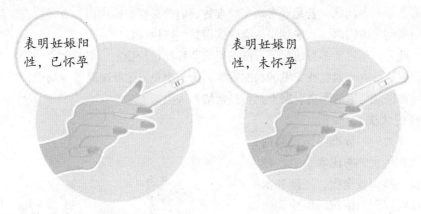

表明妊娠阳性，已怀孕

表明妊娠阴性，未怀孕

使用早孕试纸要注意的问题

1 购买早孕试纸时应该选择正规厂家生产的试纸，购买时要注意包装是否完好，带回家中后要避免在潮湿的地方保存。

2 不要在短时间内喝下大量的水来让自己排尿，这样可能会冲淡尿液中HCG的含量，让测试的结果不准确，可能会出现假阴性。

3 使用前留意产品是否仍然在有效期内。由于早孕测试产品的使用地点多数是在卫生间，在拆开使用时也要注意尽量避免让试纸受潮，以免影响结果。

贴心小提示

早孕试纸有它的弊端，有一定的误差值，并不能代替医院准确的HCG妊娠检测。准妈妈可以掌握早孕试纸的正确用法，先做一个自我测试，然后去医院进行明确的诊断。

🌸 如何选择合适的产检医院

选择拥有过硬的专业技能的医院

生产是一件复杂的事情，而准妈妈的身体情况又各不相同，因此一定要选择一家技术过硬、水平先进的医院，这样当准妈妈患有高危险疾病或者出现妊娠疾病时，医生才能及时给予妥善的处理。可以向已经生育过的朋友、同事咨询一下，也可以通过网络来查询。

另外，选择一家环境好的医院也很重要。可以先检视一下备选医院的环境，例如：做检查和就诊的区域之间的距离是否很近，就诊区域的环境是否拥挤，是否有舒适和足够的空间用以待诊，这些都决定将来是否要在这里产检或生产。

医院与家交通便利

交通的便利性很重要，要注意每次产检时路上是否堵车严重，到医院后停车是否便利等问题。若是经常堵车，准妈妈们势必要提前出门，有些检查医院会有时间上的限制，太晚到医院会耽误做某些产检项目。

此外，虽然大多数情况下，准妈妈的孕程都比较稳定，但每个人的状况不同，也许会有些紧急或突发的状况发生，为了避免发生状况时耽误病情，就需要考虑医院与家的距离、路上是否经常堵车等因素。

选择好大夫

好大夫的标准是医德高尚，对工作负责，对患者负责，技术精良，知识较全面，态度和蔼。当准妈妈遇到困难时医生会为准妈妈着想，不辞辛苦地为准妈妈解决问题，保证母婴平安。

尽量固定一名医生从始至终地检查，这样医生了解你孕期的全部过程，才会给你针对性的指导，让你的孕期更有保障。

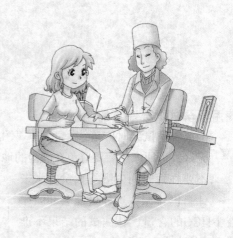

🔶 怀孕期间需要做哪些检查

准妈妈产检项目时间表

产检时间	产检项目
孕6～8周	确诊是否宫内怀孕
孕12周	选择一家合适的医院建档，进行检查，包括B超、白带常规、妇科检查、胚胎发育情况、血压、体重、心肝肾的功能、血常规、尿常规、血型、传染病系列等。排除常见疾病，如宫外孕、葡萄胎及各种类型的流产
孕16周	宫高、腹围、胎心、血压、体重、唐氏综合征筛检

续表

产检时间	产检项目
孕20周	复查血、尿常规，产科检查（宫高、腹围、胎心、血压、体重），如有必要，可做羊膜穿刺
孕24周	复查血、尿常规，AFP、四维彩超胎宝宝畸形筛查、妊娠期糖尿病筛查、产科检查（宫高、腹围、胎心、血压、体重）。妊娠期糖尿病筛查异常者，则要在医生的指导下控制饮食，两周后复查空腹血糖和餐后一小时血糖，如果其中一项有异常，则要继续控制饮食两周
孕28周	复查血、尿常规，产科检查（宫高、腹围、胎心、胎位检查、血压、体重），骨盆测量，血糖异常者做OGTT，澳抗阳性肌注乙肝免疫球蛋白200IU
孕30周	复查尿常规，产科检查（宫高、腹围、胎心、胎位检查、血压、体重）
孕32周	复查血、尿常规，产科检查（宫高、腹围、胎心、胎位检查、血压、体重），澳抗阳性肌注乙肝免疫球蛋白200IU
孕34周	复查血、尿常规，产科检查（宫高、腹围、胎心、胎位检查、血压、体重）
孕36周	复查尿常规，产科检查（宫高、腹围、胎心、胎位检查、血压、体重），澳抗阳性肌注乙肝免疫球蛋白200IU
孕38周	复查尿常规，产科检查（宫高、腹围、胎心、胎位检查、血压、体重），自数胎动，胎心监测
孕39周	复查尿常规，产科检查（宫高、腹围、胎心、胎位检查、血压、体重），自数胎动，胎心监测
孕40周	复查血、尿常规，产科检查（宫高、腹围、胎心、胎位检查、血压、体重），自数胎动，胎心监测

❧ 如何避免胎宝宝发育畸形

怀孕后3个月是发生畸形的高危时期，因此孕早期尽可能不做腹部X线透视或摄片，应该尽量减少使用电脑的时间，少用手机，少看电视，要做好产前检查和遗传咨询。除此之外，还应注意以下几点：

◎ 怀孕早期，尽量避免发烧感冒。高热可能使胎宝宝脑组织发育受到不良影响，出生后表现为智力低下，学习和反应能力较差。

—∞ 贴心小提示 ∞—

孕早期应尽量避免用药，可用可不用的药坚决不用。必须服药时，应严格按照医嘱服用。

◎ 避免饮酒。酒精可通过胎盘进入发育中的胚胎，对胎宝宝健康造成严重的损害。

◎ 避免接近猫狗。猫身上易携带弓形虫病毒，这是一种可导致胎宝宝畸形的传染病源，尤其是猫的粪便，是这种恶性传染病传播的主要途径。

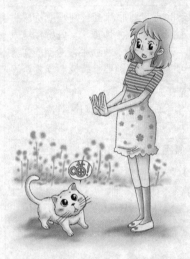

◎ 避免每天浓妆艳抹。许多化妆品中都含有砷、铅、汞等有毒物质，这些物质会影响胎宝宝的正常发育。另外，化妆品中的一些成分经阳光中的紫外线照射后产生的芳香胺类化合物质，也有致畸作用。

◎ 避免孕期精神紧张。人的情绪受中枢神经和内分泌系统的控制，内分泌腺分泌的肾上腺皮质激素与人的情绪变化有密切关系。孕妇情绪紧张时，肾上腺皮质激素可能阻碍胚胎某组织的融汇作用，如果发生在孕早期，就会造成胎宝宝唇裂或腭裂等畸形。

🌱 孕期如何预防感冒

妊娠期间，准妈妈的身体发生很大的变化，身体容易疲劳，如果再加上营养不均、压力增加，就更容易患感冒了。当准妈妈已经有感冒症状时，应立即漱口，提早就寝。妊娠期间感冒，除了吃药要相当小心外，还应尽快去除制造感冒的诱因，加强战胜病毒的抵抗力。

防治感冒的保健方法

1. 勤洗手。手会经常接触各种用品或物体，难免被感冒病毒污染。如果不经意中用手接触口、鼻子，感冒病毒就可能侵入上呼吸道，从而引起感冒。

2. 盐水漱口，价廉功效大。每天清晨起床洗漱后，用盐水漱口，再喝半杯白开水，不但可预防感冒，还对齿龈的健康有好处。

3. 热水泡脚，避免足部着凉。每晚用较热的水（水温不可过高）泡脚15分钟，水量要没过脚面。如果脚部受凉，会反射性地引起鼻黏膜血管收缩，使人容易受到感冒病毒侵扰。

4. 呼吸蒸气。初发感冒时，在杯中倒入开水，对着热气做深呼吸，直到杯中水凉为止，每日数次，可减轻鼻塞症状。

5. 经常搓手。手上有很多经络及穴位，经常搓手可促进手部的血液循环，从而疏通经络，增强人体的免疫功能，提高抵抗感冒病毒的能力。

6 按摩鼻沟。两手对搓，掌心热后按摩迎香穴（位于鼻沟内、横平鼻外缘中点）十余次，可以预防感冒及减轻感冒后的鼻塞症状。

7 经常开窗。应让新鲜空气不断进入室内，使室内保持透气、通风。

8 避开人群。尽量不去或少去人群密集的公共场所，人越多被感染的概率越大。

🌑 孕期感冒后能不能用药

妊娠后，孕妇体内酶有一定的改变，会影响某些药物的代谢过程。若药物不能及时代谢，可有蓄积性中毒。在孕早期胎宝宝器官形成时，药物对胎宝宝的影响较大，故感冒尽量不吃药。但一些疾病本身对胎宝宝、母亲的影响远远超过药物的影响，这时，就应权衡利弊，在医生指导下合理用药。抗病毒药均对胎宝宝有不良影响，准妈妈不宜使用，若必须使用，则应有医生指导。

孕期患感冒可在医生指导下选用以下较为安全的药物

感冒高热、剧咳：可选用柴胡注射液退热和纯中药止咳糖浆止咳。同时，也可采用湿毛巾冷敷，用30%左右酒精（或白酒冲淡一倍）擦浴，起物理降温作用。

选对感冒药，对胎宝宝来说还是比较安全的。只是用药时一定要遵医嘱，不可盲目用药，如果药品说明书上标明是孕妇禁用的，那就一定不要用。

另外，一些准妈妈在怀孕初期可能出现头晕、嗜睡等类似感冒的症状，在没有确诊之前切忌马上服药。如果仅有上述两种症状，是不能下感冒诊断的。即使是轻度感冒，也应伴有喉咙痛、咳嗽、流鼻涕等，在不清楚是感冒还是怀孕的情况下，应及时就诊，以免出现问题。

若病情较重，譬如咳嗽厉害、流鼻涕不止、发中高烧、有痰带黄色，即使处于孕早期，也必须立刻到医院就诊，否则不仅胎宝宝难逃病菌、病毒的侵害，孕妇本身也有危险。

🌑 怎样照顾好患感冒的准妈妈

如果患上感冒，准妈妈们不要消极拖延，应积极就医。

家庭照顾患感冒的准妈妈的好方法

1 喉头又痒又痛时，用浓盐水每隔10分钟漱口、清洁咽喉一次，10次左右即可见效。

2 有鼻塞流涕症状时可以喝鸡汤，或用鸡汤下面条吃，都有利于症状的缓解。

3 在保温杯内倒入42℃左右的热水，将口鼻置于茶杯口上方，不断吸入热蒸气，一日三次。

4 咳嗽时，将一只鸡蛋打匀，加入少量白砂糖及生姜汁，用半杯水冲服，2~3次即可止咳。

5 如果咽痛导致食欲较差，可以吃一些流食，如蔬菜粥。如果有高热、烦躁等应住院治疗，在医生指导下采取相应措施对症处理。

6 萝卜白菜汤：白菜心250克，白萝卜60克，加水煮好后放红糖10~20克，趁热饮用。

7 饮食要清淡、易消化，进食富有营养的食物，如牛奶、蔬菜、水果、汤、粥等，避免进食辛辣、油腻、不易消化的食物。每次进食量不宜过多，可少量多次进餐，食后稍微活动（如散步）以助消化。

8 充分休息，保证足够的睡眠（每天至少8小时）。注意保暖，室内要通风。

🖤 准妈妈皮肤过敏了怎么办

孕期准妈妈身体容易燥热，免疫系统也产生变化，这会使得准妈妈皮肤容易出现过敏现象。另外，胎宝宝的分泌物、排泄物的影响，服用过多的补品、吃致敏食物也会引起皮肤过敏。所以，准妈妈在怀孕期间不要补得太多，如果以前吃某种食物会过敏，怀孕的时候一定不要吃。如果在吃某种食物时出现全身发痒或者气喘、心慌的症状，要立刻停止食用。

皮肤过敏不要乱用药

皮肤过敏本身不会对胎宝宝造成不良影响，可是如果乱用药物的话，某些药物就有可能进入胎盘，妨碍胎宝宝的生长发育，导致胎宝宝出现畸形或罹患疾病。所以，准妈妈一旦出现皮肤过敏，不要私自买药，要立即去医院就诊。

准妈妈皮肤过敏了，建议不妨用绿豆煮成汤，煮到绿豆壳稍稍开裂即可熄火，不加任何调料，只喝汤。但绿豆性偏寒，体质原本就虚寒的准妈妈要少吃。

如何预防皮肤过敏

1 保持个人卫生和环境卫生，每天用温水清洗脸部和身体，穿着透气的纯棉衣裤，不要随便抓挠皮肤。

2 定期清洗床上用品，室内保持清洁、透气。

3 避免大吃大喝，少吃油腻食物、甜食及刺激性食物。多吃蔬菜和水果，尤其是花椰菜和柑橘，是很好的抗过敏食物。

饮食营养跟进

❤ 孕早期的饮食原则是什么

均衡饮食

在专家的指导下，实行均衡饮食原则，这是整个孕期必须遵守的一个基本饮食原则。所谓均衡饮食即合理食用孕期适宜食用的食品，且不挑食和偏食，以保证营养和热量的均衡吸收。

少量多餐

从确定怀孕开始，就要逐步形成少量多餐的饮食习惯，将原来的一日三餐制逐渐转变为一日五餐，即在上午和下午的两餐中间做些营养补充，将日常餐饮的量均衡调整。

确保无机盐、维生素的供给

为了补充足够的钙质，应多进食牛奶及奶制品，不喜欢喝牛奶的准妈妈可以喝酸奶、吃奶酪或喝不含乳糖的奶粉；呕吐严重者应多食蔬菜、水果等碱性食物，以防止发生酸中毒。

适当增加热量的摄入

在主食方面，准妈妈要注意营养丰富全面，满足胎宝宝和自身每天的需要，以免因饥饿而使体内血液中的酮体蓄积被胎宝宝吸收，对胎宝宝大脑的发育产生不良影响。

保证优质蛋白质的供应

准妈妈要经常食用蛋类、乳类、豆类及其制品，这些食物是优质蛋白质的主要来源。

避免刺激性食物

准妈妈在饮食中还需注意避免喝浓茶和含咖啡因的饮料。应尽量少吃含有刺激子宫收缩成分的食物，如山楂、荸荠等，因为这些食物有可能引发流产和早产，尤其是妊娠3个月以内的孕早期及既往有流产、早产史的准妈妈更不可贪食山楂。热性食物也要尽量少吃，如狗肉、辣椒等；人参等参类补品也不宜吃；性味偏凉的食物也不宜吃，如螃蟹、甲鱼等；滑利食物（易引起腹泻的食物）也不能吃，以免造成流产。

总之，安排合理营养全面的饮食能提供胚胎各器官发育所需要的各种营养素，同时，还应考虑早孕反应的特点，食物要适合准妈妈的口味。

孕期容易缺乏的营养素有哪些

孕期营养不仅要维持准妈妈自身的营养需要，还要使一个小受精卵发育成胎宝宝，此外还要提供子宫、胎盘和乳房发育的需要，并要为分娩，尤其产后哺乳做好营养贮备。因此，准妈妈是特别容易缺乏营养的。那么准妈妈最容易缺乏哪些营养素，该如何补充这些营养素呢？

营养素	缺乏危害	补充方法
铁	准妈妈缺铁，则胎宝宝可发生贫血。贫血严重的母亲所生婴儿的红细胞体积比正常婴儿小19%，血红蛋白低20%	多吃含铁丰富的食品，如黑木耳、西红柿、大枣、芹菜、海带、豌豆苗、黄豆、绿豆、小米、樱桃、黑芝麻等，尤其是动物肝脏、蛋黄中铁含量甚高，可适量选食
锌	导致胎宝宝智力低下、出生体重降低，尤其是可能导致胎宝宝各类畸形，如唇裂、小眼或无眼、畸形腿、脊柱裂、心脏异位等	常吃牛奶、黄豆、核桃、葵花子、麦芽、小米、玉米、大白菜、白萝卜、茄子、芦笋、花生、豇豆、豌豆、牛肉、鸡鸭、猪肉等
铜	准妈妈缺铜会导致胎宝宝出生后出现精神异常、运动障碍等	含铜较丰富的食物有动物肝肾和甲壳动物类食物，猪肉、大豆、芝麻、核桃仁、葡萄干、扁豆、豌豆、麸皮等也含铜丰富
碘	准妈妈缺碘将直接导致胎宝宝大脑皮质中主管语言、听觉和智力的部分不能得到完全分化和发育，婴儿出生后有可能生长迟缓、反应迟钝，还会引起先天畸形	增加摄入含碘量较高的海产品，如海带、紫菜、带鱼、海藻、发菜等，并坚持食用含碘盐

准妈妈饮食怎样保证充足的热能

准妈妈在妊娠过程中由于大量贮存脂肪和胎宝宝新组织生成的需要，能量消耗高于未妊娠时期，因此，妊娠后准妈妈对热能的需求增加，且会随妊娠延续而持续增加。保证准妈妈热能供应极为重要，如果孕期热能供应不足，母体内贮存的糖原和脂肪不够用，准妈妈就会消瘦，精神不

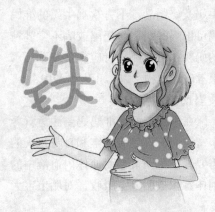

振，皮肤干燥，进而出现骨骼肌退化，脉搏缓慢，体温降低，抵抗力减弱等。

准妈妈膳食中热量摄入量直接影响胎宝宝的生长发育，摄入量少可使宝宝出生体重下降。因此，准妈妈应摄入足够的热能，保持血糖处于正常水平，避免血糖过低对胎宝宝体格及智力生长发育的影响。

准妈妈饮食怎样保证充足热能

人体所需要的热能都是来自产热营养素，即碳水化合物、脂肪和蛋白质。因此，孕妇要重视碳水化合物类食物的摄入。

准妈妈如何安排三餐的热能比例

准妈妈一日三餐的热能安排是很有讲究的。据科学家调查，最合理的三餐热能分配是：早餐占25%，中餐占40%，晚餐占35%。

贴心小提示

应注意膳食平衡，饮食多样，荤素搭配，粗细粮交替，保证蛋白质、脂肪和糖类之间的比例均衡。

❂ 准妈妈如何摄入碳水化合物

碳水化合物又称糖类，常见的有葡萄糖、果糖等单糖，蔗糖、麦芽糖、乳糖等双糖以及淀粉、纤维素、半纤维素、果胶等多糖组成。碳水化合物的主要功能是供给能量，神经系统活动所需要的能量仅能由葡萄糖提供，糖类与脂肪、蛋白质等结合还可参与细胞结构组成。

葡萄糖为胎宝宝代谢所必需，多用于胎宝宝呼吸。由于胎宝宝耗用母体葡萄糖较多，母体不得不以氧化脂肪及蛋白质来供能。准妈妈碳水化合物摄入不足，脂肪动员过快，氧化不全时易出现酮症。孕期增加体重很少的准妈妈对酮症更敏感。患酮症的准妈妈血糖低，血液酮体含量高。酮体可进入羊水中，胎宝宝如缺乏葡萄糖而利用羊水中酮体作为能量的来源，则酮体进入胎宝宝体内，对脑和神经系统有不良作用。血液酮体高的准妈妈所生婴儿常出现智力发育不良，智商低的现象。

为避免酮症，准妈妈即使妊娠反应严重，每日至少也应摄入含150~200

贴心小提示

准妈妈也不可过多摄入含碳水化合物的食物，摄入过多常导致肥胖。

克碳水化合物的食物。因此，准妈妈应重视碳水化合物类能量的摄入。各种粮谷食品、扁豆、胡萝卜、莲藕、蒜苗、马铃薯、新鲜的豌豆等，碳水化合物含量较多。而水果一般含碳水化合物均高于蔬菜，一般水果的碳水化合物都在10%左右，其中香蕉、芭蕉的含量在20%~26%，枣类的碳水化合物含量达30%。蔬菜中也含有一定量的碳水化合物，但是蔬菜中碳水化合物的含量只有2%左右。

准妈妈每天应补充多少优质蛋白质

蛋白质对胎宝宝和准妈妈的作用

妊娠期间胎宝宝的生长发育需要蛋白质，它是胎宝宝细胞分化、器官形成的最基本的物质。蛋白质对胎宝宝身体的成长来说，就像构筑一座坚实大厦的基础一样重要。在胚胎发育的关键时期，如果缺乏蛋白质，胎宝宝就有可能会生长缓慢，甚至会畸形。准妈妈也需要蛋白质来维持子宫、胎盘、乳腺组织及全身的变化。同时准妈妈还需要有一定量的蛋白质储备，以供应分娩时的消耗及产后泌乳。

蛋白质的推荐摄入量

准妈妈每天都应该从膳食中摄入不少于70克（一杯牛奶和一碗谷物中所含的量相当于10克蛋白质）的优质蛋白质，才能够满足身体的需要。具体来说，孕早期，准妈妈的蛋白质的摄入量为每天80克；孕中期，可以增加到每天90克；而孕晚期则可以增加到每天95克。因此，孕妇每天的饮食中都要保证有优质蛋白质类食品，如牛奶、鸡蛋、瘦肉、鱼类、禽类、坚果、豆类和豆制品等。

哪些食物富含优质蛋白

蛋白质可分为动物蛋白和植物蛋白两种，蛋白质的优劣是由蛋白质组成成分中氨基酸的种类和含量决定的。含有大量必需氨基酸的蛋白质为优质蛋白质。优质蛋白质来源于瘦肉、鱼类、禽类、奶制品、蛋类、坚果、豆类等食物中，其中坚果和豆类食物中必需氨基酸含量最高。

在补充蛋白质时，最好是将多种食物进行搭配，这样才能有效地补充优质蛋白。

准妈妈忌食或少食的食物有哪些

孕期准妈妈对食物的要求很高，有些食品对准妈妈有害，准妈妈应少食或忌食。

1 芦荟：芦荟能使女性骨盆内脏器充血，促进子宫运动，准妈妈食用后极易引发腹痛，导致流产或严重出血。

2 桂圆：桂圆性热，而怀孕后易阴虚引起内热，食用桂圆会热上加热，会引起胎动不安，容易导致准妈妈阴道出血、腹痛、流产或早产。除桂圆外，一切温热、大补之品，准妈妈均不宜服。

3 久贮的土豆：发芽的土豆有毒，多数人已有警惕，但未发芽而久贮的土豆准妈妈最好也不要吃。

4 山楂：山楂可以开胃消食，甜酸可口，颇受有恶心呕吐等早孕反应的准妈妈的青睐。现已证明山楂有兴奋子宫的作用，可促使子宫收缩，若大量食用山楂，可能导致流产。

5 薏仁：薏仁对子宫平滑肌有兴奋作用，可促使子宫收缩，因而有诱发流产的可能。

6 马齿苋：马齿苋又名马齿菜、瓜仁菜，其药性寒凉而滑利。

实验证明，马齿苋汁对于子宫有明显的兴奋作用，能使子宫收缩次数增多、强度增大，易造成流产。

7 螃蟹：螃蟹性寒凉，有活血祛瘀之功，尤其是蟹爪，有明显的堕胎作用。

8 甲鱼：甲鱼具有滋阴益肾之功，但是甲鱼性味咸寒，有着较强的通血络、散瘀块作用，因而有一定堕胎之弊，尤其是鳖甲的堕胎之力比鳖肉更强。

> **贴心小提示**
>
> 除上述食物外，熏烤食品、油炸食品及冷饮，准妈妈也要忌食或者少食。

准妈妈喝水有什么需要注意的

准妈妈不宜喝的水

1 没有烧开的自来水不能喝。没有烧开的自来水中的氯会和水中残留的有机物互相作用，产生一种叫作"三羟基"的致癌物质。

2 久沸的开水不能喝。反复沸腾后，水中的亚硝酸根及砷等有害物质的浓度相对增加，这样会导致血液中的低铁血红蛋白结合成不能携带氧的高铁血红蛋白，可能引起准妈妈

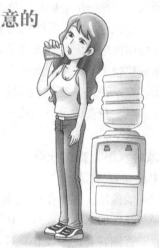

> **贴心小提示**
>
> 清晨是一天中补充水分的最佳时机，而新鲜的温开水有润肠、促进消化液分泌、刺激肠胃蠕动的作用，能够缓解便秘，补充夜间细胞丢失的水分。所以，准妈妈每天早晨起床后最好喝约200毫升的温开水。

血液含氧量降低，威胁胎宝宝的安全。

3 保温杯沏的茶水。将茶叶浸泡在保温杯中，会破坏茶叶中的维生素，还会增加有害物质含量，使得茶水苦涩，饮用后可能致使消化系统与神经系统出现紊乱。

另外，被污染的水绝对不能喝，更不能喝蒸饭、蒸肉的下脚水。

🍓 准妈妈如何吃水果更健康

准妈妈适当吃些水果，能增加营养，帮助消化，补充维生素和矿物质，水果还有一些特殊的医疗作用，对准妈妈和胎宝宝的身体健康，很有帮助。但是准妈妈该怎样吃水果才更加健康呢？

不宜一次吃太多水果

水果大多含糖量较高，而脂肪、蛋白质含量却相对不足，因而过多摄入水果不仅容易造成妊娠期糖尿病，也会影响宝宝生长发育所必需的蛋白质等的摄入。因此，准妈妈每天吃水果别超过500克，而妊娠期糖代谢异常或是妊娠期糖尿病患者则要减半，最好等血糖控制平稳后再加水果。另外，如果喜欢吃香蕉、菠萝、荔枝、柿子这类含糖量较高的水果，就一定要减量。

热性、凉性水果根据体质吃

从中医角度来说，女性怀孕之后，体质一般偏热，阴血往往不足。此时，一些热性的水果如荔枝、桂圆等应少食，否则容易产生便秘、口舌生疮等"上火"症状，尤其是有先兆流产的准妈妈更应谨慎，因为热性水果更易引起胎动不安。

有部分准妈妈脾胃虚寒，大便溏薄，面色苍白无华，对于梨、西瓜、香瓜、柚子之类的寒凉性水果就应少量食用，偶尔适当吃些荔枝也会改善症状。

适当多吃中性水果

准妈妈们应尽量选择性味比较平和、不寒不热的水果进食，如葡萄、苹果、桃、杏、菠萝、甘蔗、乌梅等。这些水果更有利于妊娠过程的母婴健康。

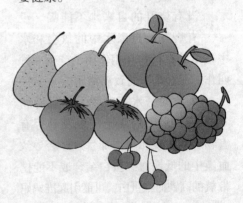

⸨ 贴心小提示 ⸩

不少准妈妈认为多吃水果可以让胎宝宝皮肤变白，其实这是没有科学根据的。胎宝宝的皮肤颜色受父母遗传基因影响，与怀孕期的饮食关系不大。

孕早期吃核桃和芝麻为准妈妈补充脂肪

脂肪是早期妊娠的准妈妈体内不可缺少的营养物质。它促进脂溶性维生素E的吸收，起着安胎的作用。脂肪可以帮助固定内脏器官的位置，使子宫衡定在盆腔中央，给胚胎发育提供一个安宁的环境。此外，脂肪还有保护皮肤、神经末梢、血管及脏器的作用。

但是，早孕反应的突出表现之一就是讨厌油腻。多数准妈妈不愿意吃含脂肪多的肉类，吃菜也清淡，使妊娠早期摄取脂肪偏少，这样不利于准妈妈的身体健康及胚胎的发育。

吃核桃和芝麻为准妈妈补充脂肪

核桃和芝麻脂肪含量丰富，准妈妈吃核桃和芝麻可以补充脂肪，而且核桃富含不饱和脂肪酸、磷脂、蛋白质等多种营养素。1千克核桃仁相当于5千克鸡蛋或者9千克鲜牛奶的营养，并有补气养血、温肺润肠的作用。其营养成分的结构对于胚胎的脑发育非常有利。因此，准妈妈每天宜吃2~3个核桃。此外，嚼核桃仁还能防治牙本质过敏。

芝麻富含蛋白质、糖、芝麻素、卵磷脂、钙、铁、硒、亚油酸等，有营养大脑、抗衰美容之功效。将芝麻磨碎，加上适量白糖，每日用白开水冲服一杯，既可增强准妈妈的抵抗力及预防感冒，又可防止宝宝患皮肤病。准妈妈以每天食用20克为宜。

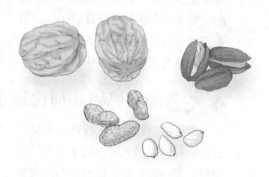

准妈妈如何选择乳品 ☆☆☆☆☆☆☆☆☆☆☆☆

牛奶是准妈妈孕期最重要的营养食品之一。牛奶本身含钙丰富，且容易被机体吸收，因此，准妈妈最好每天喝250~500毫升牛奶，以满足孕期对钙的需求。但牛奶制品种类繁多，准妈妈应该正确选择合适的奶制品。

鲜奶

鲜奶不仅新鲜，营养丰富，而且

贴心小提示

核桃和芝麻中的脂肪含量非常高，吃得过多必然会因热量摄入过多造成身体发胖，进而影响孕妇正常的血糖、血脂和血压。因此准妈妈一定要记得不可多吃。

保留了牛奶中的一些微量生物活性成分，营养成分破坏很少，故营养价值较高。

酸奶

酸奶是在鲜牛奶中加入乳酸杆菌发酵而成的，含有大量有益人体健康的乳酸菌，有助于人体对营养的吸收。

孕妇奶粉

孕妇奶粉富含孕期所需要的营养成分且含量合理。目前市场上出现的孕妇配方奶粉是根据特定人群营养需求而加工的，蛋白质、矿物质和大部分维生素都能够保留，还添加了促进胎宝宝大脑和视网膜发育的DHA。喝孕妇奶粉可以补充很多丢失的营养元素。而且与多维片和鲜牛奶比起来，

孕妇奶粉更容易饮用，对消化道负担更小。对于准妈妈来说，其营养价值是比较高的。不过需要提醒的是，孕吐很严重的准妈妈最好选择一款口味清淡的孕妇奶粉。

贴心小提示

对各种液态奶来说，要想实现长时间保存，就需要更严格的灭菌和防腐措施，所以保存时间越长的奶，消毒相对来说更严格，而营养素的损失也更多。建议准妈妈购买液态奶时，尽量选择保质期短的牛奶，而不要买一整箱的，可以保存一个月的牛奶。

吃素的准妈妈如何保证孕期营养

素食准妈妈若能在饮食上多加留意，一样可以摄入足够的维生素、矿物质、蛋白质以及其他营养素，为胎宝宝及自己提供足够的营养。

准妈妈在怀孕期间必须摄取足够的蛋白质，以供应胎宝宝成长发育的需要。蛋白质的主要来源包括肉、

蛋、奶、豆类食品等，一般来说，动物性蛋白质是比较理想的蛋白质来源，而素食准妈妈因为饮食习惯的不同，蛋白质的来源则以植物性蛋白质为主。

为了满足孕期所需，建议素食准妈妈应该多摄取蛋、牛奶、大豆制品。坚果也是蛋白质与油脂的来源之

贴心小提示

素食准妈妈选购素食制品时，应该在信用良好的店家或厂商购买，并选择包装完整、有清楚标识的产品，如果是散装、价格低廉、标识不清的素食制品，最好不要购买。有些市售豆类制品颜色过于亮白，有可能是含有添加物，建议素食准妈妈在选购这类食品时，应该挑选颜色自然、没有刺鼻药水味的产品。

一，建议每日可以吃一小把的坚果当点心，能摄取到蛋白质，也能提供原料帮助宝宝合成DHA。此外，做菜时也可稍微多放点植物油来补充脂肪的不足。

怀孕期间，母体体内的铁质要输送给胎宝宝，因此，准妈妈必须特别注重铁质的摄取。为了有效补充铁质，素食准妈妈除了要多摄取富含铁质的食物，如紫菜、葡萄干、红枣、樱桃、葡萄、苹果等，也别忘记搭配食用维生素C含量高的水果，如柑橘、西红柿、猕猴桃等，以帮助铁质的吸收。

记孕期饮食日记 ☆☆☆☆☆☆☆☆☆☆☆☆☆

要想了解自己的饮食特点以及习惯，最好的办法莫过于记录每天的饮食，只需几天，就会发现自己的饮食规律，做出改进就很容易了，这对改善孕期营养状况大有帮助。

如何写孕期饮食日记

1. 边吃边写，不要在睡前再回忆今天都吃了什么，更不要在一周结束的时候才去回忆。

2. 什么都要写，把孕期饮食日记放在包里，随时记下自己吃过喝过的全部东西，从一罐苏打水到随手拿来的几块饼干都要算上，这类"小吃"最容易被忽略，但对孕期健康却有很大的影响。

3. 别忽略细节，一定要写明面包是否涂了果酱，汉堡里是否有奶酪，汤里是否泡饼了。

4. 记录要诚实，饮食日记是给自己看的，所以，千万不要假装自己的孕期饮食很健康。

5. 列出自己需要摄入的营养素，将这些营养素转化成常见的食材。

6. 每天提醒自己喝水，准妈妈每天需要喝6~8杯250毫升的水，水对孕期大有好处，每天都不应该忘了主动喝水。

准妈妈春季养胎饮食要点 ☆☆☆

中医认为："当春之时，食味宜减酸益甘，以养脾气，饮酒不可过多，米面团饼不可多食，致伤脾胃，难以消化。"

1. 春季应养阳，在饮食上要选择一些能助阳的食品，并由冬季的高脂高热饮食转变为清淡饮食。建议准妈妈多吃些蔬菜。

2. 春季饮食忌大补。

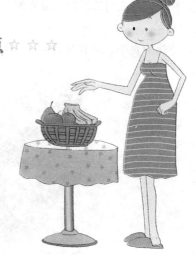

🌢 准妈妈夏季养胎饮食要点

夏季天气炎热，准妈妈更不能忽视饮食。

保证营养

为保证母体和胎宝宝的营养，准妈妈夏天最好选择新鲜多样的食品，饮食要清淡，适量地多吃新鲜蔬菜，常吃鸡肉丝、猪肉丝、蛋花、紫菜、香菇做成的汤。

避免高糖食品

在补充营养的同时，准妈妈还要注意不要补充过头了，要避免高糖食品，以免使胎宝宝过大造成生产困难。

准妈妈夏天千万不要无限量地吃西瓜等高糖分水果，水果的补充最好是在两餐之间，每日最多不能超过500克，并且在选择水果时应尽量选择含糖量低的水果，或以蔬菜代替，如番茄、黄瓜等。

准妈妈最好在怀孕第18周和第32周到医院进行定期血糖测定，并及时到产科营养咨询门诊进行营养咨询。

略加点盐

炎热的夏季，人体出汗多，所以在饮食方面，宜食用调味稍咸的菜肴。一来可以及时补充人体因出汗而失去的盐分，二来可避免因出汗过多而出现的虚脱。

准妈妈夏季可以多吃的食物

准妈妈可以多吃点泥鳅，泥鳅不易引起上火，蛋白质含量又高。为防便秘，准妈妈平时应该多喝水，不宜喝过多冷饮，以免伤脾胃。对于准妈妈来说，牛奶、豆浆、自制蔬果汁、柠檬茶都是很不错的饮品。

准妈妈还可以适当吃一些天然酸味食物，如西红柿、柠檬、草莓、乌梅、葡萄等，有助于敛汗、止泻、祛湿，预防因流汗过多而耗气伤阴，并能生津解渴，健胃消食。

贴心小提示

夏季准妈妈要特别注意饮食卫生，否则会引起消化道感染，严重的会导致子宫收缩，甚至引发早产。

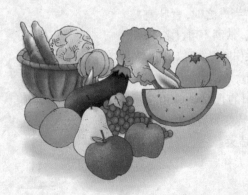

准妈妈秋季养胎饮食要点

秋天是最适宜进补的季节，因为秋天最有利于调养生机、去旧更新，只要稍加滋补，便能收到很好的功效。那么准妈妈在秋季饮食上要注意些什么呢？

合理营养、平衡膳食

准妈妈饮食的一个重要原则就是每种营养素的供给要适量，既不能少，又不能过多，而且各种营养素之间的搭配比例要适宜，保持一定的平衡，蔬菜、水果、鱼、蛋、肉等准妈妈样样要吃。

此外，中医认为准妈妈饮食忌辛辣、烟、酒等，如韭、姜、胡椒等热性食物，因血热易伤胎，可使血热妄行而致流产；不宜食用活血的食品，如生山楂、黑木耳等。

秋季准妈妈如何进补

准妈妈秋季补身是必要的，但应该多听取医生的建议，千万不可盲目进补，一般以温和、清淡为宜，少吃狗肉、羊肉。

准妈妈秋天宜多吃芝麻、核桃仁、黑糯米、红枣、赤豆及动物肝脏等，可补充铁和维生素A，也可适量吃些粗粮。

给准妈妈推荐一款补气益血的鸡蛋枣汤，做法如下：鸡蛋2个，红枣10个，红糖适量。锅内放水煮沸后打入鸡蛋，水再沸下红枣及红糖，文火煮20分钟即可。

秋季准妈妈怎么吃水果

人的体质有寒热之分，水果的特质也分温凉，因此，什么体质的人吃什么水果，都有一定的禁忌。对于准妈妈们来说，一些寒凉的水果还是要少吃，像梨、香蕉、李子、柿子、无花果等。俗话说秋瓜坏肚，孕妇吃水果要适可而止。

贴心小提示

秋天气候干燥，准妈妈可能会便秘，因此准妈妈要注意多喝水，养成定时排便的好习惯。另外，秋天一定要注意饮食卫生，吃新鲜瓜果时一定要洗净。

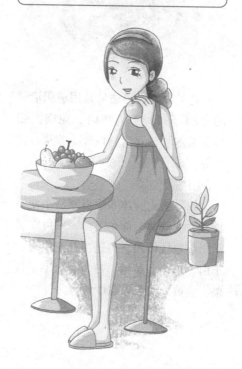

🔸 准妈妈冬季养胎饮食要点

冬季准妈妈散热多，应该比其他季节多吃些营养食物，但要注意合理营养，均衡搭配，只有饮食多样化，才能获得均衡的营养。准妈妈冬季养胎饮食还需要注意的事情有：

根据体质选择食物

阴虚热性体质：

如果常出现口鼻干燥，面色赤红，手足心热，小便黄赤，大便干燥的情况，基本属于阴虚热性体质。大部分准妈妈为阴虚体质，内热较重，如过多食用性温、大热的食物，容易"火上加火"，严重者可出现见红腹痛或早产的症状。

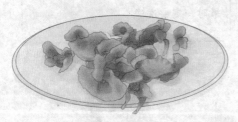

这类准妈妈可适量选用滋阴清热的食物，如海参、鸭肉、兔肉、银耳、黑木耳、豆腐、百合、荠菜、菠菜等。

阳虚寒性体质：

如果感觉肢体寒冷畏寒、小便清长、大便溏薄、面色发白，则可能属于阳虚寒性体质，可适当补充牛肉、羊肉、鸡肉、黄鳝、带鱼、大枣、板栗、韭黄、蒜苗等温性食物。

冬季准妈妈不宜多吃凉食

准妈妈吃凉的食物会感觉比较舒服，这是可以的，但一定要适量，否则可能会对胎宝宝有不良影响。尤其在孕晚期，准妈妈胃黏膜充血，如果过量吃凉的食物，胃黏膜受到刺激后很容易引发急性胃炎、腹泻等，有的还会呕吐，很可能引起宫缩，导致早产。

给准妈妈的冬季饮食建议

1 患妊娠期高血压疾病的准妈妈宜多吃芹菜，芹菜具有镇静降压、清热凉血的功效。可取芹菜连根120克洗净切碎，加粳米200克同煮成芹菜粥，分早、晚顿服。

2 饮食以清淡、新鲜、全面、均衡、卫生为原则，注意荤素搭配，不要过多摄入高脂肪、高糖、高蛋白的食物。

3 可以多补充些矿物质含量高的根块和根茎类蔬菜，如胡萝卜、藕、莴笋、薯类等。

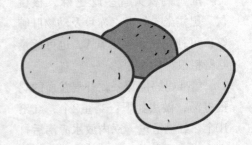

日常起居与运动

准妈妈该如何保证自己的休息质量

准妈妈最好的休息形式就是睡眠，通过适当的睡眠解除疲劳，使体力与脑力得到恢复。如果睡眠不足，可引起疲劳过度、食欲下降、营养不足、身体抵抗力下降，增加准妈妈和胎宝宝受到感染的机会，可能造成多种疾病发生。要全身心地放松、休息，就要把高质量的睡眠作为重中之重。

1 保持卧室的安静，避免嘈杂。

2 保持空气新鲜。睡前可开窗通风30～60分钟，上床前别忘了关窗，以免受凉。

3 选择宽大的床铺。准妈妈要睡在宽大的床上，可尽情舒展，缓冲疲劳。

4 保持睡具的洁净。准妈妈的床上不仅有床单、被褥、枕头，还会有靠垫、抱枕、蚊帐之类，这些最好准备两套以上，以便常常换洗，保持清洁。

5 冲热水澡或泡脚。睡前冲个热水澡或用热水泡泡脚，会让准妈妈舒服自在，但要注意水温要适宜，温度不可过高。

6 不做剧烈运动。晚间的活动应以散步为主，不要打扫卫生等，过度劳累也会影响睡眠。

7 不在睡前大量吃喝。睡前2小时内不可大吃大喝，尤其不要吃或喝有刺激性的东西，以免造成大脑兴奋，难以入睡。

8 不要有情绪波动。尽量不引起情绪上的波动，要有良好、平和的心态。

❧ 贴心小提示 ❧

准妈妈可在晚饭后就近到公园、广场、体育场、田野、乡间小路散步。最好夫妻同行，同时说说悄悄话，除能解除疲劳外，也是调节和保持良好精神状态的妙方。

准妈妈睡午觉要注意什么

准妈妈比正常人更容易疲劳，疲劳对准妈妈本身健康和胎宝宝都不利。特别是要上班工作的准妈妈，如果在上午工作后休息一下，既能缓解劳累，又能增加睡眠时间，即便在没有工作或者仅有正常轻微的劳动时，也要适当午休。

午睡时间以休息好为准

午睡时间长短可因人而异，因时而异，半小时到一小时，甚至再长一点均可，总之以休息好为主。平常劳累时，也可以躺下休息一会儿。有的准妈妈醒来后会感到很不舒服，如果遇到这种情况，起来后适当活动一下，或用冷水洗脸，再喝上一杯水，一般不适感会很快消失。

睡姿要放松

午睡时，要脱下鞋子，把双脚架在一个坐垫上，抬高双腿，然后全身放松。特别是感到消化不良或血液循环不好时，要选择使自己感到舒服的睡姿。

不可随遇而安乱午睡

准妈妈午睡不能随便在走廊下、树荫下、草地上坐着或者靠着就睡，也不要在有穿堂风地方或风口处午睡。因为人在睡眠中体温调节中枢功能减退，在这些地方午睡，轻者醒后身体不适，重者受凉感冒。

> **贴心小提示**
>
> 准妈妈的睡眠时间应比平时多一些，如平时习惯睡8小时，妊娠期可以睡到9小时左右。增加的这一小时的睡眠时间最好加在午睡上，即使是在春、秋、冬季也需要午睡。

准妈妈怎样挑选床上用品

好的睡眠可以使母体得到保护，从而少生病，继而对胎宝宝也大有好处。好的睡眠质量跟睡眠环境的舒适度是分不开的，因此，选择一套好的床上用品给准妈妈也是必不可少的。

- 枕头：以9厘米高为宜。枕头过高会迫使颈部前屈而压迫颈动脉，颈动脉供血受阻时会使大脑血流量降低而引起脑缺氧。
- 棉被：理想的被褥是全棉布包裹棉絮。不宜使用化纤混纺织物做被套及床单。因为化纤布容易刺激皮肤，引起瘙痒。

> **贴心小提示**
>
> 准妈妈不可用电热毯取暖，电热毯电流虽小，但由于电热毯紧贴在孕妇身下，对处于发育阶段的胎宝宝可能存在潜在危险。准妈妈如果想使用电热毯取暖，最好提前打开，在睡觉时关掉，并把电源插头拔掉。

◎ 蚊帐：蚊帐可避蚊防风，还可吸附空间飘落的尘埃，过滤空气。有利于准妈妈安然入眠，并使睡眠加深。

◎ 床褥：床褥太软，孕妇深陷其中，会造成翻身不便，也会影响睡眠效果，加重疲劳感，对准妈妈和胎宝宝都不利。这样的睡眠既不能消除疲劳，又影响了孕妇的生理功能，甚至可能引起一些不良的后果。因此，孕期适宜睡木板床，垫有一定硬度的床褥，以躺下时不致凹下太深且不影响翻身、感觉舒适为宜。

如何打造健康无污染的居室环境

准妈妈大部分的时间都会在居室里度过，居住环境的好坏不仅关系到准妈妈个人的健康问题，而且关系到胎宝宝是否能健康生长发育、智力发育如何等一系列的问题。因此，努力创造好的居室环境是孕期生活的一项重要任务。

居室要通风换气

为了确保室内有充足的新鲜空气，必须经常通风换气，使室外清新空气与室内污浊空气进行交换，减少室内浊气中的许多传染病菌，并排除不良气味。夏天门窗要经常打开，冬天则应每隔一段时间开窗通风一阵。尤其是人口较多的住宅，更应保持通风，以减少病菌感染的机会。对自然通风不足的居室，宜加用机械通风方式进行通风换气。

> **贴心小提示**
>
> 在特别潮湿的季节，要经常开门开窗通气来改善空气质量，如有必要可以买一个干燥机来消除被褥、衣服的潮气。

居室要预防噪声污染

居室里如果噪声过大会扰乱准妈妈的情绪，也影响胎宝宝脑功能的发育，所以，居室内一定要保持安静。可以在居室内挂较厚的窗帘，除可以控制日照、通风与调节光线外，还可阻挡噪声。

进行居室绿化

在室内外种植一些绿色植物，可净化室内空气。

居室要舒适明亮、干净整洁

准妈妈的房间不一定要很大、很宽敞，但布局要合理，房间要收拾得干净整洁、舒适明亮。

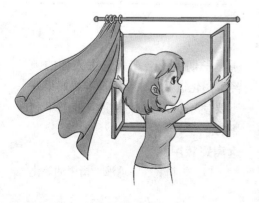

准妈妈如何避免二手烟的危害

二手烟对于准妈妈、胎宝宝及其各个成长阶段的健康所产生的负面影响是医学界所公认的。被动地吸二手烟可以增加准妈妈患胃病的概率；引起子宫动脉收缩，使母体不能顺利地给胎宝宝供氧，从而导致胎宝宝氧气不足、营养不良，甚至引起胎宝宝畸形、流产。

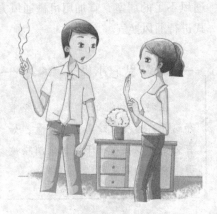

尤其是在孕早期的准妈妈，为了自身及胎宝宝的安全，一定要做好二手烟的预防：

1 如果在单位，可以请吸烟的同事理解你的处境，尽量不要在与你同一个空间内抽烟。

2 尽量不要去公共场所。公共场所里有人抽烟是无法避免的，所以尽量避免去公共场所。实在没有办法避免有人抽烟的场合，就要待在空气流通的地方，尽量让自己呼吸到新鲜的空气。准妈妈可以随身带一个活性炭的口罩，遇到这种情况就戴上口罩。

3 请家人坚决不要在家抽烟，也请来串门的客人不要抽烟。

4 在家庭或办公室、会议室等经常性的抽烟环境中最好能主动采取消除或减轻空气污染的措施，如摆放一些绿色植物，如吊兰、常青藤等，或使用空气净化设备。

贴心小提示

有人在房间吸烟之后，清理房间的时候必须确保不吸二手烟，同时为了避免把地面的烟灰扬到空中，应使用拖把拖地而不要扫地，不适合用拖把的地方，也应在洒水之后再清扫。

准妈妈化妆要注意什么

在怀孕期间，孕妈妈由于体内内分泌改变而发生了很大的变化，身体臃肿，肌肤的肤质也变得敏感一些，在这个特殊时期，准妈妈化妆要格外注意。

尽量不要用美白祛斑类化妆品

这类化妆品中一般都含有铅和汞，长期使用会严重危害人体的神经、消化道及泌尿系统。准妈妈最好不要使用，以免对胎宝宝带来不利影响。

远离彩妆用品

口红、粉底、睫毛液、指甲油等化

妆品含有部分有毒物质，对胎宝宝的健康发育十分不利，准妈妈要远离。

不要使用精油

高纯度的精油分子一般具有轻微的毒性，经皮肤渗入体内，很容易伤害到敏感的胎宝宝。而且有些精油具有活血通经的疗效，如果使用了这类精油，很有可能导致流产

慎用香水

香水中的人工麝香会扰乱人体内分泌及影响荷尔蒙正常发挥作用，更有可能对胎宝宝造成不良影响。

慎用花露水

花露水成分里也含有冰片和麝香，这两种成分都有可能导致胎宝宝畸形。因此，准妈妈最好不要为了防蚊虫叮咬就经常涂抹花露水。

贴心小提示

如果不是特殊情况，准妈妈最好避免化妆。需要化妆的时候最好是去专门的母婴店挑选安全温和的孕妇专用化妆产品。

🔴 生活中的辐射源有哪些

手机

手机接通最初几秒的辐射最大，因此当手机在接通阶段时，使用者最好避免将手机贴近耳朵，以减少辐射量。同时，手机放置的位置也应该避免靠近心脏。怀孕初期的准妈妈尤其要注意，不可将手机挂在胸前。

电脑

电脑在开机时周围存在的电磁辐射，绝大部分被电脑外罩大量吸收，但是在电脑周围还会产生低频电磁场。专家实验显示，这种电磁场可以在细胞膜水平上干扰细胞的

代谢和增殖，从而影响胚胎的正常发育。

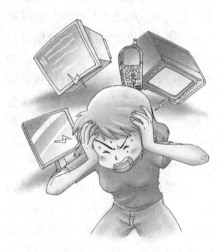

贴心小提示

很多人都以为只有电器有辐射，其实大理石也会产生辐射，质量越差的大理石产生的辐射也越大。

微波炉

权威部门检测，微波炉的辐射量位居众多家电电器榜首。因此，准妈妈在挑选微波炉时一定要注意看说明书上的辐射标准，同时在微波炉工作时要保持足够安全的距离。

电熨斗

使用电熨斗熨衣服时最好能把温度一次加热到位，切不可一边加热一边熨衣服，那样会增加辐射。

电吹风机

电吹风在使用时辐射较大。准妈妈洗了头之后最好先用毛巾擦一下，之后自然晾干，尽量不要使用电吹风。若是一定要使用电吹风，最好调到低挡。

电源接线板、吸尘器

电源接线板、吸尘器在使用时都会放射出较强的辐射，准妈妈平时应该避免用吸尘器来清洁房间；电源接线板要远离床。

❀ 准妈妈如何选择防辐射服

防辐射服款式选择

防辐射服款式有防辐射肚兜、吊带、围裙、马甲、孕妇裙、孕妇套装。春夏可以选择孕妇裙或者肚兜，秋季选择套装、围裙或者吊带都可以，冬天可以选套装或者马甲。另外，要看准妈妈的工作性质及周围的辐射环境。如果准妈妈所处环境辐射强度较大，建议选择防辐射马夹；如果周围辐射很弱，可以选择防辐射肚兜。怀孕头三个月建议选择防辐射马夹，这样可更好地保护胎宝宝的健康。

防辐射服的材质

金属丝面料：其有较好的手感和透气性，可以轻柔水洗。但金属丝易折断，会影响屏蔽效果。对于皮肤敏感的准妈妈来说是不适合的，有可能会引起肚皮过敏。

涂层面料：其屏蔽效果好，但是手感硬，透气性不好，不能水洗，最大缺点是镀在表面的金属物容易脱落变成粉末状，若被准妈妈不慎吸入，则可能会影响胎宝宝的健康。

纤维镀银：其屏蔽值效高，同时具备杀菌、透气功能。缺点是容易氧化，易变色。

离子银面料：柔软、透气、轻薄，具有抗菌、除臭、抑污的功效，效果持久，并且可以水洗，即使长期穿着也不会氧化、变色，是一种安全无毒的绿色产品，不会对人体有副作用。

挑选防辐射服需要关注三项重要技术指标，分别是防护工作频段、屏蔽效能、屏蔽率。产品说明中会标明防护频率范围，准妈妈们可以根据自己的防护需求有针对性地选择。

❀ 贴心小提示 ❀

选择尺码大一点或尺寸大小可以调节的防辐射服，这样基本可以满足整个孕期的需要。

经常使用电脑的准妈妈需要注意什么

电脑会产生极低频的电磁场，并可发射出电磁辐射。不过，对低频电磁场的危害不必过于恐惧，只要针对其发生源及特性认真做好防护，完全可以避免受到伤害。准妈妈日常可以从以下方面进行防护：

和电脑保持安全距离

电磁辐射的传播是随距离、按指数有规律地衰减，因此在使用电脑时，拉开一定的距离，最好是距屏幕半米以外，可起到有效的防护作用。

控制使用电脑的时间

电磁辐射对人体的损害与作用的时间有关，作用时间越长，受损越大。故准妈妈操作电脑的时间，每周不应超过20小时。最好待在电脑面前1小时就要起来散散步。

预防电脑辐射

准妈妈操作电脑时，特别在怀孕的头3个月，最好穿着防电磁辐射的工作服。

另外，室内不要放置闲杂金属物品，以免形成电磁波的再次辐射。使用电脑时，要调整好屏幕的亮度，一般来说，屏幕亮度越大，电磁辐射越强，反之越小。不过，也不能将屏幕调得太暗，以免因亮度太小而影响显示效果，且易造成眼睛疲劳。

> **贴心小提示**
>
> 准妈妈如果过度使用电脑，还可能出现神经衰弱的症状，表现为头痛、易疲劳、嗜睡、失眠、记忆力减退、注意力不能集中等。为了防范"电脑后遗症"的发生，准妈妈最好远离电脑，注意劳逸结合，适量运动，定期检查身体。

孕早期可以进行性生活吗

怀孕的前3个月，由于胎盘还没有发育成熟，胎盘和子宫壁之间的连接还不够紧密，同时由于此时孕激素的分泌还不足，无法给予胚胎强有力的保护，所以，在这个时期进行性生活，就有可能由于不当的动作或者精神过度兴奋时的不小心，使子宫遭受震荡，导致胎盘脱落，造成流产。

由于内分泌发生变化，加之对胎宝宝的担心，这一时期准妈妈对性生活可能缺乏兴趣，甚至会表现出对准爸爸的讨厌和不满意。作为准爸爸，要对准妈妈给予理解和体贴，应特别谨慎，避免激烈、频繁以及动作难度大的性交行为，也可以与准妈妈探讨采用别的方式来交流夫妻感情。准爸爸绝对不能只顾着满足自己的欲望，而不顾准妈妈的感受以及她腹中的胎宝宝。最好采取边缘性接触，通过搂抱、抚摸、亲吻的方式达到性的满足。

有下列情况的准妈妈应该特别注意避免孕早期性生活

◎ 有习惯性流产史的准妈妈。

◎ 有子宫颈闭锁不全史的准妈妈。

◎ 有产前出血或前置胎盘情形的准妈妈。

◎ 有早产史或早期破水的准妈妈。

贴心小提示

孕期性生活过度，是导致流产、早产、早期破膜和产后感染的重要原因之一。但是，这并不是说在整个孕期都不宜过性生活，孕期可以适度过性生活，但一定要注意合理安排，严格控制性生活频率和强度。

孕期做运动有哪些好处

孕期适量运动，不仅对准妈妈和胎宝宝的健康有好处，而且对准妈妈将来分娩也有帮助。具体有以下几方面的好处：

有利于准妈妈和胎宝宝吸收钙

去户外或公园里运动，可呼吸大量新鲜空气，阳光中的紫外线，还使皮肤中的脱氢胆固醇转变为维生素D，促进体内钙、磷的吸收利用。适量晒太阳既有利于胎宝宝骨骼发育，又可防止准妈妈发生骨质软化症。

改善睡眠

当你的肚子增加了几公斤的重量后，找个舒服的姿势睡觉可能就成了一件很困难的事情了。但是体育锻炼能够帮助你消耗多余的精力，让你借着疲倦陷入更深沉宁静的睡眠。

减少怀孕带来的不适

从整体上来说，有规律的锻炼能使准妈妈的肌肉变得柔韧和强壮，帮助准妈妈更好地应付怀孕带来的种种疼痛和不适。拉伸运动能缓解背痛，散步能改善循环功能，而游泳能强壮四肢肌肉力量。

促进胎宝宝正常生长发育

运动不仅能有益于孕妇自身健康，也可增加胎宝宝的血液供氧，加快新陈代谢，从而促进其生长发育。

可促进胎宝宝的大脑发育

孕妇运动时，可促使大脑释放脑啡肽等有益的物质，通过胎盘进入胎宝宝体内；准妈妈运动会使羊水摇动，摇动的羊水可刺激胎宝宝全身皮肤，就好比给胎宝宝做按摩。这些都十分利于胎宝宝的大脑发育，宝宝出生后会更聪明。

贴心小提示

如果准妈妈曾有过先兆流产、早产、双胎、羊水过多或过少、前置胎盘史，或严重的内科并发症，如心脏病、高血压、糖尿病等，则不宜进行运动。

🐾 孕期准妈妈适合做哪些运动

有氧运动

孕早期准妈妈要多做缓慢的有氧运动，如散步、瑜伽、爬楼梯等，每天可以定时定量做一两项。日常的家务劳动如扫地、拖地、擦桌子、买菜也可以做，不过若是早孕反应严重，就要减少家务劳动。而像跳跃、快速旋转、球类运动这样的剧烈运动则一定要避免。

散步

散步能让你的心脏和肌肉得到锻炼，并且受伤的危险性很小。另外，脚踝以下有60多个穴位，经常散步能够刺激穴位，调理脏腑，疏经通络，进而改善身体各个组织器官的功能。

散步要避免环境嘈杂的地方和车辆过多的马路，要选择在空气清新、人流少、环境好的公园、林荫道等场所进行。

散步的时间可以选择早晨和晚上。早上一般选在八九点，如果是夏天，可以提前一小时开始散步。晚上则选择在饭后10分钟后出去散步比较好。每天散步的时间总和最好不要超过2小时，一次半小时或者一小时比较好。准妈妈也可以依据自己的感觉来调整时间，以不疲劳为宜。散步时步子要缓慢，身体动作幅度不要太大。

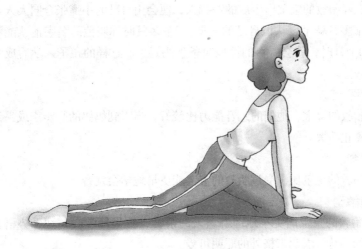

贴心小提示

刚运动时，运动量要小，待身体适应后再适当增加。运动最好听从医生的指导建议，以保障运动的安全有效。在运动中若出现任何疼痛、气短、出血的现象，要立刻停止运动，去医院就诊。

成功胎教与情绪调节

❤ 胎教对胎宝宝有哪些好处

胎教主要是指准妈妈自我调控身心的健康与情绪，为胎宝宝提供良好的生存环境；同时也指给生长到一定时期的胎宝宝以合适的刺激，通过这些刺激，促进胎宝宝的生长。

有人说胎教应从怀孕3个月时开始，也有人说从5个月时开始，其实从准备怀孕时就要将胎教纳入其中。受过胎教的宝宝，一般具有以下过人之处：

更早地学会说话、与人"对话"

受过良好胎教的宝宝出生后的2~3天，便会用自己的小嘴张合同大人"对话"；两个多月就可以认识自己的父母；3个多月时你叫他的名字他就能听懂了；9~10个月时，就会有目的性地叫爸爸妈妈了。这样的孩子入学后成绩也会更优异一些。

不那么爱哭

受过胎教的宝宝，他们的感音能力比较好，当听到妈妈的脚步声或是说话声后就会停止啼哭。

更早地学会发音

受过胎教的宝宝比没受过胎教的宝宝能更早地学会发音。

更早地理解语言

受过胎教的宝宝能更早地理解大人的语言，更早地学会各种手势语，如"再见"的手势，看起来格外的聪明可爱。

❧❧ 贴心小提示 ❧❧

有利胎宝宝健康的胎教音乐有《春江花月夜》《渔舟唱晚》《平湖秋月》《花好月圆》《春姑娘》《童年》《铃儿响叮当》《小星星》等。

常用的胎教方法有哪些

音乐胎教法

能直接通过音波来刺激胎宝宝听觉器官的神经功能，也能让准妈妈自己从音乐中感受美好，从而将良好的心绪传递给胎宝宝。

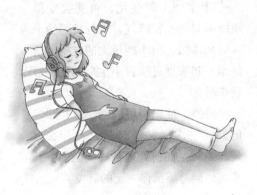

营养胎教法

根据准妈妈怀孕各个时期胎宝宝发育的特点，指导准妈妈如何通过饮食来补充各个时期所需要的营养。

光照胎教法

主要是以光线刺激胎宝宝视觉器官的神经功能。可用一支小手电筒紧贴腹壁，照射胎宝宝头部，每次照射3~5分钟，每天1~2次，左右腹壁交替进行。

抚摩胎教法

适度而有规律地抚摸腹部，能够刺激胎宝宝的触觉，激发胎宝宝活动的积极性，有利于胎宝宝大脑功能的协调发育，可增进胎宝宝的智力发育。

对话胎教法

父母亲通过动作及声音和腹中的胎宝宝进行对话。在对话过程中，胎宝宝可以通过听觉与触觉感觉到父母对他充满爱的呼唤，非常有利于胎宝宝的身心发育。

触压、拍打胎教法

准妈妈从可以在腹部明显地触摸到胎宝宝的头、背以及四肢时起，定期轻轻拍打或者抚摸胎宝宝，这样能够让胎宝宝建立起有效的条件反射，强健四肢。

语言训练法

可以给腹中的胎宝宝取个乳名，讲一些简单而短小的故事，并经常呼唤与之对话，这样可以实现父母与胎宝宝的语言、感情交流。当孩子出生后，听到这些熟悉的声音时，会有种特殊的亲切感。这一训练有利于宝宝身心健康成长，可使宝宝出生后有较强的听、说、理解语言的能力。

贴心小提示

除了上面介绍的这几种胎教方法以外，还有文字、书法、绘画胎教等，准妈妈可以根据自己的条件进行合理的选择。

🌑 准妈妈如何做角色转变的准备

在怀孕准备做妈妈的这段时间，准妈妈可能要接受许多变化。在没有怀孕生孩子之前，你是为人妻，怀孕之后你就将多一个身份：为人母。还有形体、生活习惯的变化以及小生命诞生以后夫妻生活空间和自由度比以前变小的变化，以及孩子出生以后夫妻双方自觉或不自觉地将自己的情感转移到孩子身上的这种变化。角色的认同和承担某种变化的这种准备是非常重要的。如果有了这种角色认同和承担的准备的话，即使怀孕期间和怀孕之后出现问题，准妈妈也会理性地去面对。

因此，准妈妈要调整好自己的心态，及早做好角色转换的准备。

1 放下思想上的包袱。对准爸爸的言语不当、周围人谈话中无意的刺激不要过分在意、自责。

2 消除不必要的担心。准妈妈无须过分担心胎宝宝是否健康正常，准妈妈没有育儿经验，可以通过请教长辈或专家来解决，这样才能在整个孕期拥有一份好心情，泰然处之，这对自己和胎宝宝都有好处。

3 远离抑郁。准妈妈怀孕后，由于生理上的变化，可能会变得烦躁不安、爱发脾气，准爸爸要给予理解和体贴，给予她最大的支持，陪伴她一起来度过孕育小生命的这一段特殊时光。

另外，准妈妈可以问一下长辈，他们第一次做父母时是一种什么感觉，当时是如何处理各种问题的，长辈的经验总能给你一定的启发。

> **贴心小提示**
>
> 准妈妈的家人，尤其是准爸爸要多关心准妈妈的心理变化，最好是全家人先在生男或生女问题上达成共识。

🌑 如何调整好情绪，远离孕期抑郁

孕期抑郁症的症状

如果你至少连续两周出现以下4种以上症状，那么就有可能患有孕期抑郁症：

◎ 不能集中注意力。

◎ 十分焦虑，很容易发怒。

◎ 睡眠不好，极易疲倦，或者有持续的疲劳感。

◎ 总是想吃东西或者没有任何食欲。

◎ 对什么都提不起兴趣，总是没有精神。

◎ 情绪持续低落，总是想哭。

◎ 情绪波动很大，喜怒无常。

孕期抑郁症的对策

1 焦点转移：如果的确面临严重的不愉快的生活事件，甚至问题棘手难以解决，不要让精力总是黏滞在不良事件上。不仅注意力要转移，还可以身体力行参与力所能及的愉快活动。

2 行为调整法：准妈妈不适于做剧烈的运动，但做一些适当放松的活动是非常必要的，例如深呼吸、散步、打坐、冥想、听舒缓优美的音乐等。

3 倾诉宣泄法：找好友或亲人交流，大哭一场也无妨，将不好的情绪都宣泄出来。

4 角色交替法：别忘了虽然已为人母，但仍是老公的娇妻、父母的爱女，谁也不可能只做24小时全职妈妈，所以要学会给自己换个角

色，享受娇妻爱女的权利。

5 自我鼓励法：多看自己的优点，多看事物的好处，多想事情可能成功的一面。

6 食物治疗法：多搭配吃一些清淡食物，多吃新鲜的蔬菜水果，多喝温开水，自内而外地调整身心状态。

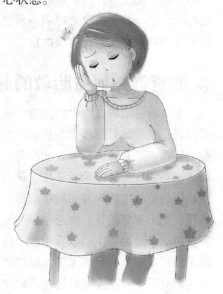

贴心小提示

如果准妈妈能了解一些心理学知识和心理治疗的技术，就可以学以致用，就能及时调整和改善自己的情绪。

❀ 准妈妈如何为胎宝宝唱歌

音乐能促进胎宝宝脑神经发育。神经元是神经系统的基本结构单位和机能单位，胎宝宝智力的优劣与脑神经元的发育关系十分密切。

准妈妈在进行音乐胎教的时候，可以把优美的乐曲声波不断地传输给胎宝宝，促进其脑神经元的轴突、树突及突触的发育，甚至使原本无关的

贴心小提示

音乐的音域切忌过高。因为胎宝宝的脑部发育尚未完整，其脑神经之间的分隔不完全，因此，过高的音域会造成神经之间的刺激串联，使胎宝宝无法负荷，造成脑神经的损伤。

脑神经元相互连通，为优化胎宝宝后天的智力开发及发展音乐天赋奠定基础。

准妈妈能在自己的歌声中陶冶情操，获得良好的胎教心境；同时准妈妈唱歌时产生的物理振动，和谐而又愉快，使胎宝宝从中得到感情上和感觉上的双重满足，这一点，是任何形式的音乐所无法取代的。因此，准妈妈在工作之余，不妨经常哼唱一些自己喜爱的歌曲，把自己愉快的信息，通过歌声传给胎宝宝，使胎宝宝分享您喜悦的心情。此外，准妈妈唱歌的时候尽量使声音往上腭部集中，把字咬清楚，唱得甜甜的，您的宝宝一定会十分欢迎。

在教胎宝宝唱歌时，室内应保持安静，尽量避免噪音干扰。每天教唱1~2次，每次3~5分钟。最好定时教，并拟定一个施教计划，由夫妻二人交替进行。

❀ 准爸爸如何做胎教的好配角

准妈妈是胎教过程中的主角，但准爸爸在整个胎教过程中的位置也是举足轻重，是胎教中最重要的配角。准爸爸在创造良好的胎教环境、调节准妈妈的胎教情绪等方面发挥着重要作用。更为重要的是，准爸爸在与胎宝宝对话、给胎宝宝唱歌等胎教手段的实施过程中，将发挥无可比拟的作用。研究显示：胎宝宝对男性低频率的声音比对女性高频率的声音更敏感。而且，准爸爸参与胎教能让准妈妈感觉受到重视与疼爱，胎宝宝也能感受到愉快的心情，使得胎宝宝日后成为一个快乐的孩子，因此准爸爸在胎教中所扮演的角色非常重要。

准爸爸应加倍关心爱护体贴准妈妈，让准妈妈时时体会到家庭的温暖。

1 主动承担家务活，保证准妈妈有充足的休息和睡眠时间；尽量给准妈妈创造安静、舒适、整洁的环境。

2 切忌惹准妈妈生气，更不要与之发生争吵，避免准妈妈有不良情绪的刺激。

3 不要吸烟，要节制性生活；与准妈妈同听悠扬的乐曲，共赏优美的图画。

4 经常陪伴准妈妈散步，到公园及户外去领略大自然的美景，使准妈妈心情欢快、情绪稳定地度过孕期。

❧ 贴心小提示 ❧

准爸爸可在每天睡前抚摸准妈妈的肚子，经常隔着肚皮轻轻抚摸胎宝宝。让准妈妈平躺在床上或坐在较宽大的椅子上，全身放松，然后准爸爸以从上到下、从左到右的顺序，用双手轻轻抚摸准妈妈的腹部，每次5~10分钟。

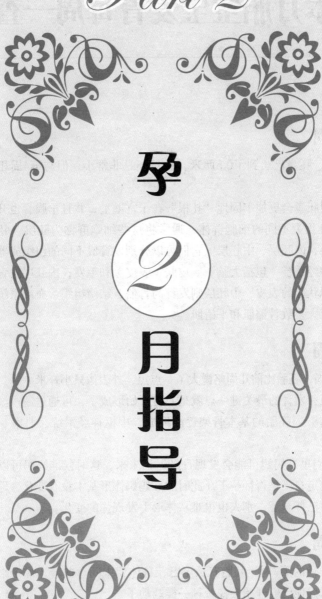

Part 2

孕 2 月指导

本月胎宝宝发育每周一查

🌰 第5周

第5周，胚囊已长到了0.5厘米，虽然还是非常小，但与第4周相比就要大得多了。

这一周胚囊会更加牢固地"扎根"在子宫壁上，并且羊膜囊也开始形成。胚囊开始分化为不同的细胞群体，通常将这些细胞群称为胚层，胚层分为三种：外胚层、内胚层、中胚层。它们可以分别发育成不同的组织或器官：外胚层发育为神经系统（包括大脑）、皮肤（表皮）和毛发；内胚层发育为肠胃、肝、胰和甲状腺的表皮；中胚层则发育为骨骼、结缔组织、血液系统、泌尿生殖系统以及大多数骨骼肌和平滑肌。

🌰 第6周

在第6周，胚胎比前几周略微大了一点点，外表像只小虾米。

本周胚胎发育的最关键一点就是心脏开始形成了，可通过超声波看到胚胎的心跳。这一周胚胎的基本骨架逐渐形成，中枢神经系统、肌肉、骨骼开始发育。

在第6周里准妈妈可能会发现月经迟迟未来，这时候准妈妈可以到医院做怀孕尿检确定自己是否怀孕了。此时的准妈妈体形基本没有变化，即使经检查已能知道自己怀孕了，别人也很难从体形上发现你的变化。

🌰 第7周

进入怀孕的第7周，胚胎有长尾巴，身体朝中间弯曲着，像个小蚯蚓，而且，这个时候他已经开始会像蚯蚓一样蠕动了。

准妈妈为胚胎传输营养物质的通道——脐带逐渐开始发育。脐带未形成时，胎宝宝的营养主要靠胎盘和绒毛来提供。胚胎原来的神经孔会闭合起来，大脑的雏形——脑泡形成。原肠形成，各种脏器就是由原肠发育而来的。眼杯、听泡、鼻窝及肢芽的雏形随之一一出现。血液循环开始建立。

　　胚胎慢慢长大，这时胎宝宝大脑的发育已经开始，细胞不断地分裂，一部分形成大脑，另一部分则形成神经组织。这时准妈妈要特别注意加强营养，丰富的营养会给胎宝宝脑细胞和神经系统一个良好的成长环境。

🖤 第8周

　　第8周的胚胎大约有2厘米长，看上去像颗葡萄。

　　胚胎的器官已经开始有明显的特征，各个不同的器官开始忙碌地发育。手指和脚趾间看上去有少量的蹼状物，皮肤像纸一样薄，血管清晰可见。这时胚胎像跳动的豆子一样开始有运动。因为骨髓还没有成形，现在由肝脏来生产大量的红细胞，直到骨髓成形后去接管肝脏的工作。

　　从现在开始到20周，胎宝宝将迅速成长，并且在几个星期内就会有明显的轮廓。现在各种复杂的器官都开始成长，牙和腭开始发育，耳朵也在逐渐成形。

　　由于胚胎在准妈妈的子宫内迅速地成长扩张，准妈妈也许第一次有腹部疼痛的感觉。

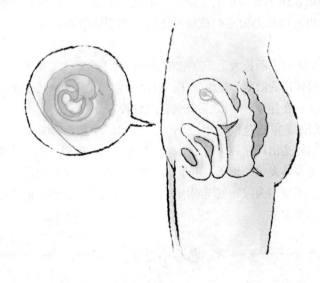

母体变化与保健

❀ 早孕反应有哪些

怀孕的第2个月，大部分准妈妈应该都知道自己已经怀孕了。而早孕反应也逐渐明显，准妈妈会感到头晕、嗜睡、流涎、恶心、呕吐、食欲下降，喜欢吃酸的食物，不能闻油烟味和异味。这些症状一般在怀孕12周前后会逐渐消失。每个人的情况都会有所不同，这和个人激素有关，有的人早孕反应时间比较长，直到16~18周才消失。其他的早孕反应症状还有：

乏力、疲倦、没精神

很多准妈妈在孕早期会出现浑身乏力、疲倦，没精神，什么事情也不想做的现象，这是正常的早孕反应。准妈妈感到困倦的时候要尽量休息，以保证充足的睡眠，用不着刻意地坚持。如果是在上班，可以抽空小憩一下，多吃些水果，也可以在办公室里放些小零食，如用话梅来提提神，这样你的精神会好一些。

随着胎宝宝的不断长大，子宫也在增大，为了给胎宝宝提供一个好的成长环境，准妈妈体内的激素会发生变化，身体也会出现一系列的变化。大多数准妈妈的早孕反应在怀孕3个月之后就会自然好转。

尿频等症状出现并日益明显

很多准妈妈会出现尿频、乳房增大、乳房胀痛、腰腹部酸胀等症状，部分准妈妈还会有身体发热的感觉。由于此时胎宝宝尚小，准妈妈的小腹部依然没有什么变化。不能因为尿频就不喝水，相反要多喝水，让体内的有毒物质能早点随着尿液排泄出去。

❧ 贴心小提示 ❧

孕2月，准妈妈可以增加一小时的睡眠时间，每天到绿地或林荫中散步一小时，以保证充足的氧气。饮食上以清谈、易消化的食物为主。

🖤 怀孕后白带增多正常吗 ☆☆☆☆☆☆☆☆☆☆

白带是阴道黏膜的渗出液，子宫颈与子宫内膜腺体分泌物等混合而成。它与月经一样，是女性正常的生理现象。一般来说，没有怀孕的女性白带量比较少，只是阴部会有湿润感而已。不过，怀孕之后，女性盆腔的血液供应丰富，白带会出现增多的现象，这是正常的，不必担心。

白带增多时应注意什么

首先要注意卫生，每天用温开水清洗外阴，但要注意的是不要清洗阴道里面；每天换洗内裤，有阳光的时候一定要把内裤放在阳光下暴晒。内裤最好选用棉质的，透气性比较好；为了避免交叉感染，准妈妈应该有单独的浴巾和水盆；大便完之后，应该由前向后擦拭，以免把残留的脏物带到阴道里，引起感染。

其次是要增强营养，多吃蛋白质、维生素、矿物质含量丰富的食物，如新鲜蔬菜、水果、瘦肉等。

若白带的颜色、气味出现明显异常，则可能是受到了感染，最好去医院做个检查，然后接受治疗，力争在孕8月前治愈，以免胎宝宝经过产道时，眼睛受到感染而受伤害。并且准爸爸要同时接受治疗，以防交叉感染。

> **❀ 贴心小提示 ❀**
>
> 白带呈黄色、绿色、乳状，有腥臭味、异味，并且伴有阴道或外阴瘙痒、红、肿、疼等，或者伴有阴道的点状出血症时就要引起重视，这有可能提示阴道出现炎症或内生殖器发生病变。最好去医院检查、治疗。

🖤 准妈妈怎么改善孕吐 ☆☆☆☆☆☆☆☆☆☆

孕吐是早孕反应的一种。大多数的准妈妈是从孕5周开始发生孕吐的，也有更早发生的。孕吐通常最容易发生在早晨和晚上。

怎么改善孕吐

1 多休息和适当活动。孕吐严重的准妈妈可卧床休息，室内保持整洁、清静和通风。消除可能引起呕吐的因素，避免精神刺激。待孕吐症状改善后，鼓励下床适当活动，以助于消化功能的恢复。

2 多喝水，选择清淡、富有营养和适合准妈妈口味的食物，少

> **❀ 贴心小提示 ❀**
>
> 孕吐一般不会影响胎宝宝吸收营养，但如果孕吐非常严重，以致无法进食进水，就要到医院进行治疗。

吃多餐。每天都要吃些新鲜的水果和蔬菜，以免体内堆积太多酸性物质，使胃酸增多，引起孕吐。新鲜的水果和蔬菜能够中和胃酸，缓解孕吐。

3 不能因为吃不下饭、恶心呕吐、乏力，就老是在床上待

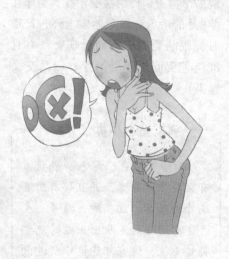

着，尤其是早上不要赖床，否则会加重孕吐。运动太少，就会使恶心、食欲不佳、乏力等症状更加严重，而因为早孕反应严重又更加不去运动，就会慢慢形成恶性循环。所以，不要因为出现了孕吐反应而不去运动，相反，要运动才能减轻孕吐反应。

4 有些准妈妈孕吐反应严重都是由于心情紧张引起的，所以放松心情比什么都重要。要多了解一些孕期知识，多和周围的准妈妈交流一下经验，互相学习，以解除心理压力。也可以多与医生交流自己的情况，也有助解除心理压力。

5 在手帕上滴几滴自己喜欢闻的水果汁液，当闻到让自己感觉不舒服的味道时赶紧将手帕拿出来闻一闻，可以减轻恶心的感觉。

💧 准妈妈尿频怎么办

一般情况下，每天白天平均排尿4～6次，夜间0～2次是属于正常的，如果超出了这个范围就属于尿频。准妈妈怀孕之后子宫会慢慢变大，压迫膀胱，使得膀胱的容量减少，即使尿量很少也会让准妈妈产生尿意，从而发生尿频。大部分准妈妈都会遭遇尿频的困扰，这是正常的。如果在尿频的同时伴有尿痛、尿不尽（小便后仍有尿意），或者发热、腰痛等症状时，就属于病理性尿频了，要去医院检查治疗。

准妈妈如何应对正常尿频

1 平时要适量补充水分，不要一次喝太多的水，临睡前1~2小时内最好不要喝水。

2 加强肌肉力量的锻炼，多做会阴肌肉收缩运动，不仅可收缩

贴心小提示

准妈妈如果出现多渴、多饮、多尿的"三多症状"伴体重不增长，应及时就医，以排除妊娠期糖尿病的可能。尿频也有可能由其他病因引起，一旦伴有尿急、尿痛，一定要及时就医。

骨盆肌肉，以控制排尿，亦可减少生产时产道的撕裂伤。

3 及时排尿。有了尿意应及时排尿，切不可憋尿，长时间憋尿有可能使尿液积存，导致逆行感染，引起肾盂肾炎，而且还有可能影响膀胱功能，以至于最后不能自行排尿，造成尿潴留，需要到医院进行导尿术。

病理性尿频怎么办

要保持外阴部的清洁，每天用清水冲洗外阴，勤换内裤；睡觉时多采用侧卧的姿势，避免仰卧，因为侧卧

能够减轻子宫对输尿管的压迫，防止尿液积存而导致感染；若是患了泌尿系统感染，要及时去医院就诊治疗。

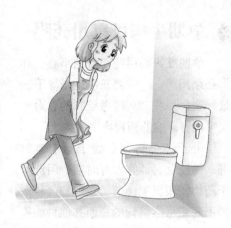

💧 B超检查对胎宝宝有害吗

B型超声检查俗称"B超"，是一种无痛苦的检查方法。超声波是一种机械波，产生的只是热能，而且进行超声检查的时间也都不会超过10分钟，声能也控制在安全的范围之内。一般来说，只要是诊断剂量的B超检查，通常对胎宝宝基本没有影响。

孕期要进行几次超声检查

一般情况下医生会要求准妈妈做三次超声检查，为的是能够发现严重的胎宝宝形体及脏器畸形，从而尽早采取措施。

第一次：怀孕12~16周。能够检

测出准妈妈怀的是单胎还是多胎，是否在子宫内怀孕，并可观察胎宝宝的发育情况等。

第二次：怀孕20~25周。了解胎宝宝的生长发育情况，并且观察胎宝宝的位置及羊水量。这时可以早期发现胎宝宝畸形，如胎宝宝的肢体畸形、唇腭裂等。

第三次：怀孕37~40周。观察胎宝宝胎位、胎宝宝大小、胎盘成熟程度、有无脐带缠颈等，进行临产前的最后评估，做好产前的各种准备，所以这次B超是非常重要的。

❧❧ 贴心小提示 ❧❧

产检B超通常使用的是腹部超声，还有一种是阴道超声，即将探头置于阴道内进行检查。做阴道超声不需憋尿，且图像清晰，比腹部超声更准确。但孕早期、阴道出血、内生殖器有炎症的准妈妈不适合做阴道超声。

做B超的准备和注意事项

如检查盆腔的子宫及其附件、膀胱、前列腺等脏器时，检查前需保留膀胱尿液，可在检查前2小时饮开水1000毫升左右，检查前2~4小时不要小便。

❀ 孕期生病可以用药吗 ☆☆☆☆☆☆☆☆☆☆☆☆

孕期准妈妈用药要特别小心，如果必须用药，一定要在医生指导下，最好选择一些"久经考验"的、对胎宝宝没有影响的药物。

由于怀孕初期正处于胎宝宝脑部、神经管、器官发育时期，因此对于药物使用更须谨慎。一般妇产科医师用药是可以信任的；而其他科如果告知已怀孕，医师所开的药也是可以信任的。

孕期不是绝对不能用药，而是不能随便用药，原则是根据病情需要选择用药。如果准妈妈患病以后担心药物对胎宝宝有不良影响而拒绝使用任何药物，就有可能延误病情甚至危及母儿生命安全。

另外，中药的使用也要特别谨慎，因为中药是复方药物，对于胎宝宝的影响不容易被察觉。如果迷信中药补身的观念，随便到药房抓药使用，对胎宝宝可能有不良的影响。在使用中药材前，应到医院请中医师诊断，以避免造成无谓的伤害。

❧ 贴心小提示 ❧

用药时间越早，持续用药时间越长，用药剂量越大，对胎宝宝的影响也越大。原则上孕早期应尽量少用药或不用药。

❀ 孕早期出现哪几种情况需要就医 ☆☆☆☆☆☆☆

孕早期（妊娠12周前）是保证胎宝宝健康的重要时期，准妈妈在孕早期身体上会出现一些不适，有的现象是正常的，而有些情况应引起准妈妈的注意。孕早期出现如下几种异常情况需要及时就医。

严重呕吐：孕早期的呕吐是一种正常的反应，但如果准妈妈持续出现恶心、频繁呕吐、不能进食、明显消瘦、自觉全身乏力，就属于严重呕吐。严重呕吐会影响准妈妈的营养吸收，导致血压下降、尿量减少等不良反应，严重时会损害肝肾，对胎宝宝构成威胁。

腹痛：妊娠早期出现腹痛，特别是下腹部痛，首先应该想到是否有妊娠并发症。比较常见的并发症有先兆流产和宫外孕。如果症状是阵发性小腹痛，伴有见红，可能是先兆流产；如是单侧下腹部剧痛，伴有见红及昏厥，可能是宫外孕。一定要及时去医院治疗。

阴道流血：一旦怀孕后，正常的情况下，准妈妈不会有阴道流血现象。如果是少量断断续续的流血，无腹痛，可以先卧床休息。如休息后见红仍不止或反而增多，应立即去医院检查。如出血量超过月经量，更是不正常现象，应立即去医院。

高温发烧：发热是常见的致畸因素，热度越高，持续越久，致畸性越强。因此，孕早期要注意少去空气不洁、人员拥挤的公共场所。一旦出现体温升高现象，要及时在医生的指导下服用退热药物。

◆ 如何预防先兆流产

先兆流产指的是孕早期（孕12周之前）出现的阴道少量出血，时有时止，并且伴随着轻微的下腹疼痛与腰酸的一种疾病。先兆流产可能导致流产，也有可能经过适当治疗后继续妊娠。

先兆流产的原因

1 部分流产是由准妈妈过度劳累以及不当的性生活导致的。

2 准爸爸或者准妈妈的生殖细胞不够健全，就会导致胚胎早期死亡，无法足月分娩。

3 怀孕期间准妈妈的情绪很不稳定，经常处于悲伤、愤怒之中，就会使得大脑皮层的活动功能被扰乱，导致子宫收缩，容易导致流产或者胎死腹中。

4 准妈妈在怀孕期间患了流感、风疹等急性传染病，细菌病毒产生的毒素就很有可能导致流产。

5 内分泌失调，比如黄体、甲状腺的功能失调都有可能会引发流产。

怎样预防先兆流产

1 在怀孕的头3个月里最好禁止性生活。

2 准妈妈在怀孕期间应避免做太重的体力劳动，如提重物等。多休息，减少活动。不过也不要整天躺在床上不动，应该适当活动一下。

3 多吃有营养、容易消化的食物及蔬菜水果，补充营养。维生素E具有保胎的功效，准妈妈可以多吃一些含维生素E丰富的食物，比如松子、核桃、花生等。

4 少去人多的地方，预防传染性疾病。

5 减少与手机、电脑等接触的时间。

6 避免接触有害化学物质。

饮食营养跟进

💧 可以缓解准妈妈孕吐的食疗方法

多数准妈妈在怀孕6周以上时，会出现恶心、呕吐，一般出现在早晨起床后数小时内。准妈妈可以采取一些药膳食疗，缓解孕吐反应。

三汁饮

材料：麦门冬10克，生地黄15克，莲藕200克。

做法：取麦门冬、生地黄、莲藕分别洗净，切碎，一并入锅加水适量，煎煮40分钟，去渣取汁，凉温即可。

柚子皮煎

材料：柚子一个。

做法：柚子去内肉，加水适量煎汤取汁。

丁香雪梨

材料：大雪梨1个，丁香15粒。

做法：将丁香刺入梨内，用湿草纸包四五层，置锅内加水适量，煨熟即可。

鲜芦根粥

材料：鲜芦根150克，粳米100克，竹茹20克。

做法：将鲜芦根、竹茹加水煎煮去渣取汁，入粳米同煮粥，煮熟即可。

麦门冬粥

材料：粳米100克，鲜麦门冬汁、鲜生地汁各50克，薏米15克。

做法：先将薏米、粳米煮熟，再下麦门冬与生地汁，调匀煮成稀粥。

鲜奶生姜汁

材料：鲜牛奶200克，生姜汁10克，白糖20克。

做法：将鲜牛奶、生姜汁、白糖混匀，煮沸即可。

贴心小提示

孕吐反应多数在清晨空腹时较重，干的淀粉类食品可减轻呕吐。如起床前，为了减少呕吐，准妈妈可吃些烤面包干、馒头干、饼干等食品，然后躺半小时左右，再慢慢起床，可有效地防止呕吐。

孕吐期间怎样保证准妈妈的营养

食欲不振、恶心呕吐、偏食挑食、发困乏力、头晕倦怠等是妊娠反应的表现，少数准妈妈呕吐频繁，吃什么吐什么，体重明显下降。为了缓解恶心的症状，可以从饮食上加以调节，保证准妈妈的营养。

轻度妊娠呕吐如何饮食

1. 以少食多餐代替三餐，想吃就吃，多吃含蛋白质和维生素丰富的食物。

2. 饭前少饮水，饭后足量饮水。能喝多少就喝多少。可吃流质、半流质食物。

重度妊娠呕吐如何饮食

1. 多吃清淡食品，少吃油腻、过甜和辛辣的食品。可吃营养价值比较高的藕粉、豆浆、蛋、奶等。

2. 要细嚼慢咽，每一口食物的分量要少，要完全咀嚼。

可缓解孕吐又有营养的食物

饮料：柠檬汁、热奶、酸奶、纯果汁等。

谷类食物：面包、麦片、绿豆大米粥、八宝粥、玉米粥、煮玉米、玉米饼子、玉米菜团等。

蛋白质类：肉类以清炖、清蒸、水煮、水煎、爆炒为主要烹饪方法，尽量不采用红烧、油炸、油煎、酱制等味道厚重的方法，如水煎蛋、水煮饺、水煮肉片、清蒸鱼、水煮鱼等。

蔬菜水果类：各种新鲜的蔬菜可凉拌、素炒、炝、醋熘，清炖萝卜、白菜肉卷等是很好的孕期菜肴；多吃新鲜水果或水果沙拉，是缓解孕吐的有效方法。

> **贴心小提示**
>
> 孕期准妈妈进食的嗜好会有所改变，喜酸喜辣，可以适当吃酸、吃辣。但应适当吃些偏碱性食物，防止酸中毒。

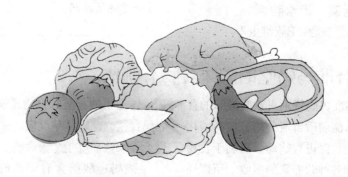

怎么判断自己是否缺乏营养

准妈妈们都很关心自己的营养是否跟得上，会不会影响胎宝宝的健康。那么，如何知道自己是否缺乏营养呢？准妈妈们可以通过以下症状来判断：

头发干燥、变细、易断、脱发

可能是缺乏：蛋白质、脂肪酸、锌。

缺少这些营养可以多吃黑芝麻和核桃。黑芝麻含有丰富的油酸、棕榈酸、维生素E、叶酸、蛋白质、钙等多种营养物质，而核桃则含有丰富的胡萝卜素、蛋白质、油脂、糖类等多种营养元素，经常食用能够让头发乌黑亮泽。另外，还要多吃水果和鱼类。

过度恶心、呕吐

可能是缺乏：维生素B_6。

动物肝脏与肾脏、大豆、甘蓝、糙米、蛋、燕麦、花生等都是含维生素B_6丰富的食物，准妈妈可以适当吃一些。罐头食品、加工肉类、酒精等都是维生素B_6的大敌，准妈妈们一定要禁食。

舌炎、舌裂、舌水肿

可能是缺乏：B族维生素。

缺少这些营养，准妈妈在饮食上要做到有粗有细、有荤有素。素食准妈妈则应进食一些豆类制品和蛋类制品，并在医生的指导下补充一定量的复合维生素B族药物制剂。

身体虚弱，蹲下去以后两眼冒金星

可能是缺乏：铁。

缺铁的准妈妈可以通过吃黑木耳、花生、猪肝、瘦肉、蛋黄等来补充。

嘴角开裂、发干

可能是缺乏：核黄素（维生素B_1）和烟酸。

缺少这些营养成分可以多吃绿色蔬菜和豆类、小米、肉、牛奶等食物，多喝水。不吃辛辣、刺激性食物。

> **贴心小提示**
>
> 嘴角开裂、发干时，有些准妈妈喜欢用舌头去舔嘴唇，以为这样可以滋润嘴唇，其实这样做会引起唇黏膜发皱，使干裂加剧。可以涂些蜂蜜在嘴唇上，嘴唇会变得很滋润。

适合准妈妈吃的酸味食物有哪些

很多准妈妈特别喜欢吃酸味的食物。酸味能刺激胃液分泌，提高消化酶的活性，促进胃蠕动，有利于食物的消化和各种营养素的吸收。所以怀孕后爱吃酸味的食物是有利于胎宝宝

和母体健康的。酸味食物还能增加准妈妈食欲，减轻早孕反应。

适合准妈妈吃的酸味食物

1 酸奶：酸奶含有丰富的钙质、优质蛋白质以及多种维生素和

碳水化合物，能促进人体对营养的吸收，并将有毒物质排出去。

2 酸味蔬果：许多水果都带有天然的酸味，如杨梅、西红柿、猕猴桃、青苹果等。这些蔬果含有充足的水分和粗纤维，不但可以增加食欲，帮助消化，而且能够通便，可以避免由于便秘对子宫和胎宝宝造成的压力。这类食物含有丰富的维生素C，维生素C可以增强母体的抵抗力，促进胎宝宝正常生长发育。准妈妈也可在食物中放少量的醋、西红柿酱，增加一些酸味。

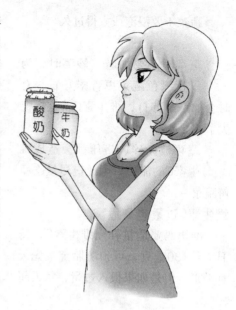

>≈ 贴心小提示 ≈<

　　山楂及人工腌制的酸菜、泡菜虽然也是酸味食物，但是不适宜准妈妈食用。因为山楂中的成分有促进孕妇子宫收缩的作用，准妈妈食用较多的山楂制品会刺激子宫收缩，甚至造成流产；而酸菜和泡菜几乎不含任何营养成分，却含有致癌物质亚硝酸盐，不适宜准妈妈食用。

◆ 准妈妈该如何补充维生素C

维生素C在胎宝宝脑发育期起到提高脑功能的作用。孕期准妈妈充足地摄取维生素C，可以促进胎宝宝的智力发育。还有，维生素C对于胎宝宝的皮肤、骨骼、牙齿以及造血器官的生长发育有促进作用。另外，维生素C能够增强机体的免疫力，促进钙和铁的吸收，可以提高准妈妈的抗病能力并有效防止缺钙和铁。

补充维生素C和保护维生素C不被破坏的方法

1 可通过食用富含维生素C的蔬果来补充，如番茄、青椒、黄瓜、菜花、大枣、草莓、柑橘、猕猴桃等。也可以服用维生素C制剂，不过一定要遵医嘱。

2 蔬菜尽量先洗再切，这样可以减少维生素C溶于水中的量。

3 蔬菜不要浸泡或煮得过久。

4 烹调时不要加碱。炒菜时，为了让绿色蔬菜更青翠好看，有时会加点小苏打，维生素C就这样流失了。

5 蔬菜被撕碎、挤压都会造成维生素C的流失，因此应尽量吃新鲜蔬菜。

维生素C过量也有危害

准妈妈要适量补充维生素C，每日大约130毫克，可预防胎宝宝先天性畸形。但是如果摄入过量，每天超过1000毫克，则会影响胚胎发育，长期过量服用还会使胎宝宝在出生后发生坏血症。此外，超过正常剂量很多倍服用维生素C，可能刺激孕妇胃黏膜，导致出血并形成尿路结石。

贴心小提示

如果要通过药物补充维生素C，一定要咨询医生，控制每天的补充量，摄取过量的维生素C毫无意义，因为人体并不能储存维生素C，多余的部分会随尿排出。

❂ 多吃清淡食物对准妈妈好处多

在怀孕期间，准妈妈体温增高，呈内热型，肠道也比较干燥，多吃清淡食物有利于爽身利口，而且清淡食物比较容易消化吸收。清淡食物多为植物性食物，符合胎宝宝发育阶段的特点以及所需要的营养。

🍲 绿豆南瓜粥

材料：老南瓜500克，绿豆50克。

做法：

❶ 绿豆用清水洗净，趁水气未干时加入食盐少许（3克左右）搅拌均匀，腌制几分钟后，用清水冲洗干净。

❷ 南瓜去皮、瓤，用清水洗净，切成2厘米见方的块待用。

❸ 锅内加水2碗，烧开后，先下绿豆煮沸2分钟，淋入少许凉水，再煮沸。

❹ 将南瓜入锅，盖上锅盖，用文火煮沸约30分钟，至绿豆开花，加入少许食盐调味即可。

贴心小提示

科学的摄盐量为成人每日6克左右。如果是高血压患者，则不能超过这个界限，略微低一点关系不大，但也不能太低。

🍲 苹果什锦饭

材料：白米饭1碗（约150克），苹果1个，火腿3片，西红柿1个，青豆、玉米粒各少许，芹菜1根。

做法：

❶ 苹果洗净，切丁，用盐水泡过、捞起，沥干水备用。

❷ 西红柿洗净，切小块；火腿切小块；芹菜去叶，洗净，切小丁，备用。

❸ 起热锅，放1小匙油，将芹菜丁炒香，加入苹果丁、西红柿、火腿、芹菜及青豆仁、玉米粒、调味料翻炒。

❹ 锅中放进熟米饭，以大火迅速炒匀，即可起锅食用。

🌿 哪些准妈妈需要服用营养素补充剂

准妈妈营养状况的好坏，不仅直接影响胎宝宝的生长发育，而且对胎宝宝脑细胞及智力的发育也至关重要。准妈妈应该去医院做生化检查，及时发现自己是否存在营养不良的问题，然后有针对性地调整膳食并在医生指导下吃营养补充剂。

营养补充剂对准妈妈的重要作用

1 提供孕前优质营养储备。孕前3个月是调整营养结构的最佳时期，为优孕优生做好充分的营养储备，是有效避免女性怀孕后发生营养失调的重要措施。

2 增强孕期准妈妈体质，维护母婴健康。许多营养素都和人体免疫功能密切相关，适当增加这些营养素的摄入，除了减轻妊娠期不适以外，还有助减少孕妇怀孕期间感冒的概率，预防流产、早产以及大大降低出生缺陷的发生，同时对胎宝宝神经细胞与脑细胞发育有促进作用，令出生后的宝宝体格强健。

哪些准妈妈最需要服用营养补充剂

1 妊娠呕吐严重的准妈妈：在孕期，会有些准妈妈呕吐现象比较严重，此时，为了保证母体及胎宝宝健康之需，就应补充营养剂。比如服一些B族维生素和维生素C，还可以减轻妊娠反应的不适。

2 挑食、偏食的准妈妈：因为每个人的饮食习惯不同，膳食结构也各有差异。比如有些人不喜欢胡萝卜的味道，总是避而远之，但是胡萝卜里含有丰富的类胡萝卜素，若长期偏食就可能导致维生素缺乏，发生营养不良。

❧ 贴心小提示 ❧

服用营养补充剂应该严格按规定的剂量服用，需要咨询医师或药师。

🔥 高龄准妈妈如何保证孕期营养

高龄准妈妈是指在35岁之前未有过生育经历的女性。由于女性35岁以后身体状态处于下滑趋势，胎宝宝畸形的发生率增加；高龄产妇并发症的风险增加。高龄准妈妈比年轻准妈妈更应注意保证孕期营养。

吃得好并不代表营养好，合理、平衡的饮食才是最为重要的。某些营养素严重缺乏或过多都有可能使胎宝宝的器官形成发生障碍，导致先天畸形。

均衡饮食"金字塔"

第一层：金字塔底，是人们最基本的营养食物，即以谷物类粮食及其加工品为主的主食，如大米、面包、玉米片等，每个人每天要从谷粮中摄取膳食总热量的60%~75%，从中获取多糖、淀粉和粗纤维。因为各种粮食的营养成分不完全相同，所以应粗细粮搭配，多种粮食混食。

第二层：水果、蔬菜各半，以供给维生素、植物纤维和无机盐。每天应多吃几种蔬菜，绿叶菜尤其要多吃，还要常吃黄色和橙红色的水果、蔬菜。

第三层：是乳品、鱼、肉、禽、蛋，供给优质蛋白质、脂肪和部分无机盐、维生素。

第四层：金字塔尖，是动植物油、脂肪和糖。

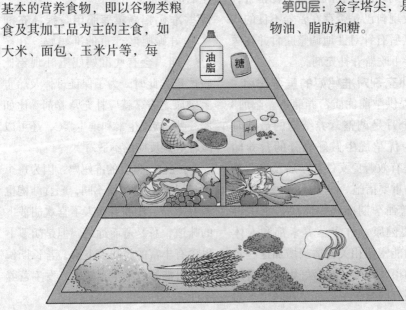

▬◈◈ 贴心小提示 ◈◈▬

高龄准妈妈更加心疼腹中的宝贝，往往会摄取过多的饮食，但是怀孕期间过度饮食，对母子健康无益反有害。

日常起居与运动

职场准妈妈在生活中应注意什么

不少准妈妈在怀孕后还要坚持工作，这些职场准妈妈在生活、工作中要注意哪些问题呢？

1. 每天使用电脑不要超过4小时，并且做好防辐射工作。电脑侧面和背面的辐射要远远大于正面，所以你的座位应该避免处在别人电脑的侧面和背面。

2. 在受孕前3个月内，最好开始停止使用增白油、增白剂及一些美白、祛斑的化妆品。

3. 不可以涂唇彩，因为空气中的有害物质很容易被吸附到嘴唇上，并通过唾液、食物进入准妈妈体内，危害胎宝宝健康。

4. 在办公室座位上晒太阳要将玻璃窗打开，在享受日光浴的时候要做好防晒工作，否则皮肤会受到阳光的伤害。

5. 在工作中要控制自己的情绪，不要长时间处于偏激、焦虑和愤怒状态。

6. 不可以长时间直吹空调，因为长时间直吹空调对准妈妈与胎宝宝的伤害非常大。如果避免不了要在空调房里，可以每隔2~3小时通一次风，每次在半小时左右。

7. 随着孕期的延长，准妈妈的体重也在增加，因此准妈妈腰部及脊椎的负担也在加重。准妈妈长期保持坐姿会造成腰部肌肉疲劳，长此以往会造成腰部肌肉损伤；脊椎长期负担过重，会出现脊椎弯曲、疼痛等问题。久坐柔软的座椅，还会增加准妈妈患痔疮的概率。准妈妈不可长时间地坐在座位上，每隔2小时就应活动一下身体；如果工作繁忙，要频繁地调整坐姿，尽量让腰部活动起来。

噪声对准妈妈有哪些伤害

室内噪声是人们健康的"隐形杀手"。因为它不仅会对人们的听力造成影响和损伤，同时，高血压、心脏病等心脑血管疾病也和室内噪声有关。

噪声对婴幼儿、青少年和准妈妈

的不良影响更为严重。特别是准妈妈，长时间受噪声刺激会影响胎宝宝的正常发育。

按健康标准来说，住宅卧室、客厅的允许噪声白天应小于或等于50分贝，夜间应小于或等于40分贝。

家庭噪声的来源有两种

1 通过门窗、墙壁和管道传导进来的外界噪声，比如汽车喇叭和报警器、电钻等。

2 室内噪声污染则来自风扇、电脑及其他家用电器。虽然家用电器的声音并不大，但这种中低频声波对人更加有干扰，易使人烦躁和焦虑。如果总是莫名其妙地出现注意力不能集中、记忆力减退、烦躁焦虑、听力下降等症状，就要仔细想想是否已经受到了室内噪声的影响。

准妈妈如何避免噪声

1 要尽可能地避开噪声环境。

2 在不能躲避噪声的情况下，要尽可能地平复自己的情绪，深呼吸，或者转移注意力，也可以去联想一些美好的事情，或者回忆一些美好有趣的往事，这些都可以减少噪声对准妈妈的影响。

3 借助音乐来减轻噪声对自己的影响和干扰。准妈妈可以戴上耳机听听音乐，因为音乐对噪声有掩蔽的效应，可以此来转移对噪声的注意。

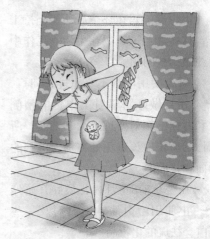

∽∝ 贴心小提示 ∝∽

需要特别注意的是，有的准妈妈属于噪声的敏感人群。一般来说，有神经紧张的准妈妈容易对噪声敏感，应该特别注意降低室内噪声。

◑ 孕早期准妈妈如何健康洗澡

准妈妈若是在洗澡时不注意方法的话，会对自身和胎宝宝造成危害。那准妈妈该如何健康地洗澡呢？

洗澡的方式：淋浴

准妈妈洗澡要采用站立淋浴而不能坐浴。因为准妈妈的内分泌功能发生了变化，阴道内具有杀菌功效的酸性分泌物变少，自然防御机能下降。这时如果采用坐浴的方式，水里的细菌、病毒就很容易进入阴道和子宫内，引起阴道炎、输卵管炎或尿路感染等疾病。

洗澡的水温不宜太高

据研究，准妈妈的体温如果比正常体温升高2℃，就会造成胎宝宝脑细胞发育停滞；若是升高3℃，就有可能会将脑细胞杀死，并且通常都是不可改变的永久性的伤害，胎宝宝出生后就有可能成为智障，甚至出现畸形，有的还会导致癫痫病发作。所以，准妈妈洗澡的水温不宜过高，应该控制在38℃以下。

洗澡的时间不宜太长

由于洗澡的时候，浴室封闭，里面湿度大，氧气的供应会相对不足，加之热水的刺激会使全身的毛孔张开，时间一长就容易造成准妈妈脑部供血不足，出现头晕、眼花、胸闷的症状，而胎宝宝就会缺氧、胎心率变快，严重的话会给胎宝宝神经系统的发育带来危害。所以，准妈妈洗澡的时间不要太长，最好是控制在20分钟之内。

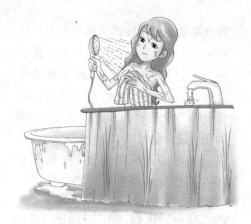

选择合适的沐浴产品

沐浴产品尽量选用天然制品，以中性、温和、没有浓烈香味、保湿性好的为佳，免得伤害敏感的皮肤。如果使用具有浓烈香味的沐浴产品，会刺激皮肤，闻起来也觉得不舒服。因此，浴室里最好也不要放味道浓烈的芳香剂。

贴心小提示

准妈妈洗澡时，不要用热水长时间冲淋腹部，以减少对胎宝宝的不良影响。

❧ 适合准妈妈使用的护肤品有哪些

怀孕后，准妈妈要考虑到胎宝宝的健康问题，以前用的护肤品可能就要慎用了。以下为准妈妈提供几条建议以供参考。

1 不妨用甘油来代替护肤品。甘油温和无刺激，安全性也好，

贴心小提示

在挑选化妆水时，可以打开瓶盖闻一下，如果能闻到一股刺鼻的酒精味或者是比较浓烈的香味的话，说明此产品含有较高的酒精成分或者添加了很多香精，对皮肤刺激性较大，此类产品准妈妈不要使用。

就算是敏感性皮肤的准妈妈也可以放心使用，也不会对胎宝宝产生不良影响，而且它的滋润、保湿效果非常好。不过在使用时要将甘油进行稀释，通常是将甘油和纯净水按1：20的比例混合就可以了。

2 被称为"液体黄金"的橄榄油有很好的保湿、防晒的作用，

并且不含香精成分，准妈妈若是出门的话可以在洗完脸后抹一点。

3 要选择酸碱适度的洗面奶。中性或弱酸性的洗面奶比较温和，对皮肤的刺激性小，准妈妈可根据实际情况选择。

🌰 准妈妈夏季防晒要注意什么

夏季防晒对准妈妈来说非常重要。怀孕后，准妈妈的皮肤变得更敏感，易被晒伤，如果不注意防晒，就可能在皮肤上留下妊娠斑。那么，准妈妈可以使用哪些方法来防晒呢?

出门要带防紫外线伞或戴遮阳帽

准妈妈出门最好是避开上午10点到下午3点这一阳光强烈的时间段。出门时，一定要带上防紫外线伞或戴遮阳帽来遮挡阳光。

出门宜穿浅色棉织品

准妈妈夏季外出应穿质地柔软、吸湿、透气性好的白色、浅色或素色棉织品衣服，以减少对紫外线的吸收。另外，准妈妈多喝开水或盐茶水，可以补充体内失掉的水分和盐分，从而预防中暑。

少吃光敏感食物，多吃含维生素C和番茄红素的食物

如果摄入过多的光敏感食物，如芹菜、香菜等，在阳光的照射下，皮肤就容易发红，甚至肿胀，脸上的黑色素就会迅速增加、沉淀，导致皮肤

变黑。所以，夏季准妈妈要少吃这一类的食物，而要多吃含维生素C和番茄红素的食物，因为它们具有分解黑色素的作用。研究证明，每天摄入16毫克的番茄红素，就可以将晒伤的危险系数降低40%。

选用含物理防晒成分的防晒霜

阳光强烈的时候仅靠防紫外线伞是无法完全阻挡紫外线的，还需要防晒霜的帮忙。准妈妈不要选择含化学成分的防晒霜，其所含的铅、铬等元素对胎宝宝有不良影响;准妈妈要选择含物理成分的防晒霜，天然、不含铅，对胎宝宝没有影响。不过，不管涂的是哪种防晒霜，一回到家中就应立即将防晒霜洗掉。

> **贴心小提示**
>
> 烹调番茄时加入少许油，能够使其中的番茄红素变成更容易被人体吸收的结构，还要注意避免长时间高温加热。

准妈妈如何使用空调、电扇

准妈妈在怀孕期间新陈代谢比平时旺盛，皮肤散发的热量也增多，加上准妈妈的基础体温比一般人高，因此耐热力也比一般人差，夏天就会很怕热。那么，准妈妈该如何使用空调、电扇呢？

不宜长时间吹电扇或者空调

如果准妈妈长时间对着电扇或者空调吹，就会使动脉血压暂时上升，增加心脏的负担。并且由于头部的血管比较丰富，对冷刺激比较敏感，长时间地吹就会出现头痛头晕、疲倦无力等症状。准妈妈使用电扇时要将电扇调成摇头旋转，并且放在离自己较远的地方，风量也不宜太大；吹空调时应该穿上长衣裤，晚上则要盖上空调被，不能将肚子裸露在外面对着吹。

空调电扇交替用

先将空调定时关机，再将电扇定时开机，这样不但可以节省电能，也可以使得室内空气在接近黎明、人体温度最低的时候保持最合适的温度，是节约能源和改善空气质量的一个有效办法。

出汗多时不能马上吹电扇或者空调

身体出汗多时，全身皮肤的毛孔张开，汗腺大张，如果此时马上吹电扇或者空调，就会使得邪风进入人体内，轻者伤风感冒，重者高烧不退。一般人可以通过打针吃药来治疗，可准妈妈此时不能轻易打针吃药，因为一旦用药不慎，就会给胎宝宝的健康带来危害。所以，准妈妈要避免在出汗多时吹电扇或者空调，而要等到汗收了之后再吹，以免引发疾病。

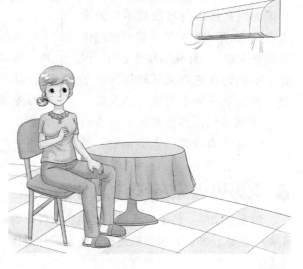

━━❧ 贴心小提示 ❧━━

空调使用一段时间后，会积聚大量灰尘、污垢，滋生细菌、病毒，这些有害物质随着空气在室内循环，传播疾病，危害人体健康。因此，空调在使用一段时间后或换季停机时，最后清洗后再使用。

准妈妈冬季如何取暖

1. 在使用空调取暖时，应该时不时地开窗通风换气，如果使用空调的时间较长，要经常将窗户留一个3~4厘米的缝隙，以便外面的新鲜空气流进来，使得室内的空气能保持新鲜。空调的温度不要调得太高，保持室内温度在23℃~26℃就可以了。长时间开空调，室内湿度会下降，空气偏干燥，静电也会增加。最好能配合使用有净化作用的加湿器，并保证经常开窗通风。启动空调后，要调整出风口，别让热风直接对着头部。

2. 太阳比较好时，还是要晒太阳。常晒太阳是非常有好处的，这是因为钙在体内的吸收离不开的维生素D，而阳光中的紫外线可促使体内的维生素D原转化为维生素D。因此，准妈妈在冬季天气较好的日子里，每天应晒半小时以上的太阳。

3. 不要采用电热毯取暖。一方面电热毯有较强的电磁辐射；另一方面电热毯的持续高温，可能会导致胚胎中的蛋白质发生变性，影响胎宝宝的健康。

4. 外出要防风保暖。准妈妈要尽量避免在大风、寒冷的天气出门，如果出门，就一定要做好防寒保暖工作。可以穿一套保暖效果好的羊毛保暖内衣及能盖住腰身的中长款羽绒服。另外，围巾、帽子也是不可少的。因为人体大部分的热量是从头部和颈部散发出去的，所以，准妈妈一定要系上围巾，戴上帽子，减少热量的散发。

贴心小提示

冬天人体消耗的热量大并且快，所以，准妈妈要多吃些鸡、鱼、肉、蛋、乳、豆制品以及动物肝脏等营养丰富的食物，以补充能量。

准妈妈做家务要注意什么

做家务能使一些平时活动不到的肌肉群得到锻炼，对预防一些日常病有好处。所以，准妈妈可以通过做家务来锻炼身体，但在做家务时要注意以下问题：

贴心小提示

准妈妈做家务时，如果突然出现腹部阵痛，这表示出现子宫收缩，也就是活动量已超过孕妇身体可以承受的程度，此时要赶紧停止手里的活计，并躺下休息。若休息后情况没有好转，应及时就医。

1. 尽量不要把手直接浸泡在冷水里，尤其是在冬天和春天更应该注意。早孕反应较重时，暂时不要下厨，以免烹调气味引起反胃，加重恶心。

2. 不要登高，不要抬重的东西，不要让工具压迫肚子，给家具擦灰的时候，尽量不弯腰。

3. 扫地的时候手握住笤帚或吸尘器的把手，斜着放在身前。一条腿朝前迈一小步，稍微歪曲，另一条腿伸直，上身朝前倾斜一点。避免颈部和腰部用力。收拾垃圾时，要使用长把的簸箕。

4. 晾衣服的时候，不要向上伸腰，要先把晾衣杆降到合适的位置再挂衣物。

5. 如果外出购物，要在人少时去商场和市场，以防受挤。有流行感冒时，不要去购物，以免被传染感冒。去商店买东西要注意上下楼梯的安全。

6. 准妈妈在做家务时最好不要长时间站立，建议准妈妈在做了15~20分钟家务后，就休息10分钟左右。

7. 熨衣服要在高矮适中的台子上进行，并坐在合适的椅子上，不可站立熨衣服。

孕妈妈乘车怎么保护自己

1. 尽量避开上下班高峰期，留出足够的时间。不要不顾一切地追赶即将发动的汽车，不要与别人争抢车门、座位，以免造成危险。

2. 孕妈妈可以大方地亮出自己的孕妈妈身份（挺起的大肚子和孕妈妈装就是最好的证明），请别人给你让个座位；也可以让售票员帮你找个座位。

3. 如果是乘坐公车的话，应选择汽车靠前的位置，这样能减少颠簸，以免有意外发生。

4. 随身带个塑料袋，以免孕吐污染环境。最好是坐在靠窗通风的位置，这样在恶心的时候可以呼吸一下窗外新鲜的空气。

5. 乘坐地铁的孕妈妈在进行安检时，可以绕过安检仪器，将手提包交给安检人员，请其帮忙代劳检查，这样可以避免射线的辐射。

贴心小提示

很多孕妈妈在乘车的时候，不好意思开口要求别人给自己让座，所以最好将自己打扮成孕妈妈的模样，这样别人就会主动给你让座了。

成功胎教与情绪调节

🔅 如何做一个胎教计划表

孕期注意事项很多，需要做出合理的计划，胎教更不能例外。将胎教时间和方式做成表格，方便对照执行，有利于自我监督及效果的检测。以下表格仅供参考，准妈妈可以根据自己的生活情况制订出更适合自己的计划表。

时　间	胎教形式
7：00	出去散步
7：00~7：30	吃早餐、饭后休息
8：00~9：00	进行音乐胎教：上午可以听一些让人神清气爽的音乐，例如民族音乐《江南好》；之后听一些对胎宝宝大脑发育有好处的音乐，例如贝多芬的《献给爱丽丝》
9：00	进行语言胎教和抚摸胎教：一边抚摸胎宝宝，一边向胎宝宝问好，或者朗诵诗歌给胎宝宝听
10：00	午睡1~2小时
12：30~14：30	再进行一次音乐胎教，下午可以选择一些抒情性很强的民族音乐，如《春江花月夜》《平沙落雁》等
15：00~16：00	出门散步，一边散步一边将自己的所见告诉胎宝宝，这是一种很好的语言胎教
19：00~20：00	和家人一起看电视、聊天
20：00~22：00	准时睡觉，同时进行抚摸胎教和语言胎教。一边抚摸胎宝宝，一边讲童话故事

❖ 要避免的音乐胎教误区有哪些

胎教，是妈妈与宝宝心灵沟通的第一步，所以准妈妈们都特别重视胎教，但是准妈妈们可能不知道，胎教实施不当，对宝宝也不好。

误区一：胎教音乐越大声越好

许多准妈妈进行胎教时，直接把录音机、收音机等放在肚皮上，让胎宝宝自己听音乐，这是不正确的。特别是不合格的胎教音乐磁带，将会给腹中的小宝宝造成一生无法挽回的听力损害，应引起准妈妈们的警醒。

正确的音乐胎教方式是准妈妈经常听音乐，间接让胎宝宝听音乐。进行音乐胎教时传声器最好离肚皮2厘米左右，不要直接放在肚皮上；音频应该保持在2000赫兹以下，噪声不要超过85分贝。另外，最好不要听摇滚乐，也不要听一些低沉的音乐，多听一些优美舒缓的音乐，对准妈妈和胎宝宝才有好处。

误区二：听世界名曲

大多准妈妈都知道胎教的益处，但却不知道正确的方法，因此在进行胎教时多是采取最常见的一种做法，就是听世界名曲。

给胎宝宝选择音乐时要有讲究，不是所有世界名曲都适合进行胎教的，最好听一些舒缓、欢快、明朗的乐曲，而且要因时、因人选曲。在怀孕早期，妊娠反应严重，可以选择优雅的轻音乐；在怀孕中期，听欢快、明朗的音乐比较好。

> **❀ 贴心小提示 ❀**
>
> 胎宝宝绝大部分时间在睡眠中度过，因此为了尽可能不打搅宝宝的睡眠，胎教的实施要遵循胎宝宝生理和心理发展的规律，不能随意进行。

❖ 呼吸意识冥想法如何做

呼吸意识冥想法，是学习冥想中很基础且必不可少的一部分，是人们进入高级冥想法的基础，也是初学者进入冥想学习的第一步。每天进行呼吸意识冥想法可以缓解精神和身体的压力，建立良好的身体状态。

宝宝的很多先天性疾病都与怀孕时准妈妈的情绪不好有关。准妈妈怀孕时应该控制自己的情绪，若是每天进行呼吸意识冥想法，对稳定情绪和建立良好的心理状态有很大的帮助。

> **❀ 贴心小提示 ❀**
>
> 准妈妈可以根据自己的状态来调节冥想时间的长短，如果一开始无法坚持太长时间，不要勉强自己，慢慢来。

1 选择一个舒适、轻松的姿势坐定，双手自然地放在膝盖上，让自己放松下来，放松全身；把注意力放在呼吸上，用鼻子呼吸。先不用刻意调整呼吸，只需观察自己呼吸的节奏、快慢、深浅或者静静地体会呼吸时的紧张与放松。

2 让呼吸的状态自然、平静。尽可能地放松自己，几分钟之后，你的呼吸状态就会慢慢地变得平稳下来，你会越来越平静。继续观察自己的呼吸，继续体会呼吸的节奏和状态，吸气和吐气会比之前更安静、平稳。体会吸气和吐气之间的平和，吸气时，想象自己正在感受大自然给予身体的能量；吐气时，感觉所有的紧张、浊气排出体外。

3 如果注意力从呼吸上跑开时，不要着急，慢慢地把意识引回到自己的呼吸上。随着练习时间的加长和次数的增多，随着对这种冥想方法的熟悉和适应，你一定会变得越来越舒适、越来越平静。

❧ 如何应对孕期忧郁

孕期忧郁可大致分为产前忧郁及产后忧郁两种，造成这两种忧郁症的原因虽然不尽相同，但是治疗方法除了求助医生外，还包括家人及朋友的陪伴与关怀。由于没有生产的经验，准妈妈很容易对孕期各阶段感到焦虑，甚至是对未来产生不确定感，这些不良情绪皆有可能让准妈妈们产生心情郁闷、做任何事情都提不起劲的现象。

当准妈妈心中有不安时，可以考虑找一个年长的亲人或者朋友倾吐这些感受。年长的亲人通常都是过来人，能给准妈妈很多的经验，当你知道更多的孕期知识时你的焦虑就会减轻；而朋友则通常都会是你情绪的垃圾桶，当你心中感到有压力时，不要老往自己心里压，可以约朋友聊聊天，减轻自己的焦虑情绪。不要怕麻烦他们，亲人和真正的好朋友是非常乐意你跟他们分享怀孕的感受的。让朋友或家人陪在身边，就算不说话，心里会有安全感，一段时间后，情绪就会比较平稳。

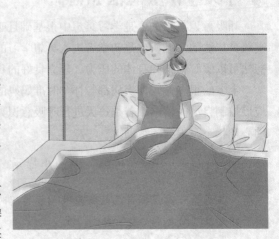

另外，亲人和朋友要体谅准妈妈在这一特殊时期的焦躁不安、喜怒无常。若是她对某

些事情很敏感，要体谅她，要想到她现在是一个准妈妈，由于怀孕后性情的变化，有一些不近人情的地方也是可以理解的；当她感到不高兴时你要安抚她的情绪，而不是跟她计较，更不要发生矛盾冲突，要多给予准妈妈关怀。

❂ 如何用音乐平复焦虑情绪

怀孕对于女性来讲，是一个漫长而焦虑的过程。我们都知道音乐不仅能促进胎宝宝的身心发育，对准妈妈本身也能起到一定的放松作用。研究表明，准妈妈每天听30分钟左右的音乐，可以有效地缓解孕期的紧张、焦虑，产生美好的心境，并把这种信息传递给胎宝宝，使胎宝宝健康发育。

适合准妈妈听的音乐有以下几类：

1. 柔和平缓、带有诗情画意的音乐能够镇静情绪，如《春江花月夜》《平沙落雁》等。

2. 旋律欢快、优美的音乐，尤其是描写春天的曲子，能让人看到希望，感受到活力，解除忧郁，如《喜洋洋》《春天来了》《春之声圆舞曲》等。

3. 清丽的抒情音乐能够消除疲劳，如《假日的海滩》《锦上添花》、《水上音乐》等。

4. 曲调激昂、引人向上的音乐具有振奋精神的作用，如《娱乐升平》《步步高》《金蛇狂舞》等。

当然，你也可以播放你最喜欢的歌曲，大声地唱出来如同参加合唱，你的精神状态一定会变好。

另外，有的准妈妈怕宝宝听不到音乐，把收音机、音箱贴在肚皮上给胎宝宝听，这是不科学的。准妈妈可以把小录音机放在腹壁旁2厘米处播放，音量不能太大，时间以5~10分钟为宜，每天定时播放几次。

> **❧ 贴心小提示 ❧**
>
> 在欣赏音乐时，准妈妈还需要加入联想，如碧空万里的蓝天、悠悠飘浮的白云、美丽的晚霞、连绵起伏的青山翠竹，还有宁静的月光、摇篮边年轻的母亲、摇篮内逗人喜爱的小宝宝。

❂ 准爸爸也要学习孕期知识吗

从怀孕开始，准妈妈就处于喜悦与忧虑的矛盾之中。准妈妈要经历从未体验过的生理变化、畅想宝宝的成长、担心孩子的健康；生理的变化引起自身容貌的改变，担心失去丈夫的爱等，准妈妈变得多虑，内心也非常敏感和脆弱，甚至会产生恐惧感；对丈夫的精神依赖比以往任何时候都要强烈，对准爸爸的期望值也更高。在准妈妈的孕期生活中，准爸爸除了对准妈妈更加关爱外，还要掌握一定的孕产常识。

◎ 在准妈妈孕吐时给予协助，帮准妈妈寻找她可接受的食物；准妈妈孕吐结束后会胃口大开，准爸爸要帮忙料理饮食。

◎ 安抚准妈妈不安的情绪并鼓励她，帮准妈妈按摩减轻身体的不适，陪她散步、爬楼梯，以利生产。

◎ 了解准妈妈所需的健康生活方式，帮她维持生活的规律。

◎ 学习有关宝宝身心发育的知识，计划宝宝出生后的家庭规划。

◎ 了解怀孕和分娩的基本常识，陪准妈妈加强孕期和产期的必要活动。

◎ 陪准妈妈做产检，一起进行胎教。

◎ 让准妈妈有充足的休息时间，承担大部分的家务。

这些能稳定准妈妈的情绪，让准妈妈感觉到很踏实。而准爸爸通过对孕期知识的学习，能更加深切地体会到准妈妈的不易，从而对准妈妈会更加体贴、理解。

❤ 准妈妈如何去构想胎宝宝的形象

准妈妈与胎宝宝具有心理与生理上的相通性。准妈妈在对胎宝宝形象的构想中，情绪会达到最佳的状态，从而促使体内具有美容作用的激素分泌增多，使胎宝宝面部器官的结构组合及皮肤的发育良好，从而塑造出自己理想中的胎宝宝。

准妈妈怀孕期如果经常设想宝宝的形象，在某种程度上来说，这种形象相似于将要出生的宝宝。准妈妈可以在自己家墙壁上悬挂一些自己喜欢的漂亮的婴幼儿照片，天天看上几回，必然会心情舒畅，进而使胎宝宝受到良好刺激。

从怀孕开始，准妈妈就应该积极地设计宝宝的形象，把美好的愿望具体化、形象化，想象着宝宝应具有什么样的面貌、性格、气质等。常常看一些你喜欢的儿童画和照片，仔细观察你们夫妻双方，以及双方父母的相貌特点，取其长处进行综合，在头脑中形成一个清晰的影像，并可以反复进行描绘。对于全面综合起来的具体形象，以"就是这样一个孩子"的坚定信念在心底默默地呼唤，使之与腹内的胎宝宝同化。久而久之，你所希望的东西将潜移默化地变成胎教。

准妈妈可以把自己的想象通过语言、动作等方式传达给腹中的胎宝宝，告诉他，他长得什么样，性格怎么样，等等，并且要坚持下去。准妈妈还可以和准爸爸一起描绘自己所希望的宝宝的模样，这样可以保持愉快的心情，通过体内的化学变化影响胎宝宝。

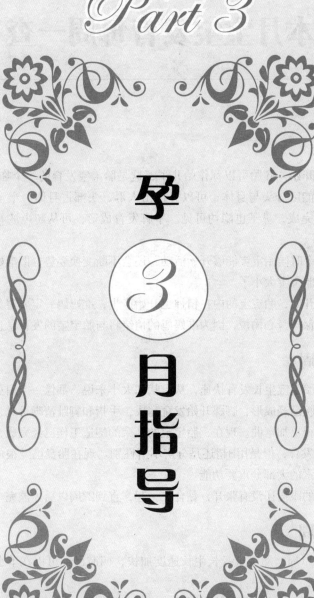

Part 3

孕 ③ 月指导

本月宝宝发育每周一查

🌱 第9周

从本周开始，胚胎可以称作胎儿了，这是胎宝宝发育的一个临界点。

本周就能区分头与身体，可以分辨出人形，头部占身体一半，眼珠、耳朵构造大致完成，鼻子也隐约可见。手脚发育成形，可从超声波看见其伸展的动作。

虽然这个时候胎宝宝能够开始活动，还会不断变换姿势，但准妈妈还感觉不到，因为胎宝宝太小了。

这个月开始，胎宝宝的内在精神也开始产生，准妈妈一定要避免坏心情，尽量让自己保持身心愉悦，因为准妈妈的情绪将与胎宝宝的发育息息相关。

🌱 第10周

这时的胎宝宝生长发育快速，从形状和大小来说，都像一个扁豆荚。

他的手腕已经成形，脚踝开始发育完成，手指和脚趾清晰可见，手臂更长而且肘部变得更加弯曲。现在，胎宝宝的耳朵的塑造工作已经完成，胎宝宝的生殖器开始发育，但是用B超还是分辨不清性别。现在胎盘已经很成熟，可以支持产生激素的大部分重要功能。

胎宝宝的眼皮还没有张开，黏合在一起，直到27周以后才能完全睁开。

🌱 第11周

进入孕11周，胎宝宝身长生长速度加快，四肢已经可以在羊水中自由地活动。

这个时期，胎宝宝开始能做吸吮、吞咽和踢腿动作；现在胎宝宝细微之处已经开始发育，他的手指甲和绒毛状的头发已经开始出现。胎宝宝维持生命的器官如肝脏、肾、肠、大脑以及呼吸器官都已经开始工作。

现在已能够清晰地看到胎宝宝脊柱的轮廓，脊神经开始生长。胎宝宝的骨骼细胞发育加快，肢体慢慢变长，逐渐出现钙盐的沉积，骨骼变硬。

第12周

本周末胎宝宝身长约9厘米，大脑体积几乎占了整个身体的一半。这是脑细胞快速增殖的第一阶段，胎宝宝步入了脑迅速增长期。此后的三个月，对胎宝宝来说主要是大脑的发育，脑的重量会不断增加。

胎宝宝小手小脚上的蹼状物逐渐消失，手指和脚趾完全分开；骨骼和关节正在形成，已经能清晰地看到膝盖和脚后跟；一部分骨骼开始变得坚硬，并出现关节雏形。随着肾脏和输尿管的形成，胎宝宝可以排泄了。

胎盘令胎宝宝与准妈妈的联系更加稳定，流产的危险性越来越小。过完这周，孕早期就结束了，最危险的流产期也会过去，准妈妈和宝宝都将迎来一个新的生命阶段。

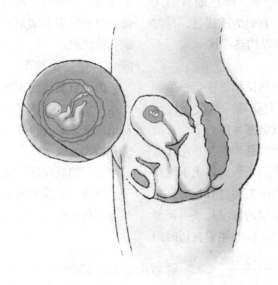

母体变化与保健

❤ 准妈妈身体有哪些微妙变化

子宫如拳头般大小

怀孕第3个月，准妈妈的子宫如准爸爸拳头般大小，但肚子从外表看隆起仍然不明显。

阴道分泌物增加

准妈妈阴道的分泌物，也就是白带比平时略微增多，颜色通常为无色，或淡黄色，有时为浅褐色，并时而出现外阴瘙痒及灼热症状。

早孕反应强烈

早孕反应仍然持续，并会在孕10周前后达到一个高峰，然后慢慢消退，到本月末就会基本停止了。有的人早孕反应会比较强烈，几乎吃什么吐什么，有的准妈妈因此体重不增反减。这种情况并不需要过分担心，因为这一时期肚子里的宝宝几乎不需要什么额外的营养，除非体重在短时间内下降1/10以上，或者呕吐不止、滴水未进，出现这些时需要尽快去医院。

情绪不稳定、健忘

准妈妈可能会受怀孕期荷尔蒙变化的影响，情绪变得不稳定，或者有些健忘，甚至认为自己的智商都有所下降。这些现象都很正常，不用焦虑，这些反应其实是人体对自身变化的一种保护。

胀气、便秘或腹泻

由于直肠受到压迫，准妈妈往往在这个阶段精神忧虑，情绪不稳定，易出现毫无原因的便秘或腹泻。

乳房变化

准妈妈乳房除了胀痛外，还会进一步变大，乳晕和乳头色素沉着更明显，颜色变黑。

∽ 贴心小提示 ∽

这时已经到了妊娠反应的后半期，症状不久就会自然消失。家人尤其是准爸爸应给予准妈妈更多地体贴与关怀，帮助准妈妈顺利度过这一时期，而准妈妈也要抱着积极乐观的态度来面对。

如何做好第一次正式产检

一般来说，准妈妈怀孕12周时，应该去正规医院的妇产科做第一次检查，同时建立健康档案。

第一次产前检查内容

在第一次产检时，医生一般会测量准妈妈的身高、体重、血压、宫高、腹围，给准妈妈进行全身各系统的体格检查，并核对孕周。如果怀孕超过12周，医生会听听宝宝的胎心。可能还会有一系列的实验室检查，包括血常规、肝功能、尿检、心电图检查等。

第一次产检需要做哪些准备

1　准妈妈去医院最好有人陪伴，应注意穿着舒服宽大易于穿脱的衣服。

2　产检时，医生一般会针对性地询问一些问题，如：准妈妈的年龄、职业、月经初潮时间、月经周期、月经量及末次月经时间、以前的孕产经历、流产史、避孕情况、疾病史、药物过敏史、生活习惯，以及准爸爸的健康情况和双方的家族遗传病史等。准妈妈和准爸爸可以一起提前仔细考虑一下这些问题，以便向医生提供更全面的信息。

3　有些医院规定建档只在某些时间内进行，因此准妈妈最好提前咨询。记得带上身份证、围产保健手册和医疗保险手册。

4　准妈妈第一次去医院检查，一定要空腹以便采血。

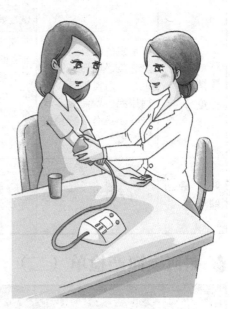

❧ 贴心小提示 ❧

第一次产检都要先做B超和心电图，结果正常再抽血，而医院早上人比较多，空腹等待太长时间准妈妈会饿坏的。所以准妈妈可以在前一天下午先去医院做B超和心电图，让医生给你开好抽血单交好费，第二天一大早直接空腹去抽血就行了。

💧 如何读懂产检单（一）

产检后，不少准妈妈面对报告单上的许多专业术语、医学符号，都是一头雾水，不知所措。现在，准妈妈就来学习怎样读产检单吧。

检查项目	检查目的	正常值
血常规检查	判断准妈妈是否贫血	血红蛋白正常值是110g/L~160g/L，轻度贫血对孕妇及分娩的影响不大，重度贫血可引起早产、低体重儿等不良后果；白细胞正常值是（4~10）×10^9/L，超过这个范围说明有感染的可能，但孕期可以轻度升高；血小板在止血过程中起重要作用，正常值为（100~300）×10^{12}/L，如果血小板低于100×10^{12}/L，则会影响准妈妈的凝血功能
尿常规检查	尿常规的检查对泌尿道感染、结石、胆道阻塞、急慢性肾炎、糖尿病、肾病变症状群等疾病有筛检预报性作用	正常情况下，尿液中蛋白、糖及酮体、镜检红细胞和白细胞等指标均为阴性。如果蛋白阳性，提示有妊娠期高血压疾病、肾脏疾病的可能；如果糖或酮体阳性，说明有糖尿病的可能，需进一步检查；如果发现有红细胞和白细胞，则提示有尿路感染的可能，需引起重视，如伴有尿频、尿急等症状，需及时治疗
肝、肾功能检查	主要是为了检查准妈妈有无肝炎、肾炎等疾病	肝功能正常值：谷丙转氨酶0~55U/L，谷草转氨酶0~55U/L。 肾功能正常值：尿素氮9~20mg/dl，肌酐0.5~1.1mg/dl

💧 如何读懂产检单（二）

检查项目	检查目的	正常值
TORCH综合症产前筛查	检查风疹病毒（RV）、弓形虫（TOX）、巨细胞病毒（CMV）、单纯疱疹病毒（HSV）抗体	最好是在准备怀孕前进行此项检查，正常为阴性，如果检查呈阳性，应经治疗后再怀孕。家中养宠物的准妈妈更要进行此项检查
超声检查	B超检查一般在孕期至少做4次，通过B超检查可以看到胎宝宝的躯体、头部、胎心跳动、胎盘、羊水和脐带等。可检测胎宝宝是否存活，是否为多胎，甚至还能鉴定胎宝宝是否畸形（如无脑儿、脑积水、肾积水、多囊肾短肢畸形、联体畸形、先天性心脏病等）	羊水深度在3~7厘米之间为正常。超过7厘米为羊水增多，少于3厘米则为羊水减少，都对胎宝宝生长不利 正常胎心率为120~160次/分，低于或超出这个范围则提示胎宝宝在宫内有缺氧的可能

续表

检查项目	检查目的	正常值
分泌物检查	检查白带清洁度、念珠菌和滴虫、线索细胞	正常情况下清洁度为Ⅰ~Ⅱ度，Ⅲ~Ⅳ度为异常白带，表示有炎症。念珠菌或滴虫阳性说明有感染，需进行相应的治疗，正常值为阴性
妊娠期糖尿病筛查	这是一种妊娠糖尿病筛查试验。在妊娠22~28周进行，口服含50克葡萄糖的水，一小时后抽血检测血浆血糖值	如果血浆血糖值≥7.8mmol/L（或140mg/dL），则说明筛查阳性，需进一步进行75克葡萄糖耐量试验，以明确有无妊娠糖尿病

—∞ 贴心小提示 ∞—

准妈妈在做过运动后或者心率过快或者胎动时，胎心率会有一定程度的升高，为了确保检查的准确性，应该休息一下，之后再复查一遍。

🌱 准妈妈消化不良怎么办

准妈妈怀孕后，由于体内的一些变化，常常会出现食欲不振、恶心、呕吐等消化不良的症状。

准妈妈消化不良有哪些原因

1. 准妈妈体内的孕激素含量增加，胃肠蠕动减弱，胃酸分泌减少，加上逐渐增大的子宫压迫胃肠，尤其是怀孕后期，胎宝宝在不断长大，挤压到胃，这些都会导致消化不良。

2. 不少准妈妈精神紧张，压力大，长期的精神紧张和压力会引起神经系统和内分泌调节失常，引发消化不良。

缓解消化不良的方法

1. 合理调配饮食。食欲不振时要少吃多餐，择己所好，吃一些清淡、易消化的食物，如粥、豆浆、牛奶及水果等，少吃甜食及不易消化的油腻、荤腥食物。

—∞ 贴心小提示 ∞—

一般来说，孕期出现消化不良不建议用药，最好通过饮食调理。但如果症状比较严重，导致食欲严重下降、无法进食时，可以在医生的建议下适当用一些成分相对安全的助消化药物。

2 保持良好心情。任何精神方面的不良刺激，都可能会导致消化不良。准妈妈最好多听音乐或观赏美术作品，以使自己心情愉快。

3 适当运动。准妈妈保持适当的活动是必不可少的，每天散散步，做一些力所能及的工作和家务，不仅能帮助消化，而且有利于宝宝的生长发育。

4 轻柔按摩。先搓热双手，然后双手重叠，按在肚脐上，用掌心绕脐顺时针方向由小到大螺旋状按摩36圈，再逆时针方向由大到小绕脐螺旋状按摩36圈。此法可以增加胃肠蠕动，理气消滞，对于消化不良引起的腹胀、腹痛、呃逆有良好效果。

❀ 准妈妈容易头晕怎么办

怀孕后发生头晕、眼花是准妈妈孕期常见的症状之一。轻者可头晕眼花、步履不稳；重者可于突然站立或行走时出现眼前发黑、视物不清，甚至晕厥。准妈妈该怎么摆脱头晕的困扰呢？

准妈妈头晕的原因	应对办法
低血糖：怀孕后新陈代谢加快，胰岛血流量比非孕时增多，故胰岛生理功能非常旺盛，孕妇血中胰岛素水平偏高，以致孕妇血糖(尤其是空腹血糖)偏低，从而出现头晕、心悸等症状	多吃些牛奶、鸡蛋、肉粥、蛋糕、糖水和面条等高蛋白、高脂肪和高碳水化合物的食物。还可随身携带些饼干、糖块、糖水和水果等方便食品，以便一旦出现上述低血糖症状时立即进食，使低血糖症状及时缓解
低血压：妊娠早、中期间胎盘形成，分流了一部分血液，导致孕妇血容量略有所下降。由于血压下降，可导致大脑供血不足，从而出现头晕、眼花和眼前发黑等症状	头晕发生时饮食可偏咸，多喝开水，以增加血容量；锻炼时应避免出汗，冲凉时应避免水温过高，以防血管扩张引起血压下降
生理性贫血：妊娠6周起血容量开始增多，到34~36周达到高峰，由于血浆的增加多于红细胞的增加，故血液相对稀释，红细胞数和血红蛋白量相对下降而导致生理性贫血，以致出现头晕、眼花和无力等症状	多进食富含铁质的食物，如动物血、动物肝脏、猪瘦肉、鸡蛋黄、鹅肉、菠菜、菜花、苋菜、海带、黑木耳和花生等；必要时可在医生的指导下补充铁剂

❧ 贴心小提示 ❧

准妈妈头晕、头痛还常引起视觉错觉。有时头痛持续好几个小时，同时伴随着眼前出现闪光、视野中有污点障碍，就很可能是惊厥的先兆。出现这样的问题，应该马上就诊。

🌢 准妈妈腹痛时需要就医吗

在整个怀孕期间，准妈妈都可能会产生腹痛。有的腹痛是正常的生理现象，但是有的腹痛是疾病的先兆，准妈妈得留意各种不同腹痛，保证胎宝宝和自身的健康。

时期	正常生理现象腹痛症状	异常状况腹痛症状
孕早期	因子宫撑大所产生的胀痛感，尤其以初次怀孕的准妈妈最容易有深刻感受。这种胀痛感通常感觉有点闷，不会太痛，有时休息一下就好了，太忙时可能又不舒服了	如果下腹感到的是持续如撕裂般的绞痛，有可能是宫外孕的征兆；若是下腹感到的是一阵阵收缩疼痛，同时伴随阴道出血，就有可能是流产的先兆
孕中期	下腹两侧老是会有抽痛，而且常常是只痛一边，两边轮流痛，特别是早晚上下床的时候。这是由子宫圆韧带拉扯而引起的抽痛感，并不会对怀孕过程造成危险	如果是下腹有规则的收缩痛，同时感觉到绷紧，就要怀疑是不是由子宫收缩所引起，这时就有可能发生早产
孕晚期	这时胀大的子宫会压迫到肠胃器官，准妈妈会常常感到上腹痛、恶心、吃不下东西。两侧的肋骨感到好像快被扒开一样疼痛，甚至会喘。同时，下腹耻骨受到子宫的压迫而觉得疼痛；直肠也因受到子宫的压迫而容易腹胀及便秘，不舒服	如果准妈妈感到持续性的强烈收缩，有时还有阴道出血时，常有可能是发生前置胎盘，或是胎盘早期剥离的危险情形

❦ 贴心小提示 ❦

不管由什么原因引起，准妈妈一旦出现腹痛自己不能判断，就应去医院就诊，由医生来判断是什么原因导致的腹痛，并给予治疗。

🌢 准妈妈需要拔牙怎么办

孕期内，准妈妈拔牙一定要谨慎。因为此时，准妈妈的身体出现了很大的生理变化，使得口腔中有的牙齿牙龈充血、水肿以及牙龈乳头明显增生。孕期拔牙，很容易出血，再加之孕期内，准妈妈会对各种刺激非常敏感，甚至轻微不良刺激都有可能导致流产、早产。

准妈妈不得不在孕期内拔牙怎么办

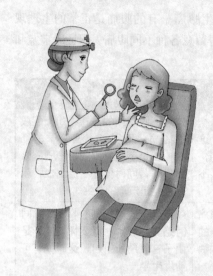

1. 找个适当的、相对安全的时间，这段时间就是第12周以后、28周之前。在孕期前8周内拔牙，可能会流产；而32周后拔牙可能会早产。

2. 拔牙前，还得做好充分的准备，比如睡眠充足，精神轻松。另外可以在医生指导下，于拔牙前一天、拔牙当天，注射10毫克的黄体酮。

3. 拔牙用的麻醉剂，不要加肾上腺素，并且一定要确保完全麻醉，否则准妈妈会因为过度疼痛而引起反射性的子宫收缩，以致出现胎宝宝流产的严重事故。

拔牙后要注意什么

1. 拔牙后要注意保护好血凝块，当天不要漱口，不要用拔牙侧咀嚼食物，不要频繁舔伤口，更不要反复吸吮，以免由于口腔内负压的增加而破坏血凝块。手术后两小时才可以吃饭，术后两天的饮食应该是温凉、稀软的。

2. 有出血倾向的准妈妈，拔牙后最好暂时不要离开，待半小时后请医生再看看伤口，是否血已止住。

贴心小提示

拔牙后医生会让患者咬住1~2条棉卷，它的作用是压迫止血、保护伤口。一般棉条在拔牙后40分钟左右即可吐出，注意棉卷不要咬压过久，过久反而造成伤口被唾液长久浸泡，引起感染或凝血不良。

准妈妈多汗怎么办

准妈妈常有多汗现象。出现这种现象是因为妊娠期血中皮质醇增加，肾上腺皮质功能处于亢进状态，再加上孕妇基础代谢增高，自主神经功能改变，引起血管舒缩功能不稳定，皮肤血流量增加，于是出汗增多。出汗

贴心小提示

准妈妈在出汗时，因为毛孔张开，非常易受风寒，所以要防止受风和着凉，如果有什么异常情况建议咨询医生。

多的是汗腺较多的部位：手脚掌面、腋窝、肛门、外阴及头面部。

准妈妈多汗怎么办

1 过多的汗液积聚在皮肤皱褶处，如颈部、腋窝、腹股沟等处，可导致皮肤溃烂并引发皮肤感染。尽量在出汗时随时把汗擦干，汗液浸湿的衣服要及时更换，注意保持皮肤清洁。准妈妈宜穿宽松肥大利于散热的衣服，内衣要穿棉织品以利吸汗。

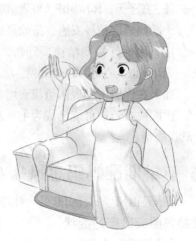

2 出汗除了失去水分外，还会失去一定量的钠、氯、钾等电解质。准妈妈要多饮水，多吃水果，以补充水分和电解质，维持体内电解质平衡，避免脱水而导致虚脱。

3 避免过多的体力活动，以免增加出汗量。

4 居住的房间要通风，饮食上注意营养均衡。

❦ 有先兆流产症状要不要保胎

对于流产，是保胎还是不保，要根据流产的原因，区别对待。

如何区别对待保胎还是流产

对于有先兆流产的准妈妈来说，若为第一次妊娠，且胚胎和母体皆无其他疾病或异常，保胎则显得尤为重要。有过自然流产史或习惯性流产的准妈妈，怀孕前应先到妇产科诊治一下有关疾病，特别是妇科疾病。若受孕后出现流产先兆，如阴道出血、下腹疼痛等更应及时就医。

有些情况下，比如基因缺陷导致的胚胎发育异常、胚胎本身有缺损或胎盘异常导致胎宝宝死亡、病毒感染、母体全身性疾病（常见的有高血压、肾炎、甲状腺功能减退等）、内分泌失调、生殖器官畸形及外伤、过量饮用咖啡、吸烟和酗酒等导致的先兆流产，则不宜盲目保胎。

❧ 贴心小提示 ❧

盲目保胎除了对胎宝宝有不利影响，还可能对母体本身不利。因为死亡的妊娠物在宫内停滞过久，会引起严重的凝血功能障碍、阴道出血增多等麻烦。严重的还可能由于没有及时做刮宫手术，引发宫内感染，影响以后的生育。

准妈妈如何保胎

1 禁止性生活，症状重者可卧床休养，必要的情况下服用保胎药物。

2 选择易于消化的饮食，胃肠虚寒者，慎服性味寒凉的食品，如绿豆、白木耳、莲子等；体质阴虚火旺者慎服雄鸡、牛肉、狗肉、鲤鱼等易上火之品。

3 给准妈妈以精神安慰，解除顾虑。神经系统的机能状态对保胎有重要作用，因此妊娠期精神要舒畅，要避免各种刺激，采用多种方法消除紧张、烦闷、恐惧心理，以调和情志。

4 如果在保胎中发现阴道流血增多，超过月经血量，腹痛加剧，应立即到医院检查，这可能已成为不可避免的流产。千万不要在家不敢动，此举会耽误病情。

孕早期准妈妈患风疹对胎宝宝有什么影响

风疹是由风疹病毒引起的一种急性呼吸道传染病。

准妈妈感染风疹的症状

从接触感染到症状开始，要经过2~3周的潜伏期。初起时，先有发热、微咳、乏力、胃口不好、咽痛、眼发红等类似感冒的症状，只是耳后、颈部、枕部淋巴结肿大，且伴轻度压痛。1~2日后，即出现特殊的皮疹，先见于面颊部，24小时内遍布全身。开始时，风疹为稀疏的红色斑丘疹，随后互相融合成片。第2天起，变成针尖样红点。

准妈妈患风疹的危害

风疹虽然全身症状轻，皮疹消退快，但是如果准妈妈受传染，并且是在妊娠早期，问题就严重了，风疹病毒可通过胎盘感染胎宝宝。

风疹病毒是最危险的致畸因素，若病毒通过胎盘传给胎宝宝，可引起先天性的白内障、视网膜炎、耳聋、先天性心脏病、小头畸形及智力障碍等。这些疾病出生时可不明显，但生后数周、数月甚至数年可明显地表现出来。患儿逐渐出现抽风、耳聋、视网膜病变；随着年龄增大，还会出现学习困难、行为异常、肌肉力量弱、活动平衡失调等症状，并可出现感觉

贴心小提示

假如准妈妈不幸染上风疹，也并非必然感染胎宝宝，等妊娠5个月抽羊水查染色体，再决定是保胎还是流产。

障碍。畸形儿出生时即使足月，体重也较轻，其中有10%～20%在生后一年左右死亡。

准妈妈如何预防风疹

◎ 保持房间通风，至少每天开窗1小时。

◎ 勤晒衣被能杀灭一部分病菌。

◎ 多吃含高蛋白质的食物，如鱼虾、牛肉、猪肉、鸡、蘑菇等，提高免疫能力。

✿ 葡萄胎有何症状

葡萄胎常常在妊娠早期出现，是一种妊娠滋养细胞病变，属于妇科肿瘤的一种。形成葡萄胎的原因是妊娠后的胎盘绒毛滋养细胞增生、间质水肿，形成大小不一的水泡，水泡相连成串，形状似葡萄，因此而得名。

葡萄胎有何症状

1 阴道流血。由于绒毛变性，失去了吸收营养的功能，所以胎宝宝早已死亡。到了怀孕2~3个月时出现阴道持续的或间歇性的出血，大多数是断续性少量出血，其间可能有反复多次大流血。仔细检查时，可在血液中发现水泡状物。

2 腹痛。由于子宫增大的速度太迅速，会导致出现腹痛。

3 子宫异常增大。怀有葡萄胎的子宫大于正常的妊娠子宫，有时准妈妈甚至能自己触及下腹包块（胀大的子宫）。

4 在发病的早期，准妈妈可出现严重的恶心、呕吐；发病后期，可出现浮肿、蛋白尿及子痫（抽搐）现象。

哪些准妈妈较易怀有葡萄胎

1 准妈妈的年纪若是小于20岁，或大于40岁，因卵子不够成熟或不够健康，容易造成葡萄胎。

2 准妈妈营养不良，或是无法准时产检，也较一般准妈妈更容易怀有葡萄胎。

> **～ 贴心小提示 ～**
>
> 葡萄胎是不正常怀孕，不能发育成胚胎，要及时地治疗。准妈妈一旦身体出现上述类似症状，应该及时去医院做超声波检查，这是早期诊断葡萄胎的重要辅助检查法。

🌣 宫外孕有何征兆

宫外孕是指受精卵在子宫体腔以外着床发育的怀孕，又称为"异位妊娠"。根据受精卵着床部位不同，又分为输卵管妊娠、卵巢妊娠、腹腔妊娠、宫颈妊娠及子宫残角妊娠等。患过输卵管炎或做过输卵管修补手术的准妈妈宫外孕的可能性较高。

宫外孕有何征兆

1 阴道不正常出血。约有四分之一的宫外孕准妈妈停经约40天时，有少量阴道出血。

2 腹痛。早期可有下腹一侧隐痛，这是胚胎发育使输卵管膨胀而引起的；痉挛性下腹痛，极其剧烈，可使病人面色发白，出冷汗，这是输卵管痉挛性收缩引起的，片刻可自行缓解；下腹剧痛，如撕裂样，伴大便感，这是输卵管妊娠破裂出血引起的。

3 晕厥。可突然晕倒，醒后头昏、眼花；轻者可不摔倒，仅有头昏、眼花。这是腹腔内出血较多，脑部供血减少，脑贫血所致。

4 面色苍白。短期内面无血色，苍白如纸，伴口干、心悸、怕冷、乏力。这是腹腔内出血很多，即将发生休克的征兆。

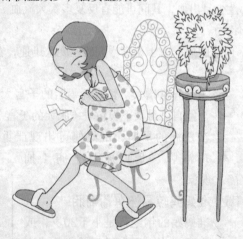

宫外孕的防治

注意经期、产期和产褥期的卫生，防止生殖系统的感染。如果已经发病应该及时去医院输液、输血，同时立即做剖腹探查手术。

❄ 贴心小提示 ❄

宫外孕是产科较常见且严重的病症，如诊断处理不及时，可危及生命。如果准妈妈有早孕反应且伴有一侧下腹隐痛或下腹痉挛性腹痛，就应想到自己可能患了早期宫外孕，要及时去医院检查。

饮食营养跟进

🔹 准妈妈补镁对母婴健康有什么意义

镁离子主要的功能在于让受伤的细胞得以修复，另外，它也能让骨骼和牙齿生成更坚固、调整胆固醇以及促进胎宝宝的脑部发育。胎宝宝发育离不开镁元素。准妈妈若妊娠期缺镁，有可能导致子宫胎盘系统的血管痉挛，可发生胎宝宝宫内发育迟缓。此外，孕期缺镁还可引起流产、早产和胎宝宝发育异常、胎宝宝精神及生理障碍。

准妈妈镁的摄入量常常不足，即使孕期饮食较为合理，其他营养都能达到供给量标准，镁常常也仅能满足需要量的60%左右。因此，准妈妈应该重视补镁，多吃含镁丰富的食品，这对母婴都非常有利。

科学补镁

一般人一天对镁的需求量为350毫克，准妈妈为400毫克。

一般情况下，准妈妈可以多吃富含镁的食物，从食物中获取所需的镁。香蕉、香菜、小麦、菠萝、花生、杏仁、扁豆、蜂蜜、绿叶蔬菜、黄豆、芝麻、核桃、玉米、苹果、麦芽、海带等食物中都含丰富的镁。如果食物摄取不足，就需要额外补充，应该咨询医生，医生会根据准妈妈的具体情况推荐含镁的制剂给准妈妈服用。切不可自行加量服用，如果准妈妈体内镁含量太高，就容易造成镁中毒，严重者，还有可能抑制准妈妈的呼吸和心跳。所以，补镁时要特别注意，每天补充不能超过700毫克。

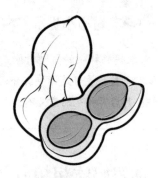

❤ 贴心小提示

当镁摄取量过多时，人体会借由肾脏排泄出镁离子，准妈妈多喝水，有助代谢。

缺碘的准妈妈要如何补碘

碘是人体必需的微量营养素，是甲状腺合成甲状腺激素的基本原料。甲状腺激素不但能够促进人体的生长发育，维持正常生理活动，并且对人脑神经系统的发育起着重要的作用。

胎宝宝在前5个月不能自行分泌甲状腺激素，发育所需的甲状腺激素都来源于准妈妈。如果准妈妈碘摄入不足，所生成的甲状腺激素就无法满足胎宝宝的需要，会使得胎宝宝全身的脏器及骨骼系统的发育停滞，还会严重损害胎宝宝的中枢神经系统及内分泌系统，可造成死胎、流产、早产或先天性畸形等。

准妈妈常用的科学补碘方法

食用加碘盐是补充碘的一个重要途径，不过在食用过程中要注意下面几点：

1 加碘盐应该随吃随买，一旦拆封就要用密闭的容器装起来，不用的时候将盖子盖紧；炒菜时不要一开始就放盐，而要等到菜快要炒好装盘时再放盐，这样才能不破坏食物的营养，盐中的碘才能发挥效用；不能用油来炒碘盐。

2 由于炒菜时盐放得太多对身体不好，尤其是准妈妈吃菜要清淡，所以通过盐来补充碘很有限，准妈妈还需要吃一些碘含量高的食物，如海带、紫菜、鲜带鱼、干贝、淡菜、海参、海蜇等海产品来补碘。

3 如果缺碘比较严重，可以在医生的指导下服用含碘的制剂（如碘油）来补充碘。

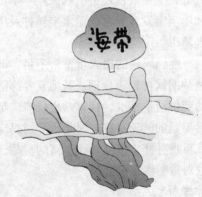

---×✖ 贴心小提示 ✖×---

准妈妈补碘的关键时间是在孕早期3个月，最好是怀孕前补充，怀孕5个月后再补充则意义不大了。

准妈妈吃粗粮有什么讲究

粗粮中保存了许多细粮中没有的营养，如膳食纤维比较多，富含B族维生素等。对于准妈妈来说，适当补充些粗粮，不但能弥补细粮中所没有的营养，而且粗粮里的纤维素有促进胃肠蠕动、帮助消化的作用，可以防止孕期便秘。

准妈妈吃粗粮要注意什么

1 控制食用量。准妈妈每天粗粮的摄入量以60克为宜，且最好

粗细搭配，比例以60%的粗粮、40%的细粮最为适宜。粗粮不容易消化，准妈妈过多摄入粗粮会导致营养缺乏，长期过多摄入纤维素，会使蛋白质补充受阻，降低准妈妈免疫抗病的能力。

2 吃粗粮要补水。粗粮中的纤维素需要有充足的水分做后盾，才能保障肠道的正常工作。

3 粗粮不能和奶制品、补充铁或钙的食物或药物一起吃，最好间隔40分钟左右，因为纤维素会影响人体对矿物质的吸收。

适合准妈妈吃的粗粮

玉米：玉米含有丰富的不饱和脂肪酸、淀粉、胡萝卜素、矿物质、镁等多种营养成分。准妈妈经常食用，可以加强肠壁蠕动，促进身体新陈代谢，加速体内废物排泄。

红薯及其他薯类：富含淀粉、钙、铁等营养，而且其所含的氨基酸、维生素都要远远高于那些精制细粮。红薯还含有一种类似于雌性激素的物质，准妈妈经常食用，能令皮肤白皙细腻。

糙米：糙米胚芽含有蛋白质、维生素，还含有锌、铁、镁、磷等矿物质，这些营养素都是准妈妈每天需要摄取的。

荞麦：荞麦含有丰富的赖氨酸成分，能促进胎宝宝发育，增强准妈妈的免疫功能。

🔹 准妈妈该怎么吃鱼 ☆☆☆☆☆☆☆☆☆☆☆

准妈妈多吃鱼对胎宝宝的发育，尤其是脑部神经系统十分有利。因为鱼类含有丰富的氨基酸、卵磷脂、钾、钙、锌等营养，这些都是胎宝宝发育的必需物质。另外，鱼中所含的不饱和脂肪酸——二十碳五烯酸不仅能降低血液的黏稠度，防止血栓形成，还能扩张血管，方便准妈妈给胎宝宝运输充足的营养物质，促进胎宝宝的发育。不仅如此，二十碳五烯酸还可以有效地预防妊娠期高血压疾病的发生。

准妈妈吃鱼有哪些讲究

1 准妈妈以一个星期吃2次鱼，一次大约吃200克为宜。

2 准妈妈最好不要吃鱼油。鱼油会对凝血机能造成影响，准妈妈摄入过多可能会增加出血概率。

3 要多吃深海鱼类，如鲑鱼、鲭鱼、鲨鱼等。

4 烹调的方式最好是蒸或者炖，以最大限度地保留鱼的营养。

❀❀ 贴心小提示 ❀❀

买鱼时，准妈妈可以闻一下鱼的气味，正常的鱼有一股鲜腥味；受污染的鱼则往往有一股难闻的味道，有的呈大蒜味，有的散发出氨味或者煤油味，这样的鱼不要购买。

5 少吃罐头鱼。罐头鱼在制作过程中，会添加防腐剂等一些化学物质，对人身体健康不利。

6 少吃咸鱼。咸鱼中含有大量的二甲基亚硝酸盐，进入人体内转化成二甲基亚硝胺，二甲基亚硝胺具有很强的致癌性，有可能会使胎宝宝出生后患癌。

7 准妈妈如果对于鱼类过敏，切不可勉强吃鱼。

🥢 准妈妈外出就餐要注意什么

逢年过节，朋友聚会，外出吃饭是难免的。不过，准妈妈的身体情况特殊，外出就餐是要特别留意的。

准妈妈外出就餐注意事项

1 选择干净、卫生的就餐场所。

2 选择安静的餐厅。嘈杂的地方很不适合准妈妈，因此就餐地点应选择远离歌厅、舞厅等娱乐场所的地方。

3 自带餐具，一次性筷子不要用。一次性筷子制作过程中为了让筷子看起来更白更干净，往往使用硫黄熏、药水泡，同时还用石蜡抛光。因此，餐厅提供的一次性筷子最好不要用，一次性牙签也是同样状况。

4 注意营养平衡。在外就餐时首先应从营养的角度考虑准妈妈所需的饮食结构，要荤素搭配，粗细搭配，酸碱搭配。肉类不宜太多，要多吃富含钙、铜、镁、铁等营养素的新鲜蔬菜水果；还要点些主食，使蛋白质、脂肪、碳水化合物三者摄入量维持均衡。

5 吃点水果。为了弥补新鲜蔬菜补充的不足，准妈妈最好在饭后30分钟吃个水果，以补充体内维生素的缺乏。水果可以自带。

❧ 贴心小提示 ❧

怀孕了，孕期反应、胃灼热经常会让准妈妈感觉不舒服，这时候，很多人都愿意吃些凉菜，但是准妈妈不宜吃过多的凉菜。准妈妈胃肠道对于寒冷的刺激非常敏感，凉菜有可能使胃肠道血管突然收缩，胃液分泌减少，消化功能降低，从而引起食欲不振、消化不良，甚至剧烈的腹痛，影响正常的饮食。

🥢 准妈妈宜多吃的植物性健脑食品有哪些

准妈妈的饮食与胎宝宝的健脑关系极大，它直接影响胎宝宝的生长发育，特别是脑的发育。大脑的发育在胎儿期共有两次高峰，第一次在妊娠三四个月内，第二次在妊娠七个月到足月。准妈妈可不能错过。

准妈妈宜多吃植物健脑食品

大脑的构成有50%~60%是脂肪，

而且绝大部分是不饱和脂肪。不饱和脂肪主要来源于植物类食物。不少植物健脑食品都含有亚油酸甘油酯，这种油脂是胎宝宝大脑和视觉功能发育所必需的营养成分。如果准妈妈没有足够的供给，胎宝宝就无法形成健康的大脑，而且神经系统一旦形成，就再也无法修补，宝宝成人以后，更易出现注意力无法集中、多动性障碍、冲动、焦虑、爱发脾气、睡眠不好、记忆力差等现象，患精神失调的概率是常人的6倍。

适合准妈妈食用的植物健脑食品

1 核桃：核桃的营养丰富，500克核桃相当于2.5千克鸡蛋或4.75千克牛奶的营养价值，对大脑神经细胞特别有益。

2 小米和玉米：小米和玉米中蛋白质、脂肪、钙、胡萝卜素的含量是非常丰富的，是健脑和补脑的有益主食。

3 海产品：海产品可为人体提供易被吸收利用的钙、碘、磷、铁等无机盐和微量元素，对于大脑的生长、发育有着极高的效用。

4 芝麻：芝麻，特别是黑芝麻，含有丰富的钙、磷、铁，同时含有19.7%的优质蛋白质，其中包括近10种重要的氨基酸，这些氨基酸都是构成脑神经细胞的主要成分。

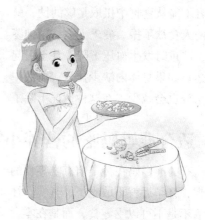

--- 贴心小提示 ---

米和面在精制过程中，会使有益于大脑的成分丧失很多，剩下的基本就是碳水化合物了，碳水化合物在体内只能起到"燃料"作用。而大脑需要的是多种营养，所以久吃精白米和精白面不利于胎宝宝的大脑发育。

健康准妈妈应每日摄入多少盐

人们天天吃的食盐，其主要成分是氯化钠。钠是人体生命活动中不可缺少的物质。钠与钾在血浆中的浓度对渗透压有重要的影响，同时，对血浆与细胞间液量、酸碱平衡、维持体细胞的电子活性以及心血管系统的功能都是必不可少的。

健康准妈妈摄入盐的标准

世界卫生组织建议每人每天食盐摄入量为3~5克，最多不超过6克。准妈妈在怀孕后和怀孕前在食盐的摄入上差别不是很大，也适用这个标准。

盐摄入过多和过少的危害

过多的钠会加重妊娠期高血压疾病的三个症状，即水肿、高血压和蛋白尿。如果准妈妈吃盐过多，就会加重水肿且使血压升高，甚至引起心力衰竭等疾病。由于钠离子是亲水性的，会造成体内水的潴留，开始时这会使细胞外液积聚，如果积聚过多，会导致准妈妈水肿。

但是准妈妈如果长期低盐饮食，或者不能从食物中摄取足够的钠，就会使人食欲不振、疲乏无力、精神萎靡，严重时发生血压下降，甚至引起昏迷。如果身体内缺少盐分，血液中的水分也会减少。在这种情况下除了产生口渴的感觉外，血液还会变得黏稠，流动缓慢，以致养料不能及时地输送到身体的各个部位，废物也不能及时地排出体外。时间一长，对准妈妈身体危害很大。

> **贴心小提示**
>
> 有些准妈妈喜欢将咸食、甜食分开吃，这种吃法有弊端。常吃甜食或常吃咸食会使味觉感受比较单调，久而久之，影响食欲，也会增加人体对糖或盐的摄入量，严重的可能引发肥胖症或高血压。

❖ 适合准妈妈吃的营养小零食有哪些

有的准妈妈在怀孕前有吃零食的习惯，怀孕后就不敢吃了，其实，怀孕后不是不可以吃零食，而是在零食的选择上应慎重。

准妈妈吃零食要注意什么

1. 选对时间。午餐和晚餐之间是吃零食的最佳时刻，因为这样既补充了营养，又没有耽误正常的午餐、晚餐。但要特别注意，晚间吃零食不要选择睡前的半小时内，否则会影响正常的休息，给身体带来伤害。

2. 注意卫生。要注意小零食的卫生，街头露天出售的食品最好不要吃。

3. 注意营养。由于怀孕后期胎宝宝压迫消化系统，食后饱胀感重，正餐的进食量会受到影响。这时期的营养需要量又相当大，营养不足会直接危害胎宝宝和孕妇。此时可以采用吃零食的办法，即常说的少量多餐，选择酸奶、水果、坚果等比较好，但一定要适量。

> **贴心小提示**
>
> 零食是对正餐的有益补充，但绝不能替代正餐。腌制食品、冰淇淋、罐头食品和过甜的点心等，不适合准妈妈吃。

最适合准妈妈的零食

1 葡萄干：葡萄干能补气血，利水消肿，其含铁量非常高，可以预防孕期贫血和浮肿。

2 大枣：大枣含有丰富的维生素C和铁，但是吃多易使准妈妈胀气。

3 核桃：核桃含有丰富的维生素E、亚麻酸及磷脂等，对促进胎宝宝大脑的发育很重要。

4 板栗：准妈妈常吃板栗，不仅健身壮骨，还有利于骨盆的发育成熟，并有助消除孕期的疲劳。

5 海苔：海苔富含B族维生素，特别是核黄素和烟酸。它含有多种矿物质，有助于维持人体内的酸碱平衡，而且热量很低，纤维含量很高，对准妈妈来说是不错的零食。

准妈妈如何挑选和食用肉类

肉类含有丰富的优质蛋白质。我们平时经常吃的肉类包括猪肉、牛肉、羊肉、鸡肉和鱼肉等，这些肉类的蛋白质含量在16%~26%之间，而且这些肉类中所含的氨基酸比较容易被人体吸收利用。同时肉类也是我们每天所需的铁、铜、锌、镁等营养元素的最好的来源之一。

准妈妈如何吃肉更健康

1 掌握食用量：对于健康的准妈妈来说，每天肉类的摄取量在200克左右为最佳，而每个星期所摄入的肉类中最好能包括300克鱼肉。如果每天摄入的肉类过多，日积月累就会导致高脂血症、动脉粥样硬化，甚至会使心血管系统或其他脏器发生病变。

2 和豆类或豆制品一起食用：肉与富含植物蛋白、植物脂肪的豆类、豆制品一起食用，可以降低血液中的胆固醇，增加多不饱和脂肪酸的含量，降低动脉硬化等疾病的发病率。

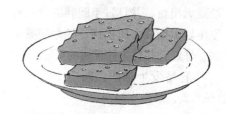

3 补充足够的膳食纤维：膳食纤维能够减少脂肪、胆固醇在肠道内的吸收，有降血脂、降低胆固醇的作用，还能有效地预防便秘，是肉食的最佳配餐。

--- ❧ 贴心小提示 ❧ ---

猪肉的脂肪含量较高。在日常我们所接触的肉类中，猪肉的脂肪含量能达到20%~30%，而且多为饱和脂肪酸，摄入过多对健康无益，准妈妈最好少吃一些。

准妈妈最适合吃哪些肉

1 鱼肉：鱼类尤其是海鱼含有丰富的多不饱和脂肪酸，能预防流产、早产和胎宝宝发育迟缓。尤其是鳗鱼，建议准妈妈每周最好能够吃2~3次。

2 牛肉：牛肉中不仅含有丰富的蛋白质、铁和铜，而且B族维生素含量也很高，脂肪含量相对较低，因此也是准妈妈餐桌上不错的选择。

3 兔肉：兔肉蛋白质含量高，脂肪含量低，非常适合怀孕前就比较胖或者体重超标的准妈妈食用。

4 鸡肉：鸡肉蛋白质含量高且容易消化和吸收，脂肪含量低，适合准妈妈食用。

❀ 暴饮暴食对准妈妈有什么害处

不少准妈妈总是担心宝宝营养不良，会不自觉吃很多东西，但是，孕期加强营养，并不是说吃得越多越好。

准妈妈暴饮暴食的危害

1 吃得过多将会使准妈妈体重剧增。由于体内脂肪蓄积过多，导致组织弹性减弱，分娩时易造成滞产或大出血，并且过于肥胖的孕妇有发生妊娠期高血压疾病、妊娠期糖尿病、妊娠合并肾炎等疾病的可能。

2 容易发生难产，胎宝宝体重越大，难产率越高。

3 容易出现巨大胎儿（体重超过4千克），分娩时使产程延长，易影响胎宝宝心跳而发生窒息。

4 有可能导致胎宝宝出生后终生肥胖。

准妈妈如何合理控制饮食

1 控制食用量。一般来说，准妈妈怀孕后，每天需要2500千卡热量，比平时增加200千卡热量。所以，每日主食400~500克，牛奶250毫升或豆浆500毫升，鸡蛋1~2个，鱼虾、肉类100~150克，豆类、豆制品100~150克，新鲜蔬菜500~1000克，水果适量，就能满足准妈妈的需要。

2 合理搭配。尽量粗细粮搭配，荤素食兼有，品种广泛多样，食量合适。关键是要搭配均衡，防止偏食，而不必过多地进食。

3 养成良好的饮食习惯。吃饭定时定量，饭前洗手，吃饭时细嚼慢咽，饭后稍微走动，这些习惯都对准妈妈大有好处。

❧ 贴心小提示 ❧

有的准妈妈因吃得过饱，饭后往往昏昏欲睡。这是因为人吃进过多的食物后，血液大量汇集到消化系统中用于消化食物，会使脑部的供血暂时减少，因而人会有困倦的感觉。要预防"饭醉"，关键在于避免暴饮暴食。

双胞胎准妈妈如何保证孕期营养

对怀有双胞胎或者多胞胎的妈妈来说，身体里的营养确实会消耗很大，因此要格外关注孕期营养。

双胞胎准妈妈如何保证营养

1 比普通准妈妈增加10%的膳食摄入。双胞胎准妈妈的负担比普通准妈妈重得多，两个胎宝宝生长所需营养量较大，因此准妈妈应调节饮食摄入的量与质。怀双胞胎的准妈妈大约需比一般准妈妈增加10%的膳食摄入，包括主食、肉类和蔬果等。

2 双胞胎准妈妈要多补钙。一个人吃，三个人补的双胞胎准妈妈，将需要更多的钙质来满足自己和两个胎宝宝的生长发育。准妈妈一般

都存在生理性贫血，在双胎妊娠时更为突出。平时要多喝一些牛奶、果汁，多吃各种新鲜蔬菜、豆类、鱼类和鸡蛋等营养丰富的食物。

3 双胞胎准妈妈要多补铁。铁质在整个健康的怀孕过程中都是十分重要的，特别是怀双胞胎的妈妈。双胞胎准妈妈的血流量比平时高出70%~80%，双胎妊娠合并贫血发病率约为40%，所以，双胞胎准妈妈尤其要注意多吃含铁较多的食物，如猪肝和其他动物内脏，以及白菜、芹菜等。

4 选择营养补充剂。虽然多吃食物能够给多胞胎宝宝提供许多他们所需的营养，但大部分准妈妈在怀孕的时候都没有做好充分的营养准备，例如她们可能会缺乏蛋白质、铁质等，所以怀孕的准妈妈，特别是怀有多胞胎的准妈妈，可以在医生的帮助下选择营养补充剂补充营养。

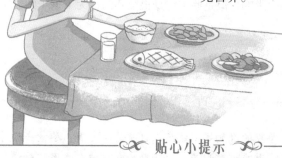

⋙ 贴心小提示 ⋘

双胞胎准妈妈怀孕期间多喝水至关重要，每天至少要喝1.5升水。如果准妈妈脱水的话，过早宫缩及早产的风险就会增加。

日常起居与运动

哪些首饰不适合在孕期佩戴

准妈妈在怀孕后就要放弃一些美丽的饰品了，尤其是首饰，因为怀孕期间，准妈妈体内新陈代谢改变，手指、胳膊、下肢等都会相应变粗、变大。

准妈妈不适宜佩戴的首饰

1 戒指和玉镯：戒指的圈型大小一般都是固定的，平时戴在纤细的手指上熠熠生辉，能为您增色。但在孕期手指变粗后，却会因太紧而影响肢体血液循环，在孕后期水肿严重时，还可能会造成戒指太紧无法取下的后果。而玉镯也会发生同样的问题，由于肢体变粗，原先可以活动自如的玉镯会勒住腕部无法拿掉，也会给孕妇在手术室待产带来许多不必要的麻烦，如妨碍输液、静脉穿刺等。

2 项链：夏天佩戴金属项链，由于汗渍等容易造成皮肤过敏，会给准妈妈带来不能预期的麻烦。

3 特殊材料制成的首饰：如坊间流行的磁石和锗粒及其他声称有磁疗作用的首饰，因这些首饰的材制采用带有辐射的金属或矿石，虽然经过加工处理，正常人佩戴没多大影响，但是胎宝宝是很敏感的，为了孩子的健康，准妈妈最好不要佩戴。

贴心小提示

除特殊场合外，孕期的准妈妈们还应以自身健康为重，尽量去除身上的首饰，如坚持要戴，也应调整型号，以不勒为宜。但在去医院待产前，要取下全部首饰留在家中，以免在产房分娩时影响麻醉消毒或是造成保管纠纷等意外。

孕早期穿衣打扮

因为肚子刚刚隆起，看上去不是很突出，没有必要买准妈妈装。好好整理一下现成的服装，选出较为宽大的，或把腰部放大就可以穿了。因为怀孕时对寒暑的抵抗力很差，一定要注意保暖，寒冷时要比平常多穿一件。热了，要穿吸汗、凉快的衣服。

另外，胸肌没有办法支撑日渐丰满的乳房，必须要选择合适的乳罩托住乳房，使其保持在原来的位置上。乳房下垂的原因是孕期没有佩戴合适的乳罩。

准妈妈最好避免戴隐形眼镜，怀孕早期由于内分泌发生改变，准妈妈的角膜组织轻度水肿，戴隐形眼镜容易加重角膜缺氧。加之孕期本身泪液分泌量减少，黏液成分增加，容易引发眼睛出现异物感、干涩、发磨等不适，还会因眼膜小动脉挛缩而引发结膜炎。准妈妈应改戴框架眼镜，使角膜能有机会休息。

在孕期，准妈妈很容易出现身体水肿，医生建议最好将戒指之类的饰物取下，避免因水肿而被戒指勒手。

孕期这些绿色植物能养在家中吗

在家中养些花花草草，赏心悦目，但是有些花草却不适合准妈妈。准妈妈在室内摆放绿色植物时，一定要弄清植物的生态习性，以免起到反作用，污染了室内环境。

不宜养在家里的绿色植物

1 容易引起过敏的花草：这类花草包括天竺葵、紫荆花等。紫荆花所散发出来的花粉如果被准妈妈吸入，可能会诱发哮喘症或使咳嗽症状加重；五色梅、天竺葵等散发的微粒可引发过敏，如果与准妈妈接触了，可因皮肤过敏而引发瘙痒症。

2 松柏类植物：玉丁香、接骨木等植物会分泌脂类物质，放出较浓的松脂味，对人体的肠胃有刺激作用，闻久了，会引起恶心、食欲下降，对已怀孕的准妈妈影响尤其大。

3 本身含有毒性的花草：含羞草、郁金香、夹竹桃、秋水仙等有微毒，长期接触会使准妈妈出现昏昏欲睡、智力下降等症状。

4 耗氧性花草：丁香、夜来香等属耗氧性植物，它们进行光合作用时，大量消耗氧气，室内放置此类植物不利于人体健康。

> **贴心小提示**
>
> 准妈妈不要在卧室内摆放花草，大部分花草在夜间会释放二氧化碳，吸收氧气，降低室内氧气浓度，而且花香会使人神经兴奋，长期放在卧室，会影响准妈妈的睡眠。

适合准妈妈养的花草

1 吊兰：它们可以净化空气，还能吸收甲醛，清除有害气体。

2 仙人掌、芦荟：它们白天晚上都能释放氧气，可以令空气更清新，并且没有浓重的气味。芦荟还可以吸收空气中的甲醛。

🔥 厨房存在哪些对准妈妈不利的隐患

对于准妈妈来说，粉尘、有毒气体密度最大的地方，不是在工厂、街道，而是在生活中天天都离不开的厨房里。

厨房里的健康隐患

1 粉尘油烟：煤气或液化气的成分十分复杂，燃烧后在空气中会产生多种对人体极为有害的气体，对准妈妈的危害更是严重。其中放出的二氧化碳、二氧化硫、二氧化氮、一氧化碳等有害气体，要比室外空气中的浓度高出好多倍，加之煎炒食物时产生的油烟，使得厨房被污染得更加严重。

2 抹布：一条全新的抹布使用1周后，细菌数量高达22亿，包括大肠杆菌、沙门氏菌、霉菌等多种致病菌。而我们用于厨房的抹布常常是随手放在水池边，经常处在一种潮湿的环境下，更容易滋生细菌。

3 水龙头：厨房的水龙头长期接触油渍、污垢，而且总是处于潮湿状态，就会滋生包括大肠杆菌、金黄色葡萄球等致病菌。

准妈妈下厨怎么把危害减到最低

◎ 厨房应安装抽油烟机。

◎ 准妈妈待在厨房里面的时间越短越好。做饭时要打开窗户，保持厨房内空气流通。

◎ 多采用煮、炖、蒸的烹调方式来做饭，而少用煎炸、爆炒等产生油烟多的烹调方式。

◎ 有早孕反应时，尽量不要去厨房，因为油烟和其他烹调气味会加重恶心、呕吐。

❧ 贴心小提示 ❧

准妈妈最好每隔3～5天给抹布消消毒。方法很简单，将抹布洗干净后用沸水煮30～40分钟，或用消毒液浸泡30分钟就可以了。厨房里可以多备几块抹布，分别用来擦水池、台面、餐桌等，做到"专布专用"，这样可以避免交叉感染。

准妈妈怎样做好口腔护理

准妈妈如果有口腔炎症，即使只是牙龈炎，引发牙龈炎的细菌也有可能进入血液，通过胎盘，感染胎宝宝而引发早产。所以，准妈妈孕期口腔护理非常重要。

准妈妈如何做好口腔护理

1 每次进餐后都需要漱口，有条件的还可以刷牙。牙刷只能清除牙齿表面70%的细菌，使用牙线可彻底去除齿缝间牙菌斑和食物残渣，有条件的准妈妈可以养成使用牙线清洁牙面的好习惯。

2 做好定期口腔检查和适时的口腔治疗。孕期里口腔疾病会发展较快，定期检查能保证早发现、早治疗，使病灶限于小范围。

3 注意均衡的饮食，多吃富含维生素C的水果和蔬菜，多喝牛奶。

4 使用不含蔗糖的口香糖清洁牙齿，如木糖醇口香糖。木糖醇是一种从白桦树或橡树中提取的甜味剂，不含蔗糖，因此不会引起蛀牙。这种口香糖具有促进唾液分泌、减轻口腔酸化、抑制细菌和清洁牙齿的作用，如果能在餐后和睡觉前咀嚼一片，每次咀嚼至少5分钟，可以使蛀牙的发生率减少70%左右。

准妈妈如何选择牙膏

准妈妈如果没有明显的口腔疾病，可以选用含氟牙膏。不建议准妈妈长时间使用药物牙膏，特别是强消炎类的牙膏，因其含有较多的化学制剂。炎症比较重的时候，可以短期选择两面针、云南白药等消炎作用强的牙膏，一旦炎症好转，就可选择含盐牙膏来消炎抑菌。

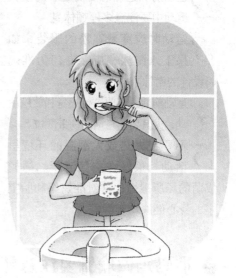

~ 贴心小提示 ~

准妈妈最好选用软毛保健牙刷，因为怀孕后体内的激素变化可能会使牙龈出现轻微的肿胀，使用软毛的保健牙刷，可避免牙龈出血。此外，每3个月要更换一次牙刷。

准妈妈运动要注意哪些事项

准妈妈适当运动有利于自身与胎宝宝的健康，但孕期运动要注意方法适当，以免受伤或对胎宝宝产生不良影响。

准妈妈运动要注意的问题

1. 掌握运动量。一般来说，准妈妈在运动时，体温不要超过38℃，时间以30~40分钟为宜。准妈妈运动时心率不能过快。运动中准妈妈如果出现眩晕、恶心或疲劳等情况，应立即停止运动。

2. 运动前和运动时要喝足够的水，运动中要注意多停顿休息。

3. 运动时应穿着宽松的服装，如果下水游泳，应穿专门为准妈妈设计的游泳衣。

4. 运动前后一定要进行热身和放松活动，尤其要注意活动韧带部位。

5. 不要在太热或太潮湿的环境里活动。最好在空气清新、绿树成荫的场所锻炼，这对准妈妈和胎宝宝的身心健康均有裨益。

6. 怀孕超过4个月后应避免仰卧姿势的运动，因为胎宝宝的重量会影响准妈妈的血液循环。

7. 运动时如何从仰卧到站立有讲究：应先侧卧，然后用一只手的肘部和另一只手支撑身体，慢慢转成坐姿后再站起。

贴心小提示

不少准妈妈孕前在健身房锻炼身体，怀孕后也还保持去健身房的习惯，其实，准妈妈怀孕后最好不要去健身房。大部分健身房的采光与通风都不太好，走进去会有一种憋闷的感觉，而且空气也不好，人多且乱，墙板、地板与健身器也散发出一种令人不舒服的味道。准妈妈如果在健身房里待得时间太长就会觉得缺氧，而且健身房杂乱的环境也不适合准妈妈。

准妈妈做瑜伽要注意什么问题

准妈妈合理地练习瑜伽可以增强体力和肌肉张力，增强身体的平衡感，提高整个肌肉组织的柔韧度和灵活度；可以刺激控制荷尔蒙分泌的腺体，加速血液循环，还能够很好地控制呼吸；可以起到按摩内部器官的作用，有益于改善睡眠，让人健康舒适；可以帮助准妈妈进行自我调控，使身心合而为一，养成积极健康的生活态度。但是准妈妈练习瑜伽要注意一些问题。

哪些准妈妈不宜练习瑜伽

1. 如果准妈妈孕前就一直坚持练习瑜伽，孕早期就可以进行较简单的瑜伽练习；如果准妈妈此前从未练习过瑜伽、不常做锻炼或曾经流产过，那么必须到孕中期才能开始练习瑜伽。

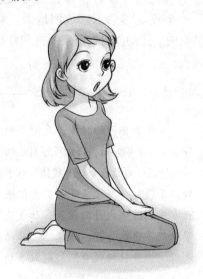

2 有心脏病或是哮喘的准妈妈不宜练习瑜伽。因为患有哮喘的病人是没有办法合理调息的，而对于心脏病患者，老师因无法随时准确掌握练习者的心跳频率而没有办法给予准确的指导。

准妈妈做瑜伽要注意什么问题

◎ 准妈妈必须在专业瑜伽教练的指导下进行瑜伽练习，不宜在家中自己随意练习。

◎ 环境要相对安静，空气一定要相对流通，音乐舒缓，心绪安静。

◎ 练习所有姿势时要量力而行，不要勉强。

◎ 在练习瑜伽前、后30分钟内不可以进食、进水。

🔻 孕早期可以做哪些瑜伽动作

准妈妈应根据怀孕时期的不同，练习不同的瑜伽动作。怀孕头3个月，宝宝还不很稳定，因此准妈妈不适合做很多的腹部运动，但可以做腿部和手臂的运动。在做瑜伽前最好先咨询医生，确认自己的身体情况是否适合练习瑜伽。

蝶式

1 上身直立坐，两脚脚板相对靠拢，两脚跟尽量靠近会阴部位。

2 抬升胸骨并放松肩部，两膝如蝴蝶拍动翅膀一样上下运动，向下运动时两膝尽量靠近地面。

如要加强髋部肌肉的拉伸，则上身向前舒展，头朝前方，但不要弯曲

--- ❀ 贴心小提示 ❀ ---

瑜伽的练习因人而异，必须与人的身体状况协调。准妈妈可以在专业孕妇瑜伽教练的指导下练习不同的瑜伽姿势，但必须以个人的需要和舒适度为准，练习时如有不适感，可以改用更适合自己的练习姿势。

脊椎。这是练习骨盆抬升的一个很好的姿势。

桥式

1 准妈妈平躺于地面上，两腿弯曲，脚跟尽量靠近臀部，双脚稍分开并相互平行。

2 手臂放在身体两侧紧贴臀部，手心朝下。

3 先做一次预备呼吸，吸气，呼气，再吸气时收紧臀部，抬起骨盆，并慢慢向上抬起臀部，脊柱缓慢离开地面。每次抬起一段脊柱，直到臀部抬到最高的位置。

准妈妈做此动作时下颌不要朝上，以免对颈椎造成压力。

婴儿式

1 仰卧，双膝屈于胸前，保持弯曲，向上举起双脚，小腿与地面垂直。

2 双手握住两脚外侧边缘，两腿膝盖靠近腋窝，尾椎骨贴紧地面。

3 保持这个姿势，以感觉舒适为限度，然后双脚放回地面，双膝弯曲。此动作可以舒展髋部和骨盆部位。

❧❧ 贴心小提示 ❧❧

准妈妈练习的时候，先做正确呼吸法。平躺好后，仔细观察自己的呼吸情况，看是否平稳有规律。双手轻放于腹部，鼻子吸气并有意识地让空气到达体内丹田位置，让气流带动两手自然分开，注意不要移动手臂，而是让呼吸自然引起双手相互分离，进行10次有控制的深呼吸。

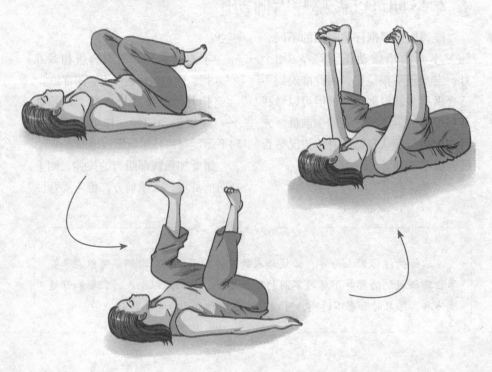

成功胎教与情绪调节

❤ 准妈妈的作息会影响到胎宝宝吗

经常会有人说，自己的宝宝难带，晚上不睡，特别精神，害得大人得熬夜陪宝宝，到了白天却呼呼大睡；而有的妈妈则骄傲地说，自己的宝宝生下来就比较乖，到点就睡觉。其实这些都跟孕期妈妈自己的生活习惯有关。

准妈妈的作息对宝宝的影响

胎宝宝跟妈妈是息息相关的，有良好的生活习惯，遵守一定的作息规律的准妈妈所生的宝宝，往往有正常的作息规律；那些晚上不睡的宝宝，他们的妈妈多半怀孕时期也有熬夜不睡、白天不起的习惯。这就是胎教的一个神奇的作用。若想让宝宝生下来就有个好的习惯，那么就从自己的孕期开始吧。准妈妈一定要起居有常、生活规律，腹中的胎宝宝自然也容易跟随妈妈的身体状况而有良好的作息。

准妈妈的作息时间表

	时间	活动
上午	07:30	起床，喝一杯清水
	07:40—08:30	洗脸，刷牙，吃早餐，散散步
	08:30—09:00	跟宝宝说说话
	10:00—11:00	听胎教音乐，看书，想想关于宝宝未来的一切
	11:00	吃点水果
	12:00	午饭
下午	13:00—14:30	午休
	14:30—15:30	听胎教音乐，看书
	16:00—18:00	喝杯酸奶
	18:00—19:00	晚饭

续表

	19:30—20:00	散步
晚上	20:00—21:30	看电视，聊天
	21:30—22:00	写日记，洗漱，准备睡觉
	22:00	睡觉

如何消除不切实际的致畸幻想

所谓"致畸幻想"，是准妈妈由于过度紧张、忧虑而草木皆兵，生出某些对胎宝宝不切实际的负面设想——担心宝宝生下来兔唇、斜颈或长6根手指，以及种种宝宝不健康的病症。

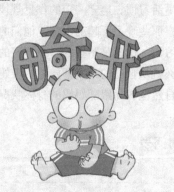

如何消除"致畸幻想"

1 不带给准妈妈不良信息。准妈妈一般都很敏感，在关于宝宝的问题上，很多准妈妈神经是相当脆弱的。一旦听到谁的胎宝宝不好，哪个孕妇出了什么事之类的信息，很容易跟自己联系起来，导致情绪低落，而且常常会做无谓的担心，甚至焦虑成病。因此，亲人和朋友不要在准妈妈面前提起这些关于孕产的不良信息。

2 避免让准妈妈孤单。让准妈妈处在一个和谐的人际关系中，天天如沐春风，尽量减少让准妈妈独处的机会，转移注意力。

3 培养兴趣爱好。越是"闲而生愁"的准妈妈，"致畸幻想"越是频繁和强烈。因此，准妈妈要让自己变得忙碌一点，冲淡这种担忧。准妈妈可以给自己准备一些休闲活动，培养一些良好的爱好，当精神注意力有所转移，就不会疑神疑鬼了。

4 相信科学。如果准妈妈在孕前进行了优生咨询和体检，确认没有致畸因素的威胁，完全没有必要担心胎宝宝的健康问题。没有进行孕前检查的，孕期也可以去医院做相关的咨询，以帮助准妈妈缓解这些不必要的忧虑。

贴心小提示

准父母一起玩些不妨碍健康的小游戏，也有助于准妈妈的心理调适。像脑筋急转弯、猜谜语、扑克牌游戏、五子棋等，都可以让准妈妈从不良情绪上转移注意力。

胎教中的哼歌谐振法怎么做

准妈妈在宁静的心态下，用柔和的声调唱轻松的歌曲，同时想象胎宝宝正在静听，从而达到爱子心音的谐振，称为哼歌谐振法。准妈妈只要有时间，就可以哼唱几首儿歌或轻松欢快的曲子，让胎宝宝不断地听到准妈妈的宜人歌声。这样既传递了爱的信息，又有意识地播下艺术的种子。

准妈妈哼歌要注意的问题

1. 哼歌时，声音不宜太大，以小声说话的音量为标准；不能大声地高唱，以免影响胎宝宝。

2. 尽量选唱一些简单、轻快愉悦的歌曲。

3. 哼歌的时候尽量使声音往上腭部集中，把字咬清楚，唱得甜甜的，宝宝一定会十分欢迎的。

适合准妈妈选唱的歌曲

1. 《小燕子》：边唱边联想燕子飞舞的动作，亦可说唱结合，用童话般的语言，把春天的景象描述给胎宝宝听。

2. 《早操歌》：早晨散步时，随着春、夏、秋、冬四季的变化，把大自然的美好景色告诉给胎宝宝，鼓励胎宝宝在子宫中健康发育，出生后立志成才。

3. 《小宝宝快睡觉》：一首催眠曲，共同入梦乡。如果准妈妈自己会演奏乐器，也不失为哼歌谐振的好办法。

> **贴心小提示**
>
> 胎宝宝不愿意听尖、细、高调的音乐，喜欢较低沉、委婉的声音。过强的音乐也会导致胎宝宝的组织细胞损伤，准妈妈不要唱这类的流行音乐。

如何培养好性格的胎宝宝

许多研究表明，准妈妈的精神状态、情感、行为、意识可以引起体内激素分泌异常，影响到胎宝宝的性格形成。性格是宝宝心理发展的一个重要组成部分，因此，在怀孕期注重胎宝宝性格方面的培养非常必要。

调整准妈妈情绪

怀孕期间，准妈妈的心情好坏，是决定宝宝性格好不好的一个至关重要的因素。随着宝宝的一天天长大，宝宝和妈妈的心灵感应也会日渐明显，如果妈妈的心情好，宝宝自然也会安

> **贴心小提示**
>
> 准妈妈应该时时刻刻注意自己的情绪，即便是遇到特别让人生气的事，也要懂得随时调整自己的心态，尽量排除不良情绪，让自己尽快恢复平静。

静愉快；如果妈妈的心情乱糟糟，那么宝宝也会躁动不安、缺乏耐性。

在胎教期间，建议准妈妈经常观看喜剧电影和喜剧书籍，做自己喜欢做的事，多吃水果和蔬菜，减少工作量，有烦恼时常找朋友倾诉，这可以帮助准妈妈调节情绪，忘掉不愉快的事。同时大声笑也有助于舒缓神经。

对胎宝宝进行合理的胎教

1 抚摸胎教给宝宝以安全感。由于宝宝在腹中可通过触觉来接收外部的信息，所以准妈妈如果能够经常抚摸腹部，并在这个过程中，配以语言交流，则可以让宝宝感到愉快舒服，并有一种安全感，从而使他的情绪得到安抚。经常接受抚摸胎教的宝宝出生后都非常乖巧。

2 音乐胎教陶冶宝宝高尚情操。音乐胎教包括收听音乐和父母自己唱歌两种方式。这两种方式均有助于宝宝的性格培养，也有利于孩子的智力发育。

情绪胎教——微笑 ☆☆★☆★☆★☆★☆★☆★☆

微笑是妈妈给予宝宝最好的胎教。准妈妈愉悦的情绪可促使大脑皮层兴奋，使血压、脉搏、呼吸、消化液的分泌均处于平稳、协调状态，有利于准妈妈的身心健康，可改善胎盘供血量，促进腹中胎宝宝健康发育。

微笑是准妈妈的一种心理保健，在遇到烦心事的时候，控制各种过激情绪，提醒自己：腹中的胎宝宝虽然看不见准妈妈的表情，却能感受到准妈妈的喜怒哀乐，然后微笑地去面对，始终保持开朗、乐观的心情。准爸爸也应该在精神上给准妈妈以安慰。

每天清晨，准妈妈可以对着镜子，先给自己一个微笑，可以让准妈妈这一天都充满朝气与活力，还可以把这种美好的情绪传达给胎宝宝。

不仅准妈妈要常常微笑，准爸爸也要常常微笑，因为准爸爸的情绪常常影响着准妈妈的情绪；准妈妈快乐，这种良好的心态会传递给腹中的胎宝宝，让胎宝宝也快乐。胎宝宝接受了这种良好的影响，会在生理、心理各方面健康发育。

∽ 贴心小提示 ∽

准妈妈切忌大悲大怒，更不要吵骂争斗。孕期头3个月，正是胎宝宝各器官形成的重要时期，如果准妈妈受到惊吓、恐惧、忧伤、悲愤等严重刺激，或其他原因造成的精神过度紧张，会引起流产或者胎宝宝畸形等不良后果。

🌑 如何借助阅读优化宝宝神经

准妈妈通过阅读书籍，可以使思维敏捷，并产生丰富的联想，从而产生一种神经递质，在传递给胎宝宝的过程中，为胎宝宝脑神经细胞的发育创造一个与母体相似的神经递质环境，使胎宝宝的神经向着优化方向发展。

适合准妈妈阅读的书籍

从胎教的角度出发，孕妇宜选择阅读一些趣味高雅、给人以知识的启迪、使人精神振奋、有益于身心健康的书籍。因为读一本好书、看一篇好的文章，无异于在精神上获得一次美的净化，使人心情开朗、精神振奋、耳目一新。同时，这种情绪对腹中的胎宝宝也起到潜移默化的渗透作用。准妈妈的阅读内容宜选择那些名人的传记、名言，优美的抒情散文，著名的诗歌、游记，有趣的童话故事，艺术价值高的美术作品，以及有关胎教、家教、育婴知识的书刊杂志，从中获得知识和力量。

不适合准妈妈阅读的书籍

一些单纯为了吊人胃口的庸俗小报，惊险离奇的凶杀、武打读物，这些书里充满了打斗、杀戮，像是精神上的噪声，会使准妈妈长期处在不良的精神状况中，对宝宝的发育极为不利。

❧ 贴心小提示 ❧

听音乐、看书、读诗、旅游或欣赏美术作品等，这些活动有利于调节情绪，增进健康，陶冶准妈妈的情操，对胎宝宝是非常有益的。

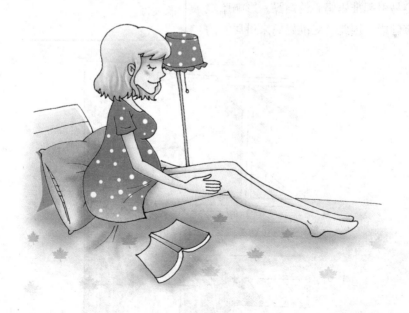

🌰 环境色彩与胎教有什么关系

一般说来，红色使人激动、兴奋，能鼓舞人的斗志；黄色明快、灿烂，使人感到温暖；绿色清新、宁静，给人以希望；蓝色给人的感觉是明静、凉爽；白色显得干净、明快；粉红和嫩绿则预示着春天，使人充满活力。

因此可以在胎教中让准妈妈处于某些特殊的色彩环境里，来刺激准妈妈体内的激素发生变化，从而取得较好的胎教效果。

准妈妈如何布置环境色彩

1 家是准妈妈实施胎教的主要环境，因此居室的色彩设计就必须着重考虑。总的指导思想为：安静、幽雅、舒适、整洁。准妈妈在妊娠早期妊娠反应比较严重，造成准妈妈食欲不振、全身乏力，这个时期也容易引起准妈妈心情烦躁，影响胎宝宝健康。因此，对准妈妈来讲居室的主色调应该选择冷色调，如浅蓝色、淡绿色等。在主色调的背景上，不妨布置一些暖色调，如黄色、粉红色等。

2 如果准妈妈是在紧张、安静、技术要求高、神经经常保持警觉状态的环境中工作，那么家中不妨用粉红色、橘黄色、黄褐色来装饰。这些颜色都会给人一种健康、活泼、鲜艳、悦目、充满希望的感觉。

❧ 贴心小提示 ❧

准妈妈在布置居室、选购日常生活用品时，可有意识地选择让自己感觉舒适的颜色。建议准妈妈不要过多接触红色、黑色、紫色等刺激性较强的色彩，以免产生烦躁、恐惧等不良心理，影响胎宝宝的生长发育。

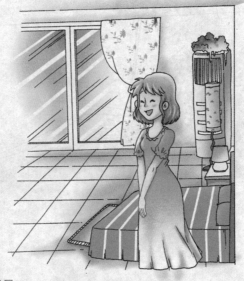

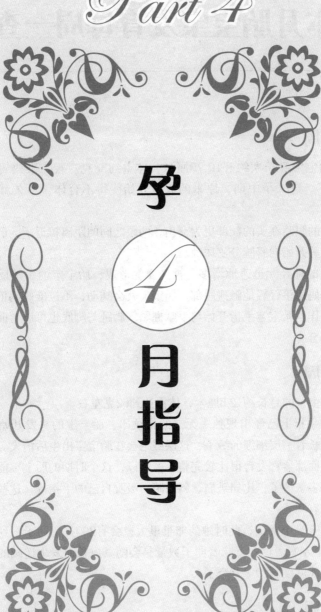

Part 4

孕 ④ 月指导

本月胎宝宝发育每周一查

第13周

现在胎宝宝身长大约有10.75厘米，体重约38克。现在准妈妈可以感到腹部变大了。进入孕中期，原来的衣服开始变得不合体，不久就需要穿孕妇装了。

胎宝宝的眼睛在头的额部更为突出，两眼之间的距离拉近了，肝脏开始制造胆汁，肾脏开始向膀胱分泌尿液。

胎宝宝的神经元迅速地增多，神经突触形成，胎宝宝的条件反射能力加强，当准妈妈用手轻轻地触碰腹部，胎宝宝就会蠕动，不过准妈妈依然无法感觉到他的动作。胎宝宝手指开始与手掌握紧，脚趾与脚底也可以弯曲，眼睑仍然紧紧地闭合。

第14周

本周胎宝宝的身长约12.5厘米，体重达到62克左右。

胎宝宝手指上已经出现独一无二的指纹印。胎宝宝的头发开始迅速地生长，皮肤上长着一层细细的绒毛，这层绒毛会在胎宝宝出生后消失。

胎宝宝面部器官发育得比较完整了，所以，这个时期的胎宝宝能在妈妈的肚子里做许多事情了，比如皱眉、斜眼睛、吸吮自己的手指等，这些对他大脑的成长都很有利。

若胎宝宝是个女孩，此时她的卵巢里大概会有200万个卵子，到出生时则仅存100万个左右。这就意味着卵子数量是会随其成长而发生递减的，持续到17岁时，可能就仅剩20多万个了。

第15周

胎宝宝在这一周的生长速度很快，远远地超过了前几周，他的身长约14.25厘米，体重约68克。在随后的几周里，胎宝宝的身长和体重还会迅猛地增长，会是现在的一倍甚至更多。

胎宝宝此时腿长超过了胳膊，手的指甲也完全形成了，并且指部的关节可以运动了。胎宝宝最大的变化就是会在妈妈的子宫里打嗝了，这其实是开始呼吸的征兆，不过由于此时气管里充溢的是流动的液体而不是空气，所以准妈妈听不到这个声音。

第16周

这周末的胎宝宝身长大概达到了16厘米，体重约110克。

现在，胎宝宝腿的长度已经超过了胳膊，手指甲完整地形成了，指关节也开始运动。胎宝宝的生殖器官已经形成，用B超可以分辨出胎宝宝的性别了，一般来讲男孩和女孩各占一半，男孩略多些。准妈妈一定想知道是男孩还是女孩了，但一般情况下，国内的性别检查只用于判断某些通过性别遗传的疾病检测。

在16周~20周，准妈妈可以感到明显的胎动。胎动时会有喝了饮料后胃肠蠕动的感觉，有的时候也会有些许的触痛感，这都是正常反应，不用担心。

如果准妈妈已经有过怀孕史，会感到胎动的时间比以前提前了。准妈妈应该注意记录下第一次胎动的时间，下次去医院做检查时告诉医生。

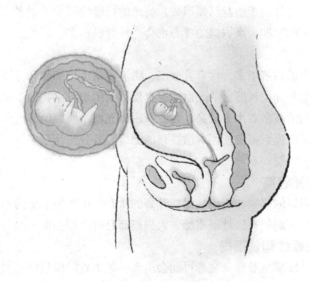

母体变化与保健

❀ 准妈妈身体有哪些微妙变化

腹部开始隆起

这一个月子宫已经像婴儿的头部一般大小，准妈妈的下腹部开始隆起，原来的裤子或裙子可能会穿着有些紧了，要开始换穿孕妇装了。

乳房明显增大

准妈妈的乳房在这一个月明显增大，而且乳晕的颜色变得更加深了。除此之外，有的准妈妈的乳头还能挤出乳汁来，看上去就好像是刚刚分娩后分泌的初乳。

早孕反应逐渐消失

早孕反应会逐渐消失，痛苦的早孕反应逐渐减轻，进入安定期。子宫长到新生儿头的大小，因为到了骨盆上方，尿频和便秘症状也有所缓解，准妈妈食欲开始增加。并且由于胎盘已经形成，流产的可能性减少了很多，可以说是进入了相对安定的时期，准妈妈的身心也会变得舒畅很多。

白带增多

准妈妈阴道白带增多，含有乳酸菌、阴道脱落上皮细胞和白细胞等。孕妈妈体内的雌激素和生殖器官的充血情况直接影响阴道分泌物的多少。由于怀孕时准妈妈体内的雌激素水平较高，盆腔及阴道充血，所以白带增多是非常正常的现象。这时应注意避免使用刺激性强的肥皂。若分泌物量多且有颜色，性状有异常，应去医院检查。

基础体温依然较高

这时准妈妈的基础体温仍然保持升高的状态。由于胎宝宝的不断成长，子宫逐渐增大，准妈妈有腰部沉重感，大腿根部有时出现抽搐。

可能出现妊娠纹和黄褐斑

准妈妈的腹部从肚脐到耻骨可能会出现一条垂直的黑色妊娠纹，脸上也可能会出现黄褐斑，这是怀孕的特征，一般在分娩结束后就会逐渐变淡或消失。

🌿 准妈妈第二次产检的内容

在怀孕第4个月，准妈妈应该去医院做第二次产前检查。进行全面而系统的产前检查，有助于了解准妈妈的健康状况及胎宝宝的生长发育状况，保障准妈妈和胎宝宝的健康和安全。

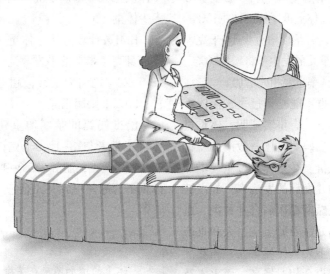

第二次产检的内容

测量体重、腹围	测量体重是为了查对准妈妈的体重增加是否属于正常范围之内。因为体重的异常增加，有可能是妊娠期高血压疾病。测量腹围、子宫底，是为了查看宝宝是否在顺利成长。根据怀孕周数，腹围过大时，可能是双胞胎或羊水过多症等
尿常规	检查准妈妈尿中的糖和蛋白质的含量，检查的结果有助于糖尿病和妊娠期高血压疾病的早期发现与治疗。在检查的当天，准妈妈要注意进餐的时间，不要把检查安排在饭后很短的时间之内。因为人刚吃完饭的时候，尿里容易出现糖分，这时做尿常规化验容易得出错误的结论，误导医生做出错误的诊断。准妈妈应该在饭后至少两小时之后再进行尿常规化验
测量血压	检查准妈妈有无高血压、低血压。如血压升高，有妊娠期高血压疾病的危险，医生会采取措施以及时防治妊娠期高血压疾病
第一次超声波畸形筛查	在孕11～14周内进行胎儿早期超声筛查，除了可以检出无脑儿等致死性畸形外，还可以通过检测胎儿颈项透明层厚度，早期评估胎宝宝染色体异常的患病风险，并可以确定孕龄，为评估胎宝宝生长提供依据

准妈妈孕期增重多少合适

怀孕后，准妈妈由于生理上的需要，必须适当增加营养，孕期营养不良，体重增加不够不利于胎宝宝健康。例如孕前体重低于标准体重15%的低体重女性，若孕期增重少于9千克，她分娩低体重儿的发生率将增加50%，新生儿的死亡率也要相应增加。

准妈妈也不能吃得过多，使体重无限制地增加。有事实证明，体重过重的孕妇，当妈妈时比一般产妇要付出更大的代价。孕妇体重过重会增加许多危险的并发症的发病率，如慢性高血压、妊娠期糖尿病合并肾炎、血栓症、过期妊娠及胎宝宝过大和难产等，甚至产下先天性异常儿；当然剖宫产的比率也会相对增高，而手术及麻醉的困难度、麻醉后的并发症及手术后的伤口复原都是问题，尤其是高血压患者在生产前后可能发生心脏衰竭，会威胁到生命。

孕期体重增加多少才合理

孕期体重的增加并非千篇一律，毕竟每个准妈妈孕前的体质是各不相同的。科学的方法是根据孕前BMI（体质指数）来确定准妈妈应该增加多少体重。

BMI数计算方法：体重（千克）除以身高（米）的平方。这一数值在18.5~24.9之间为正常，超过25为超重，30以上则属肥胖。

给准妈妈的孕期增重建议是：体重正常者11.3~15.8千克；超重者6.8~11.3千克；肥胖者5.0~9.0千克；体重不达标者12.7~18.1千克。

> **贴心小提示**
>
> 体重的增加不应在某个阶段突飞猛进，而应该均匀增长。体重增加过快，势必会加重心血管系统的负担，妊娠期高血压疾病、妊娠期糖尿病、流产、难产、死胎的发生率也会增高。

准妈妈控制体重应采取哪些措施

准妈妈如果能够聪明有效地控制体重，对准妈妈和胎宝宝的健康大有好处，而且还有助于产后身材恢复。

准妈妈如何控制体重

1 常称体重。当体重增加过快时要控制饮食，例如用多吃蔬菜、水果等低热能的食品代替一部分主食，力争不要使每周体重增加量超过0.4千克。

2 饮食一定要有规律，尽量少吃零食和夜宵，特别是就寝前两小时左右别吃东西。吃饭要细嚼慢咽，切忌狼吞虎咽。

3 少吃甜食及饮用富含糖类的饮料，饮食中应加一些低能量而有饱腹感的食品，如山芋、土豆等。

4 适当减少主食，多吃蔬菜和水果。瓜果中能量少，含有多种维生素；瓜菜中的纤维素还能缓解或消除便秘现象，对减少热量吸收也很有利。那种怀孕后猛吃主食的做法不可取，因主食热量大，容易使人发胖。

5 避免用大盘子盛装食物。准妈妈面对一大盘子美味的诱惑可能会失去控制力，因此可以用小盘子盛装或者实行分餐制。

> ❧ 贴心小提示 ❧
>
> 怀孕初期体重增加很多的准妈妈，不宜急速减轻体重，应请教医师、营养师，制订适当的减肥计划。

6 烹饪应遵循少煎、炸，多蒸、煮的原则。

7 注意身体锻炼。适当锻炼身体，可以减少准妈妈本身的体重，不会影响胎宝宝的生长。

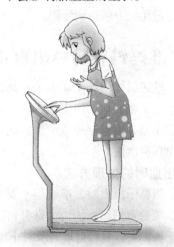

🔥 牙龈容易出血，是妊娠期牙龈炎吗

在体内大量雌激素的影响下，从怀孕的第3个月起，准妈妈的口腔可能会出现一些变化，如牙龈充血、水肿及牙龈乳头肥大增生，触之极易出血，医学上称此为妊娠期牙龈炎。

妊娠期牙龈炎发病率为50%，一般在怀孕后2～4个月出现。妊娠期牙龈炎可以通过准妈妈跟胎宝宝之间的血液循环，影响到胎宝宝的健康，甚至关系到以后糖尿病、心脏病的发病，成为心脏病、糖尿病等疾病的导火索，所以此病不容小视。

妊娠期牙龈炎的表现

妊娠期牙龈炎表现为全口牙龈组织，特别是牙间乳头出现明显水肿、颜色暗红、松软，严重的会有出血现象，甚至是产生溃疡，伴有严重的疼痛。

如何防治妊娠牙龈炎

1 准妈妈在孕前一定要去口腔科检查，怀孕后也要定期去专业

> ❧ 贴心小提示 ❧
>
> 准妈妈检查口腔的最佳时期是在怀孕4～6个月的时候，这个时候孕妈妈身体状况比较稳定，活动也不是特别受影响。如果准妈妈发现有口腔疾病的话，尽量在这一阶段治疗。

的牙科医院做检查，向专业的牙医进行咨询，由医生进行指导和必要的治疗。

2 坚持早、晚认真刷牙，餐后漱口，必要的时候还要用牙线清洁牙缝。准妈妈要使用软毛牙刷，刷牙时避免大力触碰到牙龈。

3 准妈妈要注意补充维生素C，以减少牙齿的出血。一旦患上牙龈炎，要选择松软、容易消化的食物，以避免损伤牙龈。

4 保证饮食平衡，营养充足，以增强口腔的抵抗力。

准妈妈容易鼻出血正常吗

准妈妈体内雌激素水平升高，致使血管扩张充血，由于鼻子内部的血管很丰富，血管壁也较薄，因此很容易出现鼻出血。

鼻出血时的处理方法

当鼻子出血时，准妈妈不要太紧张，要稳定情绪，因为大部分情况下鼻出血都可以自行处理，及时止血。

对于鼻出血，最好的办法是压迫止血。因为鼻出血的部位大部分是在鼻中隔的前下方，用手指将鼻翼向中隔处挤压，可使出血部位受到压迫。如果一侧鼻孔出血，就用手指按压另一侧鼻孔的前部，也就是软鼻子处，按压5~10分钟之后再放手。若是两边都在出血，就用两个指头捏住两侧鼻翼，用嘴呼吸。也可以将鼻腔喷液喷到棉球上，将棉球塞入鼻孔帮助止血。

鼻出血时无须仰卧，因为仰卧时血会从咽后壁流入食道及胃，这样就掩盖了鼻出血的真相，误认为已不出血，实际上并未真正止血。

如何预防鼻出血

1 不要养成挖鼻孔的习惯，以免使鼻黏膜血管受损而出血。

2 如果天气干燥，准妈妈应多吃苹果、梨、西瓜等滋阴的水果，少食辛辣食物，保持大便通畅。

3 对内热较大的鼻出血准妈妈，可在咨询中医师后，适当用些清热凉血的中草药，如栀子、金银花、菊花、黄芩等，泡水喝或煎煮饮用。

贴心小提示

鼻出血止住以后，鼻孔里会有不少凝血块，不要急着把它们弄出来，过一会儿再弄。这时候也要尽可能避免用力打喷嚏以及用力揉鼻子，以免再出血。若是经常流鼻血，或者流鼻血超过20分钟都止不住的话，就要去医院进行诊治了。

妊娠期鼻炎怎么防治

不少准妈妈怀孕后，出现鼻塞、打喷嚏、流涕等症状，就有可能是患了妊娠期鼻炎。据统计，有20%左右的准妈妈在孕期都有可能发生鼻炎。

妊娠期鼻炎是由于怀孕后准妈妈体内的性激素发生改变，雌激素水平增高，引起鼻黏膜的超敏反应。一旦分娩，致病因素消除后，鼻炎会随之痊愈，不留任何后遗症。

如何对付妊娠期鼻炎

1 早晚用冷水洗脸，鼻子吸入冷水后再喷出，如此反复几次，如果鼻炎发作就用盐水洗鼻。如果鼻塞可以在睡觉时将头部稍稍垫高一些。若是只能用嘴呼吸，可以戴上口罩，减少刺激。

2 症状比较严重时，可在医生指导下适当用药。如果效果不明显，可在清除鼻腔分泌物后，用鼻腔喷雾剂以减轻局部充血。

如何预防妊娠期鼻炎

1 孕期多吃维生素C、维生素E含量丰富的食物，如西红柿、橙子、豆类等，能够增强血管弹性，改善鼻腔黏膜的血流。生冷、刺激的食物不要吃。

2 保持室内清洁卫生，经常开窗透气，勤洗头、洗澡，床上用品也要经常清洗，避免霉菌的滋生。避免过度刺激的气味，如香烟、蚊香、油漆、清洁剂等。

3 注重鼻腔卫生，积极预防感冒。大风寒冷的天气或者感冒流行期间，尽量不去公共场所，外出时要戴上口罩，以减少干冷空气的刺激，保持口鼻的温暖湿润。

贴心小提示

如果室内空气污浊，不要喷洒空气清新剂，以免刺激鼻子，可以用白醋熏蒸的办法给空气进行消毒。

孕期如何防治缺铁性贫血

孕期，由于血容量的增加，准妈妈对铁的需要量也增加了，同时准妈妈还需贮存相当数量的铁，以备补偿分娩时由于失血造成的损失，以避免产后贫血。而此时，胎宝宝也需要补充并贮存大量的铁，以供出生后6个月之内的消耗。所以，孕期的准妈妈容易因为铁质摄入不足而导致缺铁性贫血。

贫血的危害

缺铁性贫血不仅危害准妈妈自身的健康，还可导致死胎、早产、分娩低体重儿；由于胎宝宝先天铁储备不足，出生后很快就发生营养性贫血。

贫血还会影响胎宝宝脑细胞的发育，使胎宝宝后来的学习能力低下。

如何判断是否贫血

1 由检查判断。孕期的产检中就包含有血红蛋白、血比容的检查，医生会通过检查数据给准妈妈提供建议。

2 由症状判断。少数贫血患者并没有自觉症状，但大部分贫血患者会有疲倦、头晕、心跳加速、心悸、脸色苍白、下眼睑苍白、呼吸短促、指甲苍白等症状出现。

如何防治缺铁性贫血

1 平时注意有选择性地补充富含铁质的食物，如猪肾、猪肝、猪血、牛肾、羊肾、鸡肝、虾子、鸡肫、黄豆、银耳、黑木耳、淡菜、海带、海蜇、芹菜、荸荠等。

2 维生素A对铁的吸收及利用有一定帮助。肝脏中既含有丰富的铁和维生素A，也有较丰富的叶酸，每周吃一次动物肝脏对预防贫血是有好处的。

> **贴心小提示**
>
> 对于中度以上贫血的准妈妈，可在医生指导下口服铁剂治疗，如硫酸亚铁、葡萄糖酸亚铁、富马酸亚铁及维血冲剂等。

❧ 准妈妈如何使用补铁剂

如果准妈妈贫血比较严重，就需要在专业医生的指导下服用补铁剂了。准妈妈服用补铁剂，要注意以下问题：

1 准妈妈需要去医院验血，如果验血结果表明有贫血症状，最好由专业医师来开补铁剂，确定每天的补铁剂量。

2 注意选择易吸收的补铁剂。建议准妈妈选择硫酸亚铁、碳酸亚铁、富马酸亚铁、葡萄糖酸亚铁，这些铁剂属二价铁，容易被人体吸收。

3 准妈妈补铁量特别大时，可能会导致胃肠不舒服，通常还容易引起便秘，而便秘本来就是一个困扰许多准妈妈的问题。如果补铁带来的这些副作用一直存在，那么就一定要去看医生了。

4 补铁剂服用过量的话容易导致铁中毒。铁作为金属物质，轻度的中毒会造成恶心；严重的会在一些重要的脏器中沉淀，造成脏器的器质性病变。补铁剂不属于处方药，准妈妈用药一定要在医生指导下使用。

5 维生素C可以促进铁的吸收。准妈妈可以在服用补铁剂时，

> **贴心小提示**
>
> 如果在刚开始补铁的时候，大便发黑了，准妈妈不必担心，这是正常的副作用。补铁剂一定要放在小孩拿不到的地方，以免小孩误食。

补充一些富含维生素C的食品或饮品，这能促进身体对铁的吸收，增强补铁效果。富含维生素C的食品有橙汁、西红柿汁、草莓、青椒、柚子等。

6 铁剂对胃肠道有刺激作用，常引起恶心、呕吐、腹痛等，在饭后服用为宜。反应严重者可停服数天后，再由小剂量开始，直至所需剂量。若仍不能耐受，可改用注射剂。

准妈妈如何安全选用抗生素

对准妈妈来说，抗生素一般分以下几种类型：一是可用药物，对胎宝宝无损害或损害甚微；二是慎用药物，对胎宝宝有损害，但必须用时可短疗程、小剂量使用；三是禁用药物，对胎宝宝损害严重，绝对不能使用。

准妈妈可用与不可用的药物

可用药物	青霉素类药物	如青霉素、氨苄西林、阿莫西林、氧哌嗪青霉素、美洛西林等，这类药物未见对胎儿有危害，可以在医师观察下使用，美国食品和药物管理局将此类药物列为B级
	头孢菌素类药物	如头孢氨苄、头孢唑啉、头孢拉定等，能抑制细菌细胞壁合成而起到杀菌作用，必要时，在医师指导下服用
慎用药物	大环内酯类药物	如红霉素、白霉素、林可霉素、严迪、罗红霉素等，毒性小，也可用于孕妇，不过，由于20%的用药者可发生腹泻，因此使用时应慎重
	氨基甙类药物	包括链霉素、卡那霉素、庆大霉素、丁胺卡那霉素，因对胎宝宝肾功能及听力有损害，应该慎用。
	喹诺酮类药物	如吡哌酸、氟哌酸、氟啶酸、氟嗪酸等，可能引起关节发育受损，应用时须谨慎
禁用药物	四环素类抗生素	如四环素、土霉素、强力霉素、甲烯土霉素等，容易经胎盘进入胎宝宝体内，孕早期可致胎宝宝畸形，四肢发育不良及小肢畸形；孕中期可致牙蕾发育不良
	磺胺类药	如复方新诺明(SMZ)，易透过胎盘进入胎体，与胎宝宝血中的胆红素竞争血浆蛋白结合部位，使血中游离胆红素增高，易引起核黄疸，故孕妇禁用
	甲硝唑	容易通过胎盘进入胎宝宝体内，尤其是妊娠头3个月、组织器官形成时期更是危险，故孕妇禁用

🔖 准妈妈需禁用或慎用的中药有哪些（一）

有些准妈妈知道滥服西药可能会引起流产或导致胎宝宝畸形，所以她们一旦身体不适，往往就求助于中药，认为中药很安全。事实上有些中药或中药制剂的毒性也很大，会危害胎宝宝的健康发育。

准妈妈应禁用或者慎用的中药

药物类型	药物名称	禁用或慎用原因
滑利攻下药物	滑石、木通、牵牛子、冬葵子、薏苡仁（根）、巴豆、芫花、大戟、甘遂等	多有通气、利尿、下泻的作用，可通过刺激肠道及消化系统，兴奋子宫并引起反射性的收缩，使胎儿着床不稳而引起流产、早产
活血化瘀药物	桃仁、红花、枳实、蒲黄、益母草、当归、三棱、水蛭、虻虫、穿山甲、乳香、没药等	可使孕妇血液循环加快，具有刺激子宫，反射性引起子宫强烈收缩的作用，可导致胎儿宫内缺血缺氧，使胎宝宝发育不良及产生各种畸形，甚至引起流产、早产和死胎
芳香走窜药物	如丁香、降香、麝香等	可通过神经系统引起子宫收缩，也容易导致胎儿早产或流产。不少人工流产或引产药物中，麝香均为其中的主要成分之一
大毒大热药物	生南星、朱砂、雄黄、大戟、附子、商陆、斑蝥、蜈蚣、砒石等	本身就是具有一定毒性的药物，容易导致胎儿早产或流产

※ 贴心小提示 ※

准妈妈服用中药必须采取谨慎的态度，除非因治病所必需，否则应尽可能不用，尤其是在孕早期（妊娠期头三个月）更应谨慎。此外，即使是治疗疾病也应尽量避免长期服用中药。

准妈妈需禁用或慎用的中成药有哪些（二）

准妈妈应禁用或者慎用的中成药

药物类型	药物名称	禁用或慎用原因
具有活血祛瘀、理血通络、止血等功能的中成药	七厘散、小金丹、虎杖片、脑血栓宁、云南白药、三七片等	容易导致准妈妈发生流产
具有清热解毒、泻火、燥湿等功效的中成药	六神丸、牛黄解毒片、败毒膏、消炎解毒丸等	在怀孕早期服用可引发胎宝宝畸形，孕后期服用则容易导致胎宝宝智力低下等
以祛风、散寒、除湿止痛为主要功效的中成药	虎骨木瓜丸、大小活络丸、天麻丸、虎骨追风酒、华佗再造丸、伤湿去痛膏、抗栓再造丸等	容易引起胎宝宝发育障碍
有润肠通便等作用的中成药	十枣丸、舟车丸、麻仁丸、润肠丸等	有损胎气，容易引起准妈妈流产
有消食导滞、消痞化积作用的中成药	槟榔四消丸、九制大黄丸、清胃和中丸、香砂养胃丸、大山楂丸等	这些中成药都具有活血、行气、攻下之效，容易导致准妈妈流产
具有疏畅气机、降气行气之功效的中成药	木香顺气丸、气滞胃痛冲剂、开胸顺气丸、十香止痛丸等	准妈妈服用容易导致堕胎
具有开窍醒脑功效的中成药	冠心苏合丸、苏冰滴丸、安宫牛黄丸、行军散等	因含有麝香，准妈妈服用容易导致堕胎

❧ 贴心小提示 ❧

　　准妈妈如需服用中药，一定要在医生指导下谨慎使用，切不可自作主张滥服中药，以免引起流产或胎儿畸形。

🌑 准妈妈如何判断自己是否缺钙

一般来讲准妈妈缺钙率还是很高的，据统计，有80%的准妈妈可能缺钙。准妈妈是否缺钙可以从以下几个症状进行判断。

准妈妈缺钙的症状

1 小腿抽筋。一般在怀孕5个月时就可出现，往往在夜间容易发生。但是，有些孕妇虽然体内缺钙，却没有表现为小腿抽筋，容易忽视补钙。

2 关节、骨盆疼痛。如果钙摄取不足，为了保证血液中的钙浓度维持在正常范围内，在激素的作用下，准妈妈骨骼中的钙会大量释放出来，从而引起关节、骨盆疼痛等。

3 牙齿松软感。钙是构成人体骨骼和牙齿硬组织的主要元素，缺钙能造成牙齿珐琅质发育异常，抗龋能力降低，硬组织结构疏松。如果准妈妈咀嚼时有牙齿酸软的感觉，甚至出现牙齿松动，可能是缺钙了。

4 妊娠期高血压疾病。缺钙与妊娠期高血压疾病的发生有一定的关系，如果准妈妈正被妊娠期高血压疾病困扰，那么就该警惕自己是否缺钙了。

如果准妈妈发生了以上症状的一种或者几种，应及时求助产科医生，确认是否缺钙，并确定治疗方案。

准妈妈如何选择钙片

◎ 选择由国家卫生部门批准的、品牌好的、信得过的优质补钙产品。

◎ 查看产品的外包装，主要查看生产日期、有效期限及生产批号等。

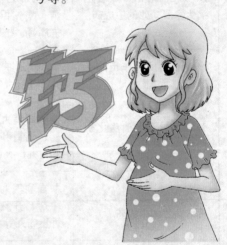

—❦ 贴心小提示 ❦—

在两餐之间服用钙制剂可避免食物中不利因素的影响，有利于钙的吸收利用，而且分次服用钙剂比集中服用的效果更好。

饮食营养跟进

🌢 孕中期需要注意哪些饮食原则

孕中期是胎宝宝迅速发育的时期。这一时期，胎宝宝不仅身高、体重迅速增加，组织器官也在不断地生长发育，同时准妈妈的体重也会快速增加。为了满足胎宝宝的迅速发育以及保证准妈妈营养素存储的需要，这一时期准妈妈要调整饮食，不失时机地补充营养。

增加主食的摄入

孕中期胎宝宝的迅速生长以及母体组织的生长需要大量热能，这均需由摄入主食予以满足。准妈妈应适当增加米饭、馒头等主食的量，同时适当地搭配一些杂粮，如小米、玉米、红薯等。

增加动物性食物的摄入

动物性食物是优质蛋白质的重要来源，也是胎宝宝生长发育的物质基础。素食妈妈可以用豆类以及豆制品来代替动物性食物，因为豆类以及豆制品所提供的蛋白质质量与动物性食品差不多。

多食动物内脏

孕中期，准妈妈对血红素铁、核黄素、叶酸、维生素A等营养素需要量明显增加，为此建议孕中期准妈妈至少每周一次选食一定量的动物内脏。

增加植物油摄入

孕中期胎宝宝机体和大脑发育速度加快，对脂质及必需脂肪酸的需要增加，必须及时补充。因此，孕中期准妈妈应适当增加烹调所用植物油的量，如豆油、花生油、菜油等。此外，孕中期准妈妈还可选择食用些花生仁、核桃仁、葵花子仁、芝麻等油脂含量较高的食物。

贴心小提示

孕中期准妈妈食欲大振，每餐摄食量可有所增加。但随着妊娠进展，子宫进入腹腔可能挤压胃，准妈妈餐后易出现胃部胀满感。对此，准妈妈可适当减少每餐摄入量，做到以舒适为度，同时增加餐次，如每日4～5餐。

怎样搭配食物能提高营养价值

进入孕中期，准妈妈的食欲逐渐好转，这时，不少准妈妈在家人的劝说及全力配合下，开始了大规模的营养补充计划。不仅要把前段时间的营养损失补回来，还要在孕晚期胃口变差之前，把营养储存个够。那么，准妈妈在补充营养的时候怎样搭配食物能提高食物的营养价值呢？

1 谷物与豆类搭配。豆类蛋白质为优质蛋白质，营养价值较高；谷类中蛋白质营养价值较低。豆类与谷类混合食用，可起到"蛋白质互补"的作用。

2 一天内所吃食物的种属越远越好，比如鸡、鱼、猪搭配就比鸡、鸭、鹅或猪、牛、羊搭配要好。

3 注重主食与副食平衡搭配。小米、燕麦、高粱、玉米等杂粮中的矿物质营养丰富，人体不能合成，只能靠从外界摄取，因此不能只吃菜、肉而忽视主食。

4 酸性食物与碱性食物应平衡搭配。酸性食物包括含硫、磷、氯等非金属元素较多的食物，如肉、蛋、禽、鱼虾、米面等；碱性食物主要是含钙、钾、钠、镁等金属元素较多的食物，包括蔬菜、水果、豆类、牛奶、茶叶、菌类等。

5 干稀食物要平衡。只吃干食会影响肠胃吸收，容易形成便秘；而光吃稀的则容易造成维生素缺乏。

6 蔬菜五色搭配。"观菜色，知营养。"绿色、红色、黄色的蔬菜，所含的胡萝卜素、铁、钙等优于浅色蔬菜。浅色蔬菜可用于调剂口味，但菜篮子里要以深色菜为主。

贴心小提示

准妈妈尽量多吃不同种类的食物，每天除了水以外，建议吃30～35种食物（调料种类也包括在内）。蔬菜、肉、粮等不同种类的食物都要吃，让营养素共同发挥作用。

准妈妈吃什么能让宝宝更漂亮

准妈妈都希望自己的宝宝聪明、健康又漂亮，那么从孕育时期就开始准备吧。在怀孕期间如果能有意识地进食某些食物，会对腹中胎宝宝的生长发育起到意想不到的微妙作用，帮助准妈妈生出一个称心如意的漂亮宝宝。

让宝宝肤质细腻

维生素A能保护皮肤上皮细胞，准妈妈如果经常食用富含维生素A的食物，如动物的肝脏、蛋黄、牛奶、胡萝卜、西红柿，以及绿色蔬菜、水果、干果和植物油等，可以令日后宝宝的皮肤细腻、有光泽。

让宝宝拥有光泽油亮的黑发

准妈妈要多吃些含有维生素B族的食物，比如瘦肉、鱼、动物肝脏、牛奶、面包、豆类、鸡蛋、紫菜、核桃、芝麻、玉米以及绿色蔬菜等。这些食物可以使宝宝发质得到改善，不仅浓密、乌黑，而且光泽油亮。

让宝宝更高大

准妈妈要多吃些含维生素D丰富的食物，如虾皮、蛋黄、动物肝脏、蔬菜等。维生素D可以促进骨骼发育，促使人体增高，这种效果尤以作用于胎宝宝最为明显。

让宝宝视力更好

视力不佳或患有近视的父母往往会有这样的忧虑，担心宝宝遗传上他们的眼疾。处在这种情况下的准妈妈应该多吃些富含维生素A的食物，可以保护宝宝的视力。

∞ 贴心小提示 ∞

准妈妈如果怀孕期间多吃些含碘丰富的食物，比如海带等海产品，用以补充胎宝宝对碘的需要，可以促进胎宝宝甲状腺的发育，有利于胎宝宝大脑的良好发育。

♥ 如何保证孕期饮食卫生

进入孕期，饮食卫生对准妈妈的影响也增大，若误食含有害物质的食物，会对胎宝宝产生较大的负面影响，这就要求准妈妈更加注意饮食卫生，保证饮食安全。

养成良好的卫生习惯

1 在准备食物之前和食物制作过程中要洗手，这是防止导致食物中毒的细菌扩散的最好方法之一。如果在准备食物之前没有洗手，细菌可能会从手上传播到食物上。在处理完生的食品之后洗干净手也非常重要，这样就可以避免把生食品上的细菌传播到其他食物上。

2 切生食、熟食、切肉与蔬果的案板和刀具分开，避免交叉感染。

3 蔬菜、水果应充分清洗干净，并用水冲洗干净残留的洗洁精，必要时可以放入清水中浸泡一下，去除表面的农药或者洗洁精残留物质。水果应去皮后再食用，以避免农药污染。

∞ 贴心小提示 ∞

家里的炊具应尽量使用铁制或不锈钢制品，避免使用铝制品及彩色搪瓷制品，以防止铝元素、铅元素对人体细胞的伤害。

养成良好的饮食习惯

1 吃完东西后要漱口，尤其是水果。因为有些水果含有多种发酵糖类物质，对牙齿有较强的腐蚀性，食用后若不漱口，口腔中的水果残渣易造成龋齿。

2 未经高温消毒的方便食品如热狗、生鸡蛋、生鱼片等要避免食用，以防止感染李斯特菌、弓形虫。

食品储存方法要得当

1 从超市买的冷冻食品要尽快带回家，并直接放入冰箱。放入冰箱冷藏室的食品要遮盖好。把生食和熟食分开保存：生食在下，熟食在上。

2 冰箱冷藏室和冷冻室要保持适当的温度。冷藏室应在5°C以下，冷冻室应在 - 18°C以下。

❧ 为什么准妈妈不要吃夜宵

吃夜宵对于现在的年轻人来说是很正常的事情。因为睡得比较晚，晚上9点到12点已经开始感觉肚子饿了，所以这也养成了年轻人爱吃夜宵的习惯了。但是不少年轻人在成功"晋升"为准妈妈之后，还保持着吃夜宵的习惯，这到底是好还是坏呢？

吃夜宵影响准妈妈睡眠

依照人体生理变化，夜晚是身体休息的时间，吃夜宵之后，容易增加胃肠道的负担，让胃肠道在夜间无法得到充分的休息。不少准妈妈都容易产生睡眠的问题，如果再吃夜宵，将更加影响准妈妈的睡眠质量。

吃夜宵容易导致准妈妈肥胖

夜间身体的代谢率会下降，热量消耗也最少，因此容易将多余的热量转化为脂肪堆积起来，造成体重过重的问题，导致产后恢复能力变差。如果准妈妈过胖，可能会导致产后恢复能力变差，无法回复到怀孕前的正常体重，而需要产后减重。

不能改掉吃夜宵习惯怎么办

1 控制吃夜宵的时间。吃夜宵的时间与睡眠之间一定要间隔一定的时间，最好在睡觉前2小时就将夜宵吃完。

2 控制吃夜宵的量。夜宵的量一定要小，不能超过全天进食份额的1/5，品种可以多样一点。

3 夜宵最好喝粥。粥中的淀粉能够与水分充分地结合，不但能提供一定的热量，还能提供一定的水分，并且粥营养美味又容易消化，不会给肠胃造成负担，所以是夜宵的首选食物。鱼片粥、猪肝粥、八宝粥都是不错的选择。

孕期常吃反季蔬果好不好

准妈妈最好是吃时令蔬果，因为反季节蔬果是在违反蔬果自然生长规律的条件下栽培出来的，它虽然极大地丰富了我们的餐桌，但是营养远不如时令蔬果。特别是用人工催熟的反季节水果，食用后不但对人体没有任何益处，反而会对人体产生有害影响。

反季蔬果里有有害物质

反季节蔬菜多为大棚蔬菜，由于大棚里通风不好，有害物质很难散发出去，蔬果中的有害物质就会超标。并且为了缩短蔬果的生产周期或者保鲜，种植者常常会给反季节蔬菜施加很多的农药、化肥，甚至是激素、保鲜剂等，而大棚中的温度和湿度较高，不利于农药降解，容易使农药残留在蔬菜上。如果微量农药在体内长期积累，容易对人的肝肾造成损害，引起贫血、脱皮，甚至白血病。另外，大棚菜光照不足，硝酸盐含量较高，食用后会影响人体健康。

反季蔬果营养差

大棚里栽种出来的蔬菜由于光合作用不足，叶绿素、维生素C、糖分含量会大大下降。另外，由于大棚里通风不好，使得蔬菜的叶片表面水分蒸发变少，因此从土壤中吸收的矿物质也会变少，就使得蔬菜的矿物质含量下降。

吃反季节蔬果有违养生规律

长期食用这些含激素的反季节蔬果，对人体有害无益。违背自然生长规律的蔬果，违背了春生夏长秋收冬藏的寒消热长规律，会导致食品寒热不调，气味混乱。

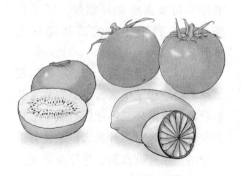

准妈妈吃调味品有什么讲究

有的准妈妈在孕期食欲不佳，靠多食一些调味品如糖精、味精、食盐、香料等来提高食欲，但是不少调味品吃多了对准妈妈和胎宝宝的健康是不利的，准妈妈在选择调味料的时候要慎重。

这些调味品不宜吃

怀孕后吃小茴香、大茴香、花椒、桂皮、辣椒、五香粉等热性香料，以及油炸、炒制的热性食品，容易消耗肠道水分，造成便秘。发生便秘后，孕妇用力排便，令腹压增大，压迫子宫内胎宝宝，易造成胎动不安，甚至可能引发羊水早破、自然流产、早产等不良后果。

这些调味品不宜多吃

1 食盐：食盐量与高血压发病率有一定关系，食盐摄入越多，发病率越高。孕期若过度吃咸食，容易并发妊娠期高血压疾病，严重者可伴有头痛、眼花、胸闷、眩晕等自觉症状。准妈妈每日摄入食盐最多不能超过6克，酱油中含有18%的盐，准妈妈在计算盐的摄入量时要把酱油计算在内。

2 味精：味精的主要成分是谷氨酸钠，血液中的锌与其结合后便从尿中排出。味精摄入过多会消耗大量的锌，不利于胎宝宝神经系统的发育。

3 酱油：准妈妈不必忌食酱油，但酱油中含有防腐剂，准妈妈不宜多食。

准妈妈吃姜、蒜有哪些讲究

鲜生姜中的姜辣素能够刺激胃肠黏膜，令人开胃，使消化液分泌增多，有利于食物的消化和吸收。姜辣素对心脏和血管都有刺激作用，能使心跳及血液循环加快，汗毛孔张开，有利于体内的废物随汗液排泄。

大蒜含有蛋白质、脂肪、糖以及多种矿物质和维生素。准妈妈吃大蒜能促进血液循环，还能促进胎宝宝智力发育。大蒜对多种病毒、细菌有杀灭作用，还有抗真菌、抗原虫作用，有利于准妈妈对抗感冒。

虽然姜蒜的好处颇多，但均属于刺激性食品。准妈妈在整个妊娠期间不宜过多吃刺激性食品，所以对姜、蒜的吃法也有一定的讲究。

准妈妈吃姜要注意什么

1 食量适度。生姜辛温，属于热性食物，多吃容易使准妈妈口干烦渴。

2 准妈妈如生痱子、疖疮、痔疮或患有肾炎、咽炎及上呼吸道有感染时，不宜长时间食用或应禁食生姜，以防病情加重。

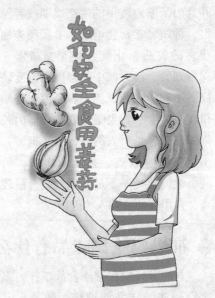

3 生姜红糖水只适用于风寒感冒或淋雨后的畏寒发热，不能用于暑热感冒或风热感冒，并且要注意不可过多饮用，最好咨询医生再服用。

4 不要食用已经腐烂的生姜。腐烂的生姜会产生一种毒性很强的有机物——黄樟素，能损害肝细胞。

准妈妈吃蒜要注意什么

1 吃大蒜不能过量。每天吃生蒜2到3瓣，或熟蒜4到5瓣即可，食用过多可能造成便秘。空腹时最好不吃蒜，否则可能引起急性胃炎。

2 把大蒜捣碎吃最有价值。在大蒜的鳞茎中含有蒜氨酸和蒜酸，这两种成分在鳞茎中各自存在，互不相干。只有把鳞茎捣碎使两者接触，蒜氨酸才能在蒜酸的作用下分解，生成有挥发性的大蒜辣素。

3 阴虚火旺的准妈妈不宜食用。经常有面红、午后低热、口干便秘、烦热等表现的准妈妈不要吃太多大蒜，因为大蒜会让阴虚的状况加剧。

❀ 准妈妈怎样防止食物过敏

过敏体质的准妈妈食用过敏食物后，可能直接危害到胎宝宝的生长发育，或直接损害某些器官，如肺、支气管等，从而导致胎宝宝畸形或罹患疾病。因此，准妈妈学会预防食物过敏十分重要。

如何确定自己属于过敏体质

准妈妈如果不确定自己是否属于过敏体质，可以去医院做相关的食物过敏诊断，如皮肤针刺试验、排除性膳食实验、血清特异性IgE水平测定和食物激发试验。

过敏体质可以通过一定的治疗得到改善。如果准妈妈在孕前就发现了自己的过敏体质，可以去医院进行脱敏治疗，减轻过敏的程度。

如何预防食物过敏

1 以往吃过某些食物发生过过敏现象，在怀孕期间应禁食这些食物。

2 不要吃过去从未吃过的食物或霉变的食物。

3 在食用某些食物后如发生全身发痒，出荨麻疹或心慌、气喘，或腹痛、腹泻等现象，应考虑到食物过敏，要立即停止食用。

4 不吃易过敏的食物。即使怀孕之前不会过敏的食物，在怀孕期间吃也可能会发生过敏，如生吃海产鱼、虾、蟹、贝壳类食物及辛辣刺激性食物。

5 食用异性蛋白类食物（如禽类、蛋类、奶类、鱼类等）一定要注意烧熟煮透。

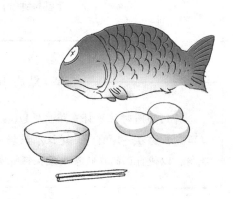

⚫ 准妈妈如何通过食物补充钙质

钙的补充要贯穿于整个孕期。但进入孕中期后，胎宝宝的骨骼和牙齿生长得特别快，是迅速钙化时期，对钙质的需求剧增，因此准妈妈尤其要注意补钙。

中国营养学会建议孕妇和乳母每日应摄入钙质800～1200毫克。这些钙质准妈妈可以从以下食物中摄取。

食物	含钙量	食用原则
牛奶	500毫升牛奶的含钙量是300毫克	牛奶中的钙质很容易被人体吸收，所以，牛奶可以作为日常补钙的主要食品。需要注意的是，牛奶加热时不能搅拌，加热到60℃～70℃就行。另外，其他奶制品如酸奶、奶酪、奶片，也是很好的补钙食品
豆制品	豆类食品的含钙量非常高，500克豆浆里含钙120毫克，150克豆腐的含钙量达到了500毫克	豆腐不要和菠菜同吃，因为菠菜中含有草酸，它能与钙相结合生成草酸钙结合物，降低人体对钙的吸收率
海产品	海带和虾皮都是含钙量很高的海产品，每25克海带含钙达到了300毫克，每25克虾皮含钙更是达到了500毫克	夏天将海带煮熟后凉拌，冬天用海带炖排骨，都是不错的补钙美食
动物骨头	动物骨头80％以上都是钙	动物骨头里含大量的钙质，可是不溶于水，很难被人体吸收，所以在烹煮前要先敲碎它，加醋后用文火慢煮

❧ 贴心小提示 ❧

补钙的同时注意补充维生素D，以促进钙的吸收。准妈妈每日的维生素D需求量为5~10毫克。建议准妈妈多进行户外活动，保证有足够的阳光照射，以使自己的皮肤产生吸收钙所需的维生素D。

哪些食物会影响补钙效果

生活中很多食物都含有钙质的克星，如果在吃高钙食物时又吃了这些食物，补钙效果就会大打折扣。所以，要认清这些钙质克星，补钙的时候避开吃这些食物，补钙的目的才能达到。

类型	代表食物	影响补钙的原因	应对办法
含草酸的食物	菠菜、苋菜、竹笋等蔬菜	不少有涩味的蔬菜里都含有草酸，草酸会在人体的肠道里与钙结合成白色沉淀物——草酸钙，使得人体很难吸收钙质	在吃含钙食物时要避开吃这些蔬菜，如果同时吃，就要将这些蔬菜先在水里焯一下，去掉涩味后再烹制
含植酸的食物	大米、白面、黄豆	大米、白面、黄豆中所含的植酸，也会在肠道中与钙结合，形成无法被人体所吸收的植酸钙，使人体对钙的吸收大大下降	煮饭前要先将大米用适量的温水浸泡一会，让大米中的植酸酶分解掉；面食则要选择发酵的面食，因为面粉在发酵过程中，酵母中所含的植酸酶，也能将大部分的植酸分解
钠	盐	如果摄入含钠的食物过多，肾脏要将多余的钠排出体外。每排出1000毫克的钠，就要损耗26毫克的钙，摄入的钠越多，损失的钙也就越多	准妈妈的饮食应该保持清淡

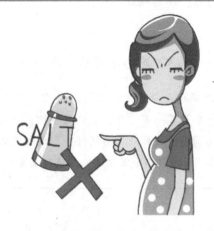

🖤 哪些食物可以防治便秘

进入孕中期之后，准妈妈由于体内的激素水平发生变化，黄体酮分泌增加，使肠道的蠕动减慢；同时，随着子宫的逐渐增大，会慢慢压迫到排便肌肉，这些都会造成准妈妈容易出现便秘的现象。

要想改善孕期便秘的症状，准妈妈可以多吃以下食物：

1 含粗纤维较多的食物：粗纤维经过肠道的消化和吸收，仍有较大部分留存于肠道内，这些纤维一方面可以增加粪便的容量，另一方面刺激肠壁，促进肠蠕动，有利于粪便的排出。这类食物主要包括各种粗粮、蔬菜、水果等，如番薯、小麦、玉米、大豆、竹笋、菠菜、芹菜、茭白等。

2 含有丰富油类的食物：含油丰富的种子类食物有显著的润肠通便的作用，主要有核桃仁、黑芝麻、花生仁、芝麻油等。

3 含蛋白质的食物：充足的蛋白质能给胃肠以动力，使胃肠蠕动有力量，促进肠蠕动。准妈妈可以适当摄入优质的高蛋白质的食物（如瘦牛肉、瘦猪肉、蛋白粉、酸奶等），尤其是富含双歧杆菌等益生菌的酸奶，可改善胃肠内菌群，抑止腐败细菌的繁殖，改善肠内环境。

4 含有大量水分的食物：如黄瓜、西红柿、鸭梨等，这些食物可补充肠道内的水分，提高粪便的含水量，增加其柔软程度，有利于粪便的顺利排出。

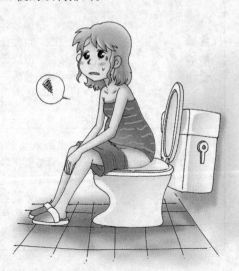

❧ 贴心小提示 ❧

有便秘问题的准妈妈要养成定时排便的习惯，保证每天排便一次。每天早上和每次进餐后最容易有便意，肠蠕动较快，一有便意就要及时如厕。千万不要随便用泻药、蓖麻油、番泻叶等有刺激性的药物，这些药物可能会引起腹部绞痛，容易引起子宫收缩，严重时甚至可导致流产。

日常起居与运动

🌑 如何预防妊娠纹的形成

怀孕超过3个月后，准妈妈的腹部皮肤会出现一些宽窄不同、长短不一的粉红色或紫红色的波浪状花纹。分娩后，这些花纹会逐渐消失，留下白色或银白色的有光泽的疤痕线纹，即妊娠纹。妊娠纹一旦形成，就难以恢复到以前的状态，它的痕迹是很难完全消失的，所以，对待妊娠纹，预防重于治疗。

准妈妈怎么预防妊娠纹

1 控制孕期体重增长速度，避免脂肪过度堆积是减轻妊娠纹的有效方法。一般而言，怀孕期间最好将体重增加控制在10~12千克。

2 摄取均衡的营养，避免摄取过多的甜食及油炸物，改善皮肤的肤质，让皮肤保持弹性，减少妊娠纹的发生。

3 多吃可以增加皮肤弹性的食物。要多吃富含蛋白质、维生素的食物，可以改善皮肤的肤质，增加皮肤的弹性。

4 适度的按摩有助增加皮肤弹性，减轻妊娠纹。建议从怀孕3个月后（孕早期不宜按摩腹部）开始到生完后的3个月内坚持腹部按摩，可以有效预防妊娠纹生成或淡化已形成的细纹。可以配合使用准妈妈专用的除纹霜，产后还可以配合使用精油按摩。

5 使用托腹带及穿合身的内衣。准妈妈怀孕4个月时，可以使用托腹带来减轻腹部和腰部的重力负担，减缓皮肤向外、向下过度延展拉扯，可以有效避免妊娠纹。此外，准妈妈还应该选用尺寸合适、支撑力够的孕妇内衣，可减少胸部下垂所造成的皮肤拉扯，以避免胸部、腋下妊娠纹的产生。

—— 贴心小提示 ——

游泳对于恢复皮肤弹性也很有好处，可以借助水的阻力进行皮肤按摩，促进新陈代谢，消耗多余脂肪。有条件的准妈妈在产后体质恢复以后，可以适当游游泳。

如何去除妊娠斑

许多准妈妈在怀孕4个月后，脸上会长出茶褐色的斑，主要出现在鼻梁、双颊，有的生在前额部，多数像蝴蝶形，这就是孕期妊娠斑，也叫蝴蝶斑。

怎么去除妊娠斑

1 减少阳光照射。晒日光能加重妊娠斑，准妈妈夏日外出要做好防晒措施，比如戴遮阳帽、打防紫外线遮阳伞、涂防晒霜等，避免阳光直射皮肤表层。

2 多吃富含维生素C的水果。维生素C能有效抑制皮肤内多巴醌的氧化作用，使皮肤中深色氧化型色素转化为还原型浅色素，干扰黑色素的形成，预防色素沉淀，保持皮肤白皙。富含维生素C的水果有猕猴桃以及柑橘类水果。

3 冷热水交替冲洗。准妈妈可以用冷水和热水交替冲洗长斑的部位，促进患部的血液循环，加速黑色素分解。

4 少吃咸鱼、咸肉、火腿、香肠、虾皮、虾米等腌、腊、熏、炸的食品，少吃葱、姜、辣椒等刺激性食品。

5 克服焦躁的心理。有的准妈妈发现长了雀斑，就时常叹息甚至焦虑。殊不知，过于担忧的心理，会消耗掉体内有淡化斑点作用的维生素C，使斑点更为泛滥。

> **贴心小提示**
>
> 通常情况下，妊娠斑会在生产后3~6个月自动消失，只有部分特殊体质的女性可能不会消失，必要时可到医院诊治。

准妈妈体形发生变化，如何选择内衣裤

选择舒适及合身的内衣裤，以符合怀孕期间全身的变化，这不但关系着准妈妈和胎宝宝的生理发展，对产后身材恢复也有帮助。

选择内衣原则

怀孕阶段	身体变化	选择内衣原则
怀孕初期	乳房变得非常敏感，需要特别保护	需要选择有足够承托力、弹性佳且质感柔软的内衣
怀孕3~5个月	胎宝宝的成长给准妈妈的脊椎带来负担，此时胸部的承托力增强了	要选择一些特别剪裁的胸罩，如全杯设计的乳罩

续表

怀孕阶段	身体变化	选择内衣原则
怀孕5个月后	胸部增大明显，同时乳头之间的距离不断增大	应选择比胸部稍大一些的文胸，如一些光面大杯文胸
生产前	胸部增大程度反而减小，胸部很敏感，只要轻微压迫可能就会不舒服，而且会有一些分泌物	应选择没有钢丝的文胸，就是像运动型那种

选择内裤原则

怀孕阶段	身体变化	选择内裤原则
怀孕初期	怀孕1~3个月，准妈妈腹部没有明显的变化	一般可以穿普通的内裤
怀孕中期	当怀孕进入4~7个月时，准妈妈的腹部明显鼓起	宜选择带橡皮筋、布料弹性佳的内裤，以加强承托胎宝宝及保护腰背部的作用，面料必须能吸汗透气，以保持干爽
怀孕晚期至生产前后	新妈妈排出恶露，容易弄脏内裤，同时，这一时期需经常配合医生进行内科检查	最好穿着特为孕妇而设的安检裤

贴心小提示

准妈妈的内衣裤以透气性好、不会刺激皮肤、穿着舒服的天然材质最佳。由于荷尔蒙影响，准妈妈的体温较高，容易流汗，加上这时候肌肤较为敏感，选择吸汗力佳、透气材质的内衣裤不易引起皮肤过敏以及湿疹。

准妈妈如何泡脚对身体好

泡脚能够促进血液循环，有效防止静脉曲张，准妈妈泡脚是有益的，不过，准妈妈泡脚也是有很多讲究的。

水温以35℃~39℃为宜

准妈妈可以用手肘测试一下水温，和手肘温度差不多即可。也可以借助温度计，并在泡脚的过程中随时注意温度计的温度。因为高于39℃的水温只需要10~20分钟的时间就能够让准妈妈的体温上升至38.8℃甚至更高。由于准妈妈的血液循环有其自己的特点，如果被热水过度刺激，准妈妈很可能会出现眩晕和虚脱等情况。

时间不能太长

时间要掌握好，不能太长，泡得时间太长，会引起出汗、心慌等症状，以20分钟为最好，最长也不能超过半小时。

不要随意进行按摩

泡脚时不要随意进行按摩，因为脚底是身体的很多部位的反射区，如果随意按摩，可能引起宫缩，导致流产。按摩型的洗脚盆，怀孕期间也不宜使用了。

不要随意用药水泡脚

除非有专业人士的指导，否则泡脚时不要随意在水中添加药材。因为中药泡脚可能会刺激到准妈妈的性腺反射区，对准妈妈与胎宝宝的健康造成不良影响。不仅是中药，其他药物也要避免，最好用清水泡。

> **贴心小提示**
>
> 患有脚气的准妈妈，病情严重到起疱时，不宜热水泡脚，因为这样很容易造成伤口感染。

💧 准妈妈为什么不能随便用清凉油、风油精

清凉油或风油精具有爽神止痒和轻度的消炎退肿作用，可用于防治头痛、头晕、蚊虫叮咬、皮肤瘙痒和轻度的烧伤、煤油烫伤等。因此，在日常生活中特别是夏秋季节，清凉油成为家庭必备之药。

不少准妈妈在蚊叮虫咬后，也习惯性在痒处涂抹一点风油精，她们觉得，风油精之类的外用药使用简便，既实用又安全，且用量很少，不会对胎宝宝造成损害，这是绝对错误的。

准妈妈用清凉油、风油精的危害

准妈妈经常不能随随便便地涂抹

风油精类药油，更不能滴入口中服用，否则容易对胎宝宝造成损害。

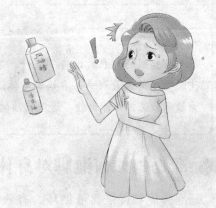

> **贴心小提示**
>
> 为了防止蚊虫叮咬，准妈妈晚上睡觉最好挂蚊帐，出去散步穿长衣长裤；被蚊子叮咬后，可抹点炉甘石药膏，一般次日即可消肿。

无论是风油精、清凉油，还是万金油、驱风油、白花油等，同属芳香疗法，樟脑、薄荷脑、桉叶油、冰片、丁香油是其主要成分。以樟脑为例，樟脑进入人体能和体内的一种物质（葡萄糖磷酸脱氢酶）结合成无毒物质排出体外，但准妈妈体内这种物质含量很少，以至于不能顺利将樟脑排出体外。除了准妈妈的皮肤吸收外，樟脑还可穿过胎盘屏障，影响胎宝宝的正常发育，严重的还可导致畸胎、死胎或流产。药油中的其他成分，如冰片，也可对准妈妈造成刺激。

🌑 准妈妈外出购物要注意什么

逛街走路等同于散步，也是一种很好的锻炼。进入孕4月之后，准妈妈的身心日渐稳定，只要一切健康，出门购物是没有问题的。但在出门逛街的时候，准妈妈要注意：

1 不要选择人流高峰期逛街。准妈妈对拥挤环境的适应性差，外出时要尽可能避开人流高峰，免受拥挤之累。上街购物要有计划，减少在一些拥挤场所的逗留时间。在逛街途中可选择一些街心花园或人少安静处休息一会儿。

2 最好有家人陪伴。平时出行逛街最好也有家人陪同，家人不仅可以帮忙提重物，还可以保护准妈妈的安全。

3 购物时间不宜过久。每次逛街最好不要超过两小时。尤其是在一些密闭的商场或娱乐场所不要久留，要注意呼吸新鲜空气，及时补充身体所需的氧气。逛街购物要有计划，预先列好清单，买齐所需物品之后就离开人多的场所，减少在一些拥挤场所的逗留时间。

4 在气候恶劣（寒潮、大风、大雨、大雾）时，不要上街购物，以免因身体笨重及不便而发生摔伤或扭伤，或因滑倒而引起流产或早产。在流感和其他传染病流行时，也不要到人群过于拥挤的地方去。

5 购物归来及时换洗。逛完商场后回到家里应当及时洗手、洗脸，换下外衣。购回的物品要合理存放，外包装要妥善处理。也可坐定后闭目养神或听听优雅音乐，以消除躯体疲劳，缓解紧张情绪。

贴心小提示

准妈妈最好不要去刚装修完毕的商场或商店，以免接触到装修材料产生的化学污染物。

准妈妈外出旅行需要注意什么

随着交通的日益方便、旅游业的蓬勃发展、旅游方式的多元化，当今休闲旅游已经成为现代人的一项重要生活，甚至成为一种时尚。但是孕妇也可以享受它吗？答案是肯定的，只要准妈妈掌握一些技巧，事先做好准备，旅游对于健康的准妈妈并不会产生伤害。

1. 孕中期较适宜计划旅行。将旅行时间安排在怀孕的第4~6个月，最为安全妥当，因为此时怀孕初期的不适已渐渐消失，而末期的沉重、肿胀等现象尚未开始。此外，也避开了怀孕初期的易于流产以及末期的可能早产。

2. 避免前往医疗落后的地区。地点的选择，应在确保任何紧急意外状况发生时，准妈妈都可获得妥善的现代化的医疗服务。

3. 充分准备行李。除了宽松舒适的衣鞋之外，还可携带一个枕头或软垫，搭乘飞机或巴士时很管用。

4. 长途旅行，最好乘坐飞机，尽量减少长时间的颠簸；短途有条件的可以自驾车出游，避免人群拥挤碰撞准妈妈的腹部。不论在火车、汽车，还是在飞机上，最好能每15分钟站起来走动走动，以促进血液循环。

5. 外出旅行途中，要多吃蔬菜、水果，保证充足的纤维，还要多喝水，防止出现脱水、便秘以及消化不良等现象。同时要注意饮食卫生，应做到饭前便后洗手，不吃生冷不洁的食物，不喝生水，尤其不要乱吃车站、码头上那些小商贩售卖的食物。

❧ 贴心小提示

准妈妈容易疲倦，因此在安排行程时，不要过于紧凑，应留有充足的休息时间，并且避免不当的压力及焦虑。

孕中期可以进行性生活吗

孕3个月之后，胎盘逐渐形成，胎盘和羊水像两道屏障，阻挡外界的刺激，使胎宝宝能够获得有效的保护，妊娠因此进入了稳定期，准爸爸和准妈妈可以适度地进行性生活了。

适度性生活是有益的

这一时期，准妈妈的早孕反应已经消失，阴道也比较容易润滑，性唤起会更容易，因此，性生活会更加和谐，更容易达到高潮。适度的性生活有利于增进夫妻间的感情，也有利于胎宝宝的健康发育。有研究表明，夫妻在孕期性生活和谐，生下来的宝宝不但身体健康，而且反应灵敏，语言发育早。

掌握性生活频率

不过，这一时期性生活要适度，一星期1～2次为宜，不能太频繁，动作也要轻柔，不能太激烈。

选择合适的性生活体位

孕中期性交宜采用女方在上的体位，女方跨坐在男方的身上，这样女方可以掌握性交的深度和角度，也不会挤压到自己的腹部。也可以采用侧卧位，男方躺在女方的体侧，从后面进入。总之，不管采用哪种体位，都不能压迫到准妈妈的腹部。

使用安全套

孕期过性生活虽然不用担心怀孕，但也要用避孕套。一是避免精液

刺激子宫发生收缩，引起早产；二是防止准爸爸生殖器上的细菌感染准妈妈的阴道。

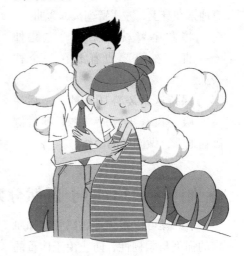

❦❧ 贴心小提示 ❦❧

也有准妈妈过于担忧胎宝宝的安危，变得性欲低下。这时作为准爸爸，一定不能显得气恼或沮丧，应该理解准妈妈，并多给予准妈妈一些感情上的支持和身体上的爱抚，千万不可因孕期性生活的减少而影响夫妻感情。

🌑 孕中期如何增加肌肉力量

孕中期，准妈妈的体形发生很大变化，不断增大的腹部会给身体带来沉重的负担，因此需要增加肌肉力量来承受这些负担。此外，此时离分娩的日子又近了一些，若是能早点进行有针对性的肌肉力量训练，对分娩时顺产和以后抱宝宝都有很大的帮助。

加强臀腿肌肉力量的运动

1 选择一个让自己感到舒服的姿势坐在地上，两只手臂轻松地放在身体两边，两只手掌与地面接

触，脸则向前平伸并且向腿部靠近。

2 膝盖稍微弯曲，腿略弓，脚跟触地，脚趾使劲向上翘，上身保持放松，而下半身的小腿、脚踝、脚趾用力。保持10秒钟，之后深吸一口气再呼气。

3 上半身依然保持放松，两腿平伸，脚跟触地，脚面则往前伸，脚趾头向里伸。依然是保持10秒钟，深吸一口气再呼气，之后放松整个身体。

加强腰背肌肉力量的运动

1 选择一个让自己感到舒服的姿势，朝左侧卧在地上，右手臂随意地搭在身上，左手臂朝头部弯曲。

2 将左小臂枕在头下，左腿伸直，右腿弯曲着放在一个枕头上。

3 保持这个姿势10秒钟，之后深吸一口气再呼气。之后朝右侧卧在地上，做同样的动作。

贴心小提示

下午3点到5点是最佳锻炼时间，这个时段，人体肌肉的速度、力量和耐力都处于相对的最佳状态，体力充沛，心率平稳，血压较低。在这个时间段里进行锻炼和运动，将会收到很好的效果。准妈妈要避免在中午12点到下午2点进行锻炼，否则容易出现疲劳和消化不良。

❥ 如何练习有助于自然分娩的孕妇操

孕妇操可以增强准妈妈骨骼和肌肉的强度与柔韧性，防止由于体重的增加而引起的腰腿痛，还可以放松腰部、骨盆部与肌肉，还能够使准妈妈心情舒畅，情绪受到鼓舞，为胎宝宝的顺利分娩做好身体和心理上的双重准备。

腿部运动

1 坐在椅子上，双腿与地面垂直，双脚并拢平放在地面上。

2 脚尖用力往上翘，之后深呼一口气再吸气，脚尖放下。

3 把右腿放在左腿上面，然后慢慢地上下活动右腿和右脚尖，5~6次之后换腿进行。

骨盆运动

1 平躺在床上，屈膝，小腿与床面呈45度。

2 两个膝盖并拢并带动大小腿慢慢地、有节奏地向左右摆动，摆动时两个膝盖就像在画一个椭圆

形，肩膀与脚掌则紧贴床面。反复做10次左右。

3 之后伸直左腿，右腿保持原来的姿势，右腿膝盖缓缓地向左倾斜。

4 右腿倾斜到最大限度时恢复原位，之后再向右侧倾斜。如此反复5~6次以后换腿进行。

大腿外展

1 右腿向前伸直坐在地上，左腿架在右腿上。

2 在左腿下置一靠垫，将左腿放松，重量完全由靠垫支撑，保持半分钟左右。

3 换另一侧重复。

贴心小提示

有习惯性流产史、胎盘低置、子宫颈闭锁不严、严重心脏病史、严重高血压史的准妈妈不适合做孕妇操。

🌱 准妈妈可以游泳吗

游泳能改善心肺功能，增加身体的柔韧性，促进血液循环，增强体力，对于准妈妈来说，游泳还有利于为胎宝宝输送营养物质，有助于排出胎宝宝所产生的废物。不过准妈妈最好根据自己的身体状况，在咨询产科医生意见之后，再决定是否去游泳。

准妈妈游泳前的准备

1 选择卫生条件好、人少的游泳池，场边应有专职的医务人员或救生人员，一旦发生意外，能够得到及时的救助。最好能选择室内恒温的泳池，能避开阳光的直射，水温在29℃~31℃为宜。水温若是低于28℃，就会刺激子宫收缩，容易引起早产或者流产。游泳的时间应选择在子宫不容易紧张的时候，也就是上午10点到下午2点之间。

2 换上适宜的泳衣、泳裤，戴好泳帽，最好还戴上游泳镜。应选择防滑拖鞋，到了池边再脱掉。

3 游泳之前，要先量血压和脉搏，做各种检查，合格的话才能下水游泳。

准妈妈游泳时要注意什么

1 游泳时动作不宜剧烈，时间也不要过长，一般不宜超过20分钟，游200米即可。

2 不要过度伸展关节，也不能潜水、跳水，不要仰泳，以免发生溺水危险。

游泳后的注意事项

准妈妈游泳后应该将身体冲洗干净，并马上解小便，防止阴道炎或皮肤病的发生。游泳后体温略微下降，要注意保暖，还要及时补充水分。

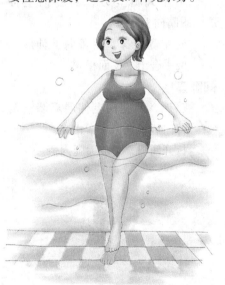

～✿ 贴心小提示 ✿～

准妈妈游泳的最佳时间是在孕5~7月，此时已经进入妊娠的稳定期，胎宝宝的各个器官已经生长到位，可以适当进行游泳运动了。有流产史、早产史、阴道出血、腹痛、妊娠期高血压疾病、心脏病的准妈妈，在孕期要避免游泳。

● 适合准妈妈孕4月做的几个瑜伽动作

准妈妈合理地练习瑜伽可以增强体力和肌肉张力，增强身体的平衡感，提高整个肌肉组织的柔韧度和灵活度，可以使分娩更加顺利。

战士式

1. 坐于椅子上，两膝向旁打开，两手合十在胸前。

2. 右腿向旁伸展，脚尖内扣，左腿的重量在椅上，伸展两臂，眼看左手。

3. 呼气，上身左侧下落。左臂放于左大腿上方，右臂向上伸展，眼睛向上看。

4. 向左侧转身，两臂向上伸展，两手合十。反面相同。

仰卧靠墙

1. 躺地，两腿向上伸展靠墙，两臂向后落地，十指相交。

2. 打开两腿，手放大腿内侧。

3. 脚心相对，膝向旁打开，两臂放于体侧，手心向上。

4. 向左侧翻转，放松。

头碰膝侧伸展坐式

1. 坐地，右腿向旁伸展，勾脚。左腿弯曲，左脚跟内收。右臂弯曲落于腿上或落地。

2. 吸气，伸展左臂向上。

3. 呼气，向旁伸展，大臂贴靠在耳旁。保持几次呼吸后，吸气后起身。反面相同。

骆驼式

1. 跪地，两腿与肩宽，椅子放于身后。

2. 两手向后扶椅子。吸气，伸展身体的前侧，扩胸，头向后。

3. 吸气，起身，转身，靠在椅子上。

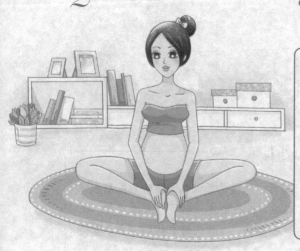

❧ 贴心小提示 ❧

瑜伽的练习因人而异，必须与人的身体状况协调。准妈妈可以在专业孕妇瑜伽教练的指导下练习不同的瑜伽姿势，但必须以个人的需要和舒适度为准，练习时如有不适感，可以改用更适合自己的练习姿势。

成功胎教与情绪调节

💧 怎么进行环境胎教

当准妈妈置身于舒适优美的环境中时，就会感受到美和欢快，心情自然就会变得轻松愉快，这种良好的情绪可以促进胎宝宝的健康发育，这就是我们说的环境胎教。

美化居室环境

居室环境对于准妈妈来说意义非凡，因为准妈妈大部分时间都是待在屋里的。

1 在居室的墙壁上悬挂一些活泼可爱的婴幼儿画片或照片，他们可爱的形象会使准妈妈产生许多美好的遐想，形成良好的心理状态。也可以挂一些书法作品，书法作品不但字体优美，而且内容多为古诗词或发人深思的名言警句，能够陶冶情操，给人以鼓舞和力量。

2 对居室进行绿化装饰，而且应以轻松、温柔的格调为主。无论盆花、插花装饰，均以小型为佳，不宜大红大紫，花香也不宜太浓。准妈妈处在被花朵装饰得温柔雅致的房屋里，一定会有舒适轻松的感觉，这有利于消除孕妇的疲劳感，增添生活情趣。

感受大自然的美好风光

准妈妈如果一味在屋里闷着，对自身的身心健康和胎宝宝的生长都是不利的。所以，准妈妈要经常到空气清新、风景秀丽的地方游览，多看看美丽的花草，以调节情绪，这样可使准妈妈心情舒畅，调节体内各系统功能，使胎宝宝处于良好的生长环境。

❧ 贴心小提示 ❧

16～20孕周时，胎宝宝会出现第一次胎动，这说明胎宝宝的中枢神经系统已经完成了分化。此时胎宝宝的听觉、视觉也开始迅速发育，对于外界的声音、光线、触动等刺激反应变得更加敏感，也会做出相应的反应了。此时积极地进行胎教，往往能收到良好的效果。

🌸 如何进行对话胎教

进行过对话胎教的宝宝，出生后情绪更稳定，视听能力较强，更容易被安抚。如果将这种有益的教育延续到出生之后，将来宝宝在语言、认知、情绪和行为能力等方面的发展，将远远超过那些没有进行过对话胎教的宝宝。

和宝宝聊天

对宝宝进行对话胎教，准妈妈或准爸爸不必为谈话内容绞尽脑汁，完全可以就地取材，把生活琐事、工作、学习、娱乐乃至天文地理等作为聊天内容，随时跟胎宝宝聊一聊。当然，聊天内容也可以是对宝宝的问候或祝福。

例如，早晨起床后，可以轻抚腹部对胎宝宝说："宝宝，咱们起床了，和妈妈一起去散步吧。"出去散步时，讲一讲路边的漂亮植物，和其他人打打招呼等。

给宝宝讲故事、唱儿歌

准妈妈或准爸爸应该经常给宝宝讲讲故事、唱唱儿歌。

给胎宝宝讲故事时，准妈妈或准爸爸要充满感情，并且尽量地发挥自己的想象，让故事内容在自己的脑海里呈现出一个个具体生动的形象，这种专注和投入也是一种非常好的胎教。

除了喜欢听故事以外，胎宝宝还很喜欢听韵律感极强的儿歌，并且喜欢不断重复，这个特点会一直持续到幼儿期。所以，准妈妈或者准爸爸可以经常声情并茂地念一些优美、悦耳的歌谣给宝宝听，一首歌谣可以反复地念，宝宝不但不会感到厌烦，反而会很喜欢呢。

> **贴心小提示**
>
> 夫妻间的高声喧哗、吵闹声、爽朗的欢笑声或充满爱意的窃窃私语等都会被胎宝宝听到，准父母切不可认为宝宝什么都不懂，从而不顾言行。

🌸 准妈妈如何避免孤独感

如果准爸爸忽视准妈妈的心理需求，容易让准妈妈产生孤独感，导致准妈妈产生心理压力，影响心情和身体健康。所以准爸爸需要多关心自己的爱人，多交流沟通，调节准妈妈的孕期心理，避免准妈妈出现孤独的感觉。

准爸爸多陪伴准妈妈

1 陪妻子产检。准爸爸尽量抽时间陪妻子去做每一次产检。其他家人的陪同与丈夫相比，意义是不一样的。这一行为体现了对妻子和胎宝宝的重视和爱护。

2 陪妻子散步。怀孕后妻子会经常觉得腰酸背痛，到了妊娠的中、晚期，妻子的腿或脚还可能肿。准爸爸哪怕工作再忙，也要争取每天抽出时间陪妻子散散步，每天花几分钟为她擦擦背或者做做足底按摩，这些亲密的小举动将会永远保存在准妈妈的甜蜜回忆里。

3 陪妻子一起去"听课"。目前很多医院的产前检查服务中都有孕妇课堂。准爸爸最好能于百忙之中抽出时间和准妈妈一起去听课，一来可以学到知识，二来这也是体现自己对准妈妈"心理支持"的有力行动。

准妈妈学会自我调节

有些准妈妈怀孕后就喜欢窝在家里，时间长了就会觉得闷，还容易东想西想，情绪自然也会受到影响。如果能经常出去做些户外运动，晒晒太阳，呼吸一下新鲜空气，心情会好很多。

> **❧ 贴心小提示 ❧**
>
> 与好朋友聊天，分享一些感受和体会，让朋友帮忙一起分担一些不良的情绪，有助于准妈妈摆脱孤独感。

❀ 夫妻感情会影响胎教效果吗

夫妻感情融洽不但会让家庭幸福，同时也是一种良好的胎教。在幸福和谐的家庭中，胎宝宝会得到良好的生长环境，健康顺利地成长，宝宝出生后往往更加健康聪明。

夫妻感情不好会严重影响到胎宝宝的发育

夫妻激烈争吵时，准妈妈受刺激后内分泌发生变化，随之分泌出一些有害激素，通过生理信息传递途径为胎宝宝所接受，同时，准妈妈的盛怒可以导致血管收缩，血流加快、加强，其物理振动传到子宫也会殃及胎宝宝。

在孕早期，若夫妻之间经常争吵，准妈妈情绪极度不安，可引起胎宝宝兔唇、腭裂等畸形。在孕晚期，如果夫妻感情不和，准妈妈精神状态不好，则可增加胎动次数，影响胎宝宝的身心发育，而且宝宝出生后容易烦躁不安，发育缓慢，胆小怯弱，生活能力差，严重时甚至可能危及胎宝宝的生命。

如何让夫妻感情更融洽

1 在准妈妈怀孕期间，准爸爸应体贴照顾好准妈妈，处理好夫妻之间的一些矛盾，与准妈妈共同分担所承受的压力。

2 夫妻双方应互相尊重，互相理解，耐心倾听对方的意见，理智地、心平气和地对待彼此间的分歧。

3 不妨偶尔送彼此一些贴心的小礼物，既能让对方感受到您浓浓的爱意，又能增进生活的情趣，给对方一个大大的惊喜。

4 结婚纪念日、对方生日、定情纪念日等，是夫妻爱情史上的重要日子，应采取适当形式予以纪念，让双方都感受到深深的爱意。

如何用闪卡进行胎教

"闪卡"就是用色彩笔在白纸上写上语言、文字、数字制成的卡片，其内容包括图形、英文字母、汉字、数字，以及用数字进行加法、减法、乘法、除法时的算式等。

如何制作"闪卡"

准备一些白纸和彩笔，用彩笔在白纸上画上各种图案。要考虑图案相互间的色彩搭配，要用鲜艳的色彩勾画，并用黑色勾边，使卡片的边缘具有醒目和有利于区别的作用。这就是为了在进行胎教的过程中强化母亲的意念并使准妈妈集中注意力，促使准妈妈获得明确的视觉感。

如何利用"闪卡"进行胎教

在教数字时，准妈妈要集中注意力凝视其形状和颜色，但这还不够，比如"1"这个数字，即使视觉化了，对于胎宝宝来说，也是一个极为枯燥的形象。为了学习起来有兴趣，窍门在于加上由"1"联想到的事物。这可以以"竖起来的铅笔""一根电线杆""食指"等实物做联想游戏。

此外，还可以将实物与闪卡对照起来运用。例如，在一个苹果旁边再放一个苹果，就变成两个苹果，用算式表示就得出"1+1=2"这个式子，再通过准妈妈的视觉将其印在脑子里，同时出声地对胎宝宝讲："这里有一个苹果，妈妈再从筐子里拿一个摆在这，现在变成几个了？"准妈妈要把注意力集中在眼前的苹果和算式上，要和胎宝宝一起思考，代替胎宝宝回答"两个"并传递给他。

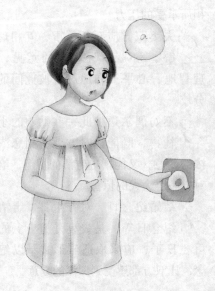

贴心小提示

准妈妈只有保持平静的心情和集中注意力，才能使自己的感觉和思考的内容与胎宝宝吻合。在学习开始前，准妈妈最好把呼吸调整得深沉而平静，然后将要教的内容在头脑中描绘出来。

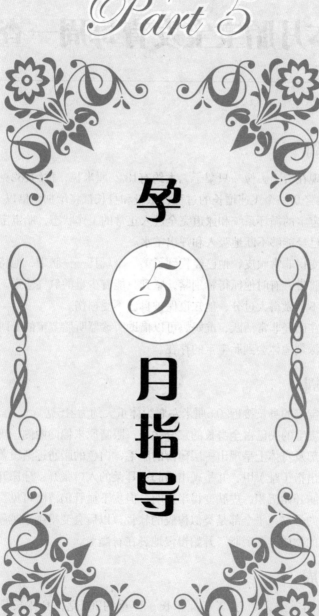

Part 5

孕5月指导

本月胎宝宝发育每周一查

❧ 第17周

胎宝宝现在看上去像一只梨子，大约有18.25厘米长，重约162克，在今后3周内，他将经历一个飞速增长的过程，重量和身长都将增加两倍以上。

现在胎宝宝的循环系统和尿道完全进入正常的工作状态，胎宝宝的肺也开始工作，他已经能够不断地吸入和呼出羊水。

胎宝宝变得非常顽皮，他已经找到了第一个玩具——脐带，他特别喜欢用手拉或抓住脐带，有时他抓得特别紧，紧到只能有少量的氧气输送。不过别着急，胎宝宝不会做得太过分，他知道保护自己不受损伤。

胎动现在已经非常活跃，准妈妈可以借助听诊器听胎宝宝的心跳了，这能让准妈妈更深刻地体会到胎宝宝的存在。

❧ 第18周

现在胎宝宝的身长接近20.5厘米左右，体重大约为215克。

此时胎宝宝的头已占全身长的三分之一，眼睛原来偏向两侧，现在开始向前集中。头部及身体上呈现出一层薄薄的胎毛，白色的脂肪逐渐覆盖皮肤。手指、脚趾长出指（趾）甲，并呈现出隆起；耳朵的入口张开；牙床开始形成；由于皮下脂肪开始沉积，皮肤变得半透明，但皮下血管仍清晰可见。

胎宝宝的骨骼几乎全部是类似橡胶的软骨，以后会变得越来越硬，一种可以保护骨骼的物质"髓磷脂"开始慢慢地裹在脊髓上。

❧ 第19周

这一周胎宝宝大约有22.75厘米长，体重约267克，身体长是上个月的2倍。

胎宝宝的胸脯不时地鼓起来、陷下去，这是胎宝宝呼吸的表现，但是在胎宝宝的口腔里流动的却是羊水而不是空气。

胎宝宝越来越好动了，时不时地踢腿、屈身、伸腰、滚动以及吸吮自己的大拇指。准妈妈要坚持每天数胎动，这也是一种直接胎教，当准妈妈对胎宝宝高度注意时，可以想象胎宝宝的各种体态，胎宝宝也会回应准妈妈的感受，这样会增进母子之间的感情交流。

♦ 第20周

胎宝宝身体比例终于显得匀称，身长约为25厘米，体重约为320克。头发在迅速生长，皮肤渐渐显现出红色，皮下脂肪开始沉着，皮肤不透明了。

胎宝宝的感觉器官开始按区域迅速发育，神经元分成各个不同的感官，味觉、嗅觉、听觉、视觉和触觉都从现在开始在大脑里的专门区域里发育，神经元数量的增长开始减慢，但是神经元之间的相互联通开始增多。

胎宝宝的心跳十分活跃，手脚可以在羊水中自由地活动，有时还会做一些翻滚的动作。

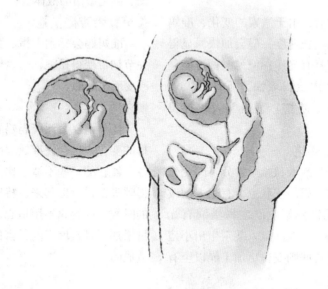

母体变化与保健

准妈妈身体有哪些微妙变化

下腹突出，臀部丰满

到这个月末，也就是怀孕20周的时候，准妈妈已经度过了孕期的一半，此时肚子将明显地鼓胀起来。臀部也因脂肪的增多而显得浑圆，从外形上开始显现出较从前丰满的样子。

发质改变

怀孕后，由于激素的变化，准妈妈头发的生长速度一般会加快，显得比以前多且有光泽；但另一种可能是油性的发质变得更油，干性的发质变得更干、更脆，而且头发也掉得很多。

皮肤发生变化

由于孕激素和雌激素分泌的变化很大，准妈妈的皮肤也会有很大的改变。有的准妈妈皮肤变得滋润有光泽，有的则越发油腻，甚至生出小痘痘，干性皮肤则变得更加干燥以至有皮屑脱落。

乳房形状发生变化

伴随着乳房的胀大，左、右乳头之间的距离开始逐渐变宽，双乳开始向腋下扩展并下垂。乳头很干燥，有时会内陷。有些准妈妈还能挤出黏稠、颜色微白的液体。

关节韧带变得松弛

准妈妈会感到手指、脚趾和全身关节韧带变得松弛，这是体内孕激素改变所引起的。

偶尔呼吸急促

怀孕不仅会让准妈妈看到自己身材的变化，也会使准妈妈感受到身体各个器官的一些不适。比如有时会觉得呼吸变得急促起来，特别是上楼梯的时候，准妈妈不用担心，这是血容量增加，日益增大的子宫使膈肌上抬造成的。

第三次产检要注意什么

准妈妈已经进行了两次产检，跟自己的妇科医生应该也逐渐熟悉起来，以后对产检会更加轻车熟路。随着宝宝的成长，准妈妈的负担日渐沉重，所以产检时最好有准爸爸陪伴，而且事先要做好充分的准备。

第三次产检内容

第三次产检时，除了体重、血压、宫高与腹围、浮肿情况、尿常规等每次产检都要检查的项目外，还有可能进行血常规检查。

另外，准妈妈还要做产前筛查。通过产前筛查可以查出怀有患先天愚型、神经管畸形、18-三体综合征胎儿的可能性。

第三次产检要注意什么

1 出门之前准备好零钱、卫生纸、围产保健本等。

2 检查时要把这一段时间以来，自己身体有无任何不适告诉医生，特别是还有没有呕吐的现象，有无头痛、眼花、浮肿、阴道流血或腹痛等症状，准妈妈可以事先仔细回忆并做好记录。

3 在进行产前检查的同时，准妈妈或家人还应进行自我监测，以便随时了解胎宝宝的生长情况，保证胎宝宝的正常发育。孕期自我监测的方法很多，常用的方法有测胎动、听胎心及检查子宫底的高度等。如果发现异常，准妈妈可以及时到医院做进一步的检查。

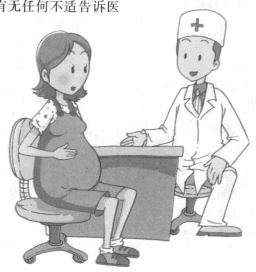

❧ 贴心小提示 ❧

产前检查如果发现怀有不健康的胎宝宝的迹象，就需要进一步确诊，如做B超检查或羊水细胞染色体核型分析确诊。如果经过医生仔细诊断，或经多位专家会诊，明确怀有先天愚型胎儿，应该考虑终止妊娠，从而避免生下残疾的孩子，以免给家庭造成重大悲剧。

需要进行唐氏儿筛查吗

唐氏儿筛查是一种通过抽取准妈妈血清，检测母体血清中甲型胎儿蛋白和绒毛促性腺激素的浓度，并结合准妈妈的预产期、年龄、体重和采血时的孕周等，计算生出唐氏儿的危险系数的检测方法。

唐氏综合征的表现

患有此症的宝宝俗称痴呆儿，通常表现为智力低下，发育迟缓。患儿眼距增宽，眼裂狭小，双眼外侧往上斜，鼻梁扁平，外耳及头围比正常儿童小，运动和语言能力发育明显落后，很晚才学会坐、站、走和讲话等。

唐氏儿筛查意义重大

随着环境污染及不良生活习惯的影响，即使没有任何异常家族史的正常孕妇也有可能生出唐氏儿。据统计，按目前的出生率，我国平均每20分钟就有一例唐氏儿出生。对这种疾病目前仍缺乏有效的治疗手段，这无疑给家庭和社会造成了沉重的负担，因此重视产前筛查的意义重大。

哪些夫妻生育"唐氏儿"的潜在危险高

1. 准妈妈妊娠前患过流感、风疹或服用过致畸药物，如四环素等。

2. 受孕时夫妻一方染色体异常，或一方长期在放射性、污染环境下工作。

3. 准妈妈有习惯性流产史，以及出现过早产或死胎现象。

把握检查时间

唐氏综合征检查时间控制非常严格，一般是在孕期的16～18周，无论是提前或是拖后，都会影响检查结果的准确性。如果错过了检查时间段，无法再补检，只能进行羊膜穿刺检查。

> **贴心小提示**
>
> 唐氏儿筛查得到的不是绝对值而是可能性，即生育唐氏儿的危险性大小，因此经过筛查定为低危也不是说绝对保证胎宝宝百分之百健康。

哪些准妈妈需要做羊膜腔穿刺

羊膜腔穿刺是在腹部超声波的导引下，利用特殊长针，经过准妈妈腹部进入羊膜腔，抽取少量的羊水来作为检查标本，进行羊水细胞和生物化学方面的检查。

羊膜腔穿刺可以确诊胎宝宝是否有染色体异常、神经管缺陷以及某些能在羊水中反映出来的遗传性代谢疾病。

哪些准妈妈建议做羊膜腔穿刺

◎ 准妈妈年龄在35岁以上。

◎ 唐氏儿筛查高危的准妈妈。

◎ 曾生育过先天性缺陷儿，尤其是生育过染色体异常患儿的准妈妈。

◎ 准父母一方是染色体异常者或染色体平衡易位的携带者。

◎ 孕期血清甲胎蛋白值明显高于正常妊娠者的准妈妈。

做羊膜腔穿刺注意事项

◎ 掌握时机。怀孕16~18周是羊水抽取的最好时机。

◎ 做完羊膜腔穿刺后,应避免从事粗重或会增加腹压的活动。

◎ 有2%~3%的准妈妈在穿刺后会出现轻微的子宫收缩及阴道流血,通常不需要特别治疗,对于怀孕过程没有不良影响,在休息或安胎治疗后可以得到缓解。

❧ 贴心小提示 ❧

准妈妈需做羊膜腔穿刺检查时,应到条件相对好的大医院进行。严格掌握适应症,并且配合超声波检查,在严密消毒下由有经验的医生操作,这些都是很有必要的。

♨ 如何判断羊水指标是否正常

羊水是维系胎宝宝生存的要素之一,准妈妈羊水出现异常会对胎宝宝造成影响,因此要学会判断并且防止羊水异常的出现。

羊水的形成

羊水的98%是水,另外含有少量无机盐类、荷尔蒙和脱落的胎宝宝细胞。

在胎宝宝的不同发育阶段,羊水的来源也各不相同。在妊娠的头三个月,羊水主要来自胚胎的血浆成分。之后,随着胚胎的器官开始成熟发育,其他诸如宝宝的尿液、呼吸系统、胃肠道、脐带、胎盘表面等,也都成为羊水的来源。

羊水的正常指标

羊水量的多少因人而异,通常随着妊娠周数的增长而逐渐增加,12周时有50毫升,怀孕中期大约400毫升,到妊娠36~38周达到最大量,为1000毫升左右,过了预产期则显著减少。

临床上以"羊水指数"作为羊水量的参考值。以肚脐为中心画一个十字,将准妈妈的肚子分成四个象限,分别测量其中羊水的深度,四个数值加起来即为羊水指数。

一般定义羊水指数在8~18厘米的范围之内属于正常状态,超过18厘米为羊水过多,低于5厘米则属羊水过少。羊水过多过少都不好,应积极找到原因,配合医生对症治疗。

羊水过多或过少的预防

1. 羊水过多时，要注意休息，少吃盐，并在医生的指导下服用健脾利水、温阳化气的中药。

2. 羊水过少的准妈妈要加强产检，在孕37周后至孕40周前计划分娩，降低羊水过少的发生率。

🖤 孕期视力不稳定，如何保护眼睛

怀孕期间准妈妈眼球会出现以下变化：角膜厚度增加，越到怀孕末期，角膜厚度增加越明显；角膜敏感度降低，会影响角膜反射及保护眼球的功能。如果准妈妈在孕期注意保护眼睛，这种现象在产后6~8周就可以恢复，否则就有可能造成不可逆的视力下降。

准妈妈注意科学用眼

1. 连续近距离用眼时间不能太长，看书或者看电视、看电脑40~50分钟后，要停下来闭目休息或看远处3~5分钟，防止眼肌过度疲劳。

2. 近视的准妈妈要定期到专业的眼科医院去检查视力，一旦发现视力减退要及时更换眼镜，防止近视的进一步加深，但是不能佩戴隐形眼镜。孕妇由于内分泌系统发生改变，角膜组织会出现轻度水肿，使得角膜的厚度增加，而隐形眼镜会阻隔角膜与空气的接触，使得角膜缺氧、敏感度降低，导致视力减退和无故流泪等。

3. 室内灯光不能太强，也不能太弱，尽量减少对眼睛的刺激。

按摩缓解眼疲劳

1. 将手指放在眼睛上方，从眼角向眼尾慢慢移动。

2. 用大拇指的指腹轻轻按摩太阳穴，同时做深呼吸。之后，把中指放在眼尾处，朝眼角处轻轻地提拉。

3. 把手指放在眼睛下方，从眼尾处向眼角缓缓移动，用食指和中指的指腹轻压眼睑。

多吃对视力有帮助的食物

多吃胡萝卜、豆芽、橘子、红枣等对预防近视有帮助的食物。

贴心小提示

准妈妈如果视力下降的同时伴有水肿、高血压和蛋白尿等症状，就很有可能是妊娠期高血压疾病，应及时到医院检查。

🌸 准妈妈乳头内陷怎么办

准妈妈乳头凹陷入乳晕皮面之下，不凸出于乳晕平面，致局部呈大小口状时，称为乳头内陷。对于准妈妈来说，乳头内陷会妨碍哺乳功能，且局部难以清洗，下陷的部位易藏污纳垢，常引起局部感染。乳腺导管又与凹陷处相通，炎症可向乳腺内扩散而引起乳腺炎，所以准妈妈应该及时予以纠正。

如何纠正乳头内陷

1 牵拉法：用一手托住乳房，另一手的拇指和中指、食指抓住乳头向外牵拉，每日2次，每次重复10~20次。经常牵拉乳头，可以使双乳突出、周围皮肤支撑力增大，起到

"定型"作用。

2 挤压法：将两拇指相对地放在乳头左右两侧，缓缓下压并由乳头向两侧拉开，牵拉乳晕皮肤及皮下组织，使乳头向外突出，重复多次。随后将两拇指分别放在乳头上下侧，由乳头向上下纵形拉开，每日2次，每次5分钟。

3 负压吸引法：每日用吸奶器吸引乳头数次，利用其负压促使

❦ 贴心小提示 ❧

乳头内陷的准妈妈，应该于怀孕5~6个月时就开始纠正。

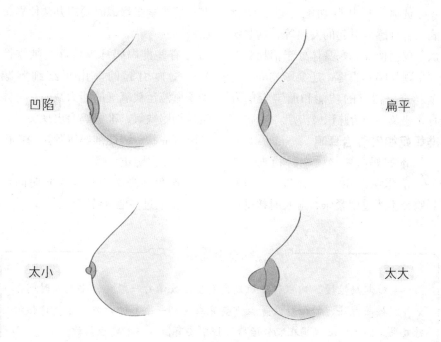

凹陷　　扁平

太小　　太大

有问题的乳头

乳头膨出。

乳头内陷的准妈妈要注意哪些问题

1 内衣、乳罩松紧适度，不可过紧，乳房较大的准妈妈更要注意更换合适的内衣，以免加重乳头内陷的程度。

2 贴身内衣应为棉制品，并经常换洗、日光照射。乳头有发红、裂口的迹象时，应及时就医。

3 罹患乳头内陷的准妈妈分娩后，应特别关注乳头的保健和卫生。乳头有轻度凹陷者，适当增加婴儿的吸吮次数，同时注重保护乳头，注意哺乳后清洗，谨防感染。一旦发生乳头红肿，应及时去医院诊治，防止形成乳腺炎。

❀ 准妈妈耳鸣严重怎么办

在怀孕期间，准妈妈由于黄体酮分泌量增加，容易造成黏膜肿胀而导致耳鸣的症状。如果耳鸣现象不影响日常生活就不必太担心，一般分娩后症状会得到改善。不过，如果症状严重，就要到耳鼻喉科做专业检查。

哪些疾病可以引起耳鸣

贫血、甲状腺功能亢进、糖尿病、各种感染引起的发热等，这些疾病不仅会使准妈妈身体处于消耗状态而出现耳鸣和头疼，还会影响准妈妈全身重要器官的功能和胎宝宝的发育，要及早诊断并积极治疗。

准妈妈如何防治耳鸣

1 准妈妈需要接受专科检查，要有乐观豁达的生活态度。一旦有耳鸣，不要过度紧张，应及时接受医生的诊治。如耳鼻喉科检查，排除耳道异常，如果没有异常，应进行神经科检查，排除脑部病变。在诊治过程中，听从医生指导，积极配合治疗。

2 过度疲劳、睡眠不足、情绪过于紧张也可导致耳鸣的发生。准妈妈应注意休息、保证足够的睡眠；情绪紧张焦虑时要想办法使思想放松。

3 有些准妈妈耳鸣可能是缺铁性贫血引起的。由于红细胞减少，血液运载氧气的能力减弱，母体组织细胞缺氧，准妈妈会出现头晕、耳鸣等症状，因此准妈妈预防缺铁性贫血，可以防止耳鸣。

4 避免在强噪声环境下长时间逗留或过多地接触噪声。

❧ 贴心小提示 ❧

耳鸣起病较慢，病程都非短期内发生，故治疗一般也需要较长时间，如耳鸣掩蔽疗法、松弛疗法等至少要完成为期一个月的疗程，才能评估治疗效果。因此，准妈妈在配合治疗过程中要有恒心，不要轻易放弃。

什么是妊娠瘙痒症

妊娠瘙痒症又叫妊娠期肝内胆汁淤积症，是由于准妈妈体内雌激素水平升高，使肝细胞内酶出现异常，导致胆盐代谢能力的改变，造成胆汁淤积，淤积在末梢血管的胆汁刺激神经末梢，因此引起痒感。

妊娠瘙痒的危害

妊娠瘙痒不但引起皮肤发痒，它还对胎宝宝有严重的潜在危险。胆汁淤积在胎盘，可使胎盘的绒毛间隙变窄，胎盘血流量减少，进而使准妈妈与胎宝宝之间的物质交换和氧的供应受到影响，还可能引发早产、胎儿宫内发育迟缓、胎儿窘迫甚至胎儿死亡。

如何识别妊娠瘙痒

1. 瘙痒持续3天以上。在没有治疗的情况下，妊娠期瘙痒症通常将持续到分娩，所以当瘙痒持续3天仍没有消失时，必须去医院检查确诊。

2. 除了瘙痒以外，发痒处一般没有皮肤的损害。皮肤病一般局部有小疹子出现，而妊娠期瘙痒症没有。

3. 角膜有轻微的黄染，或者小便有点黄。妊娠期瘙痒症引起肝功能轻微损害，可产生黄疸，不过一般黄疸的程度很轻，所以不容易觉察。

4. 妊娠瘙痒严重时不但会出现黄疸，而且会出现红色丘疹、风团块、红斑和水疱等，少数患者还会有乏力、腹泻、腹胀等症状。

> **贴心小提示**
>
> 妊娠瘙痒症具有一定的家族遗传性，而且如果上次怀孕时发生了妊娠瘙痒症，今后怀孕再发生的概率很大。

胎动有怎样的规律

胎动是宝宝正常的生理活动，妊娠18～20周的准妈妈便可以感知宝宝的胎动。

不同孕期胎动的规律

孕期	胎动位置	胎动感觉
16～20周	下腹中央，比较靠近肚脐眼	孕16～20周是刚刚开始能够感知到胎动的时期。这个时候的宝宝运动量不是很大，动作也不激烈，准妈妈通常觉得这个时候的胎动像鱼在游泳，或是"咕噜咕噜"吐泡泡，跟胀气、胃肠蠕动或饿肚子的感觉有点像，没有经验的准妈妈常常会分不清

续表

孕期	胎动位置	胎动感觉
20～35周	靠近胃部，向两侧扩大	这个时候的宝宝正处于活泼的时期，而且因为长得还不是很大，子宫内可供活动的空间比较大，所以这是宝宝胎动最激烈的一段时间。准妈妈可以感觉到宝宝拳打脚踢、翻滚等各种大动作，甚至还可以看到肚皮上突出小手小脚
临近分娩	遍布整个腹部	临近分娩，宝宝几乎撑满整个子宫，宫内可供活动的空间越来越少，宝宝施展不开，而且胎头下降，准妈妈会感觉胎动减少了一些，没有以前那么频繁、激烈

不同时间及状况的胎动规律

每个胎宝宝都有自己的"生物钟"，昼夜之间胎动次数也不尽相同，一般早晨活动最少，中午以后逐渐增加，晚6点至10点胎动活跃。大多数胎宝宝是在妈妈吃完饭后胎动比较频繁，因为那时妈妈体内血糖含量增加，宝宝也"吃饱喝足"有力气了，于是就开始伸展拳脚了。

而当准妈妈饿了的时候，体内血糖含量下降，宝宝没劲了，也就比较老实，这也是胎宝宝的一种自我保护行为。

准妈妈如何在家监测胎动

胎动反映了胎宝宝在妈妈子宫内的安危状态。如果胎动出现异常，则很可能是出现胎宝宝宫内缺氧。因此，依靠妈妈的自我监控，每天掌握胎动变化的情况，可以随时了解宝宝在子宫内是否安然无恙。

监测胎动的方法

每个胎宝宝的活动量不同，有的好动，有的喜静。不同的准妈妈可能自觉胎动数和时间会有所不同。细心的准妈妈经过一段时间，就会掌握胎宝宝的运动规律，然后可以根据胎宝宝的胎动规律来监测胎动。

1 每日测量胎动次数。准妈妈自怀孕的第28周起，每天可以监测胎动，选择宝宝胎动最频繁的时间段，采左侧卧姿势，记录10次胎动所需的时间。若小于120分钟，表示胎动次数没有异常；但如果没有感觉到胎动，或10次胎动的所需时间大于2小时，就应该尽快找医师做进一步的检查。

2 计算平均时间内的胎动次数。准妈妈每天分别在早上、中午、晚上各利用一小时的时间测量胎动。然后将3小时的胎动次数相加乘以4，即为12小时胎动次数。如果12小时胎动次数大于30次，为正常；如果12小时胎动次数少于10次，属于胎动减少，提示胎儿缺氧，就应该仔细查找原因，必要时到医院进行胎心监测。

🌱 发现胎动异常怎么办

一般医生建议，准妈妈应该以24小时作为一个周期，来观察宝宝的胎动是否正常。因此，如果一天内，发现宝宝的胎动规律明显异于平时，就应该查找原因，及时到医院就诊。

几种胎动异常的原因及处理办法

异常现象	可能原因	处理办法
胎动减少	准妈妈血糖讨低、发烧	1.注意休息，注意随气温变化增减衣物，避免感冒 2.尽量避免到人多的地方去 3.经常开窗通风，保持室内的空气流通，适当进行锻炼 4.多喝水，多吃新鲜的蔬菜和水果
胎动突然加剧，随后慢慢减少	缺氧、受到外界刺激、高血压、受到外界撞击、外界噪声刺激	1.有妊娠期高血压疾病的准妈妈，应该定时到医院做检查，并注意休息，不要过度劳累 2.无论是走路还是乘公共汽车，都要和他人保持距离，不到嘈杂的环境中去，防止外力冲撞和刺激 3.保持良好的心态，放松心情，控制情绪
急促胎动后，突然停止	脐带绕颈	1.一旦出现异常胎动的情况，要立即就诊 2.坚持每天数胎动，有不良感觉时，马上去医院检查
胎动突然加快	准妈妈受剧烈的外伤所致	准妈妈应少去人多的地方，以免被撞到，还要减少大运动量的活动

✎ 贴心小提示 ✎

胎动不能完全作为监护胎宝宝的可靠指标，除非有非常显著的变化，准妈妈不必因为胎动的细微异常就惊慌失措，镇静应对，随时就医。

🌱 如何进行胎心监护

胎心听诊是最传统，也是最简单、实用的胎儿监护方法。孕20周以后，非专业人员使用听诊器就能听到胎心音。

正常胎心音的特点

胎心音是双音，第一音和第二音很相近，就像钟表的"嘀嗒"声。胎心音具有一定的规律，一般情况下，在怀孕20周时便可测听到胎心音了，它比胎动的出现要晚一些。正常的胎心率比较快且强而有力，每分钟120~160次，怀孕中期，胎心率可达每分钟160次以上。

如何进行胎心监护

1 胎心位置因胎位而异。如果是头位，胎宝宝头朝下，应在准妈妈脐孔的右下方或左下方听；若为臀位，胎宝宝臀在下，那就在准妈妈脐孔的右上方或左上方听；要是横位，就在准妈妈的脐部听。家属当然不会摸胎位，不过，没关系，只要准妈妈记得医生检查时所说的胎位，是在哪个部位听取胎心的，照做即可。

2 听胎心音虽然没有什么特殊的技巧，一般人都可以掌握，但必须与准妈妈腹内的几种杂音准确地区分开。一是宫杂音，即血流通过发出的声音，这是和脉搏频率相同的吹风样杂音，一般在腹部左侧较明显；二是腹主动脉音，即腹主动脉的跳动声，其速率与脉搏一致；三是胎动音，即胎宝宝肢体碰撞子宫壁发出的声音，它是一种没有节律的杂音。

3 在孕28周后应每日听一次，每次一分钟，以便监测胎宝宝的健康状况。

胎心音的危险信号

如果胎心率低于120次/分钟或大于160次/分钟，或节律不规则，很可能是胎宝宝宫内窘迫的信号，这时要密切观察胎动和胎心的变化，如果仍不正常就必须马上去医院就诊。

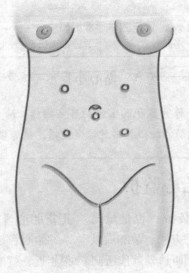

胎心音听诊部位

饮食营养跟进

❀ 准妈妈最适合吃哪些坚果

坚果中富含蛋白质、脂肪、碳水化合物以及维生素、矿物质、膳食纤维等营养成分。吃坚果对改善脑部营养很有益处，对胎宝宝也能起到补脑作用，因此坚果特别适合准妈妈食用。

最适合准妈妈吃的坚果

1 花生：花生富含蛋白质，而且易被人体吸收，花生仁的红皮还有补血的功效。花生可以与红枣莲子等一起做成粥或甜汤，也可以做成菜肴，比如宫保鸡丁。为了补血，不要把花生仁的红色种皮剥掉。

2 核桃：补脑、健脑是核桃的第一大功效，另外其含有的磷脂具有增长细胞活力的作用，能增强机体抵抗力，并可促进造血和伤口愈合。另外，核桃仁还有镇咳平喘的作用。尤其是经历冬季的准妈妈，可以把核桃作为首选的零食。

3 瓜子：准妈妈常吃南瓜子可以防治肾结石病；吃西瓜子有一定的润肠、健胃作用；而吃葵花子有一定的降低胆固醇的作用。

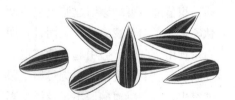

4 松子：松子含有丰富的维生素A和维生素E，以及必需脂肪酸，

∽ 贴心小提示 ∾

坚果对准妈妈和胎宝宝虽然有诸多好处，但凡事要有度，过犹不及。由于坚果类食物油性大，准妈妈消化功能在孕期会减弱，如果食用过多的坚果，就会"败胃"，引起消化不良，甚至出现"脂肪泻"，反而适得其反。因此，准妈妈每天吃坚果达到50克就可以了，不要吃太多。

还含有其他植物所没有的皮诺敛酸。它不但具有益寿养颜、祛病强身之功效，还有防癌、抗癌的作用。准妈妈可以直接生吃，或者做成美味的松仁玉米来吃。

准妈妈需要服用鱼肝油吗

准妈妈怀孕后都会担心缺乏营养元素，一般都特别紧张，尤其是家里人，总会给补这补那。但是，准妈妈想要补什么营养元素最好先去征求医生的意见，不要自己滥补。比如鱼肝油，就不是可以随便补的。

滥服鱼肝油的危害

鱼肝油含维生素A和维生素D，因此常用来防治维生素A和维生素D缺乏症。对于一个正常人来说，人体需要维生素A的量极微，日常的饮食已足够生理需要。准妈妈是否需要服用鱼肝油应咨询医生，如果滥服鱼肝油，积蓄过多可能会引起胎宝宝主动脉硬化，影响其智力发育。而且长期大量食用鱼肝油，会引起食欲减退、皮肤发痒、毛发脱落、感觉过敏、眼球突出、血中凝血酶原不足及维生素C代谢障碍等。

食补比服用鱼肝油有利

最好的补充营养的方法就是通过饮食调节，准妈妈应该牢记这个原则，多吃天然食品，而不要迷信各种补药。胎宝宝在母体内长到5个月时，牙齿开始钙化，骨骼迅速发育，这时为补充钙质可以多吃些肉类、蛋类、骨头汤等富含矿物质的食物。此外，准妈妈还应常到户外活动，接触阳光，这样在紫外线的照射下，自身可以制造出维生素D，不必长期服用鱼肝油，也可保证胎宝宝正常发育。

> **贴心小提示**
>
> 准妈妈如果因治病需要而服用鱼肝油，应按医嘱服用。市面上鱼肝油的种类颇多，准妈妈可以找值得信赖的医院或医生推荐。

体重增加过快的准妈妈怎样控制饮食

孕中晚期需要大量营养来满足日渐长大的胎宝宝所需，还要为分娩及产后哺乳的消耗做准备，但并不是营养摄入越多，胎宝宝的发育越好。这个阶段控制体重在正常范围增长是非常重要的。

如果吃过多高能量的食物，会导致剩余的热量转化为脂肪堆积在体内，造成准妈妈肥胖，胎宝宝体重过大。所以如果准妈妈体重增加过快，就要学会控制饮食。

准妈妈体重增长正常值

1 怀孕的头3个月：每月体重增加0.5千克左右。

2 怀孕4～7个月：体重每月增加1.5～1.8千克。

3 怀孕8～10个月：每周增加0.5千克以内，应该是稳步增加，而不是突然猛增。

体重增长过快这样控制饮食

1 多吃一些蔬菜。蔬菜的主要成分是维生素和膳食纤维，能量很低，多吃蔬菜可以让准妈妈产生饱足感，而且还不会发胖。

2 少吃高脂肪、高热量食品。体重增加过快的准妈妈要尽量少吃高脂肪、高热量的食物。

3 注意食物合理搭配，提高营养价值及蛋白质的利用率。如燕麦和牛奶搭配，蛋白质的利用率就会明显提高。

4 主食不光吃细粮，还要搭配粗粮。如玉米、小米、紫米、燕麦等，这些食物能量较低，常吃不但能预防肥胖，还有通便的效果，对孕期准妈妈常发生的便秘很有帮助。

5 进餐规律。没有规律的进餐习惯会导致肥胖和免疫力下降，而且还会造成准妈妈体内血糖水平不稳定。

❦ 贴心小提示 ❧

有些准妈妈产检时胎宝宝并不大，本身也不太胖，可是一段时间内体重骤增，还感觉穿鞋越来越紧，早晨起来双手胀得不能握拳，晚上下肢沉重，这可能是发生了妊娠水肿，也就是过多的液体潴留在体内造成的，应该及时就医。

🌿 准妈妈可以吃冷饮吗 ☆★☆★☆★☆★☆★☆★☆★☆

炎炎夏日，来上一杯冷饮或者一支冰激凌，是再美不过的事情了，可是，对于有着孕育责任的准妈妈来说，不管你多么爱吃这些东西，也要忍痛戒掉了。

准妈妈多吃冷饮的危害

1 准妈妈在怀孕期，胃肠对冷热的刺激非常敏感，吃冷饮过多会使胃肠血管突然收缩，胃液分泌减少，消化功能降低，从而引起食欲不

❦ 贴心小提示 ❧

在闷热的季节里，准妈妈可以适当吃一些瓜果，既可以解渴又能解暑，冬瓜、菜瓜、香瓜、黄瓜等均可食用。对于夏季胃口不好的准妈妈来说，不妨将一些水果入菜来增强食欲，除了西红柿以外，菠萝、柠檬、柳橙也适合作为烹煮食物的原料。

振、消化不良、腹泻，甚至引起胃部痉挛，出现剧烈腹痛现象，影响准妈妈对营养的吸收。

2 准妈妈的鼻、咽、气管等呼吸道黏膜往往充血并有水肿，如果贪食冷饮，充血的血管突然收缩，血流减少，可致局部抵抗力降低，使潜伏在咽喉、气管、鼻腔、口腔里的细菌与病毒乘虚而入，引起咽喉痛哑、咳嗽、头痛等，严重时还能引起上呼吸道感染或诱发扁桃体炎等。

3 冷饮通常脂肪含量偏高，准妈妈在怀孕期间，激素水平发生改变，代谢也有所改变，如果吃过多脂肪含量高的冷饮，可能引发高血脂、脂肪肝等疾病。

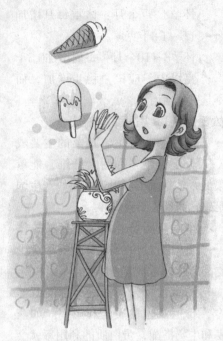

爱吃甜食的准妈妈需要注意什么

不少准妈妈喜欢吃甜食，甜食确实有其诱人之处，但准妈妈不宜吃得过多。

准妈妈吃过多甜食的危害

1 增大患妊娠期糖尿病的风险。孕期准妈妈若吃了过多甜食，会增加胰岛的负担，增大患妊娠糖尿病的风险。

2 导致准妈妈肥胖和巨大儿。甜食的热量比较高，过量摄取会造成准妈妈肥胖，还会导致腹中胎宝宝过于巨大。

准妈妈要少吃甜食

准妈妈不能多吃糖，并不是说就不能吃糖，糖类作为供给能量的最主要来源，对于准妈妈的身体和胎宝宝的发育都是非常重要的。酷爱吃甜食的准妈妈要适当地减少吃甜食的量和次数，注意均衡营养分配。

贴心小提示

如果准妈妈血糖比较高，主食，包括米饭、面食等也都要少吃一点，适量多吃营养丰富的蔬菜。

🌰 孕期可以吃辣味食物吗

虽然目前还没有科学依据证明吃辣味食物对准妈妈及胎宝宝有不良影响，但这并不是说准妈妈就可以肆无忌惮地吃辣味食物了。准妈妈吃过多辣味食物是有害无益的。

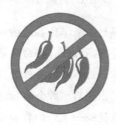

准妈妈吃太多辣味食物的危害

1 辣椒素可以促进血液循环，但是对于孕妇而言容易造成心跳加速、血压增高，对胎宝宝的发育和自身健康不利。

2 孕妇本来就容易患便秘和痔疮，而辣椒过量容易加重便秘和痔疮。

3 一些辣味食品含盐分较高，盐分摄取过多容易造成准妈妈水肿。

4 过辣的食物容易损伤胃肠黏膜，引起腹痛、腹泻等，造成消化功能紊乱，影响正常的孕期营养吸收。

准妈妈吃辣味食物要注意的问题

1 肠胃不好的准妈妈不宜吃过多辣椒。如果准妈妈吃辣有肠胃不适的现象，要尽量避免吃辣味食物。

2 如果是有流产病史或是有早产病史的准妈妈，整个孕期都不建议食用过辣食物。

3 准妈妈如果有高血压、便秘、痔疮、流产等症状，就最好不要吃辣。

4 最好少吃辣椒酱，因为辣椒酱中含盐量很高，制作过程中也可能添加防腐剂等成分，不利于准妈妈的健康。

> **❦❧ 贴心小提示 ❦❧**
>
> 不少准妈妈认为辣椒开胃，在食欲不好的时候不论什么菜都佐以辣椒。其实，过度吃辣，只会破坏神经末梢的感觉，久而久之，会使胃肠黏膜损伤，可引起慢性炎症，出现呕吐、痉挛、疼痛及腹泻等症状。

🌰 如何吃能帮准妈妈消除妊娠水肿

准妈妈在妊娠中晚期常会出现下肢水肿，用手指按压下肢皮肤时可出现凹陷。轻度的下肢水肿多属于生理性妊娠水肿，如果准妈妈注意饮食，就有助于水肿消除。

出现妊娠水肿的准妈妈不宜吃的食物

1 过咸的食物：发生水肿时要吃清淡的食物，不要吃过咸的食物，尤其是咸菜。

2 难消化和易胀气的食物：吃油炸的糯米糕、白薯、洋葱、土豆等难消化和易胀气的食物，会引起腹胀，使血液回流不畅，加重水肿。

出现妊娠水肿的准妈妈宜多吃的食物

1 含蛋白质高的食物：增加饮食中蛋白质的摄入，可以提高血浆中白蛋白含量，改变胶体渗透压，能将组织里的水分带回到血液中。准妈妈每天一定要保证食入肉、鱼、蛋、奶等食物，特别是鲤鱼和鲫鱼，准妈妈可以多吃，不但消除水肿效果好，还有利宝宝大脑发育。

2 水果：水果中含有人体必需的多种维生素和微量元素，它们可以提高肌体的抵抗力，加强新陈代谢，还具有解毒利尿等作用。

3 冬瓜：冬瓜具有清热泻火、利水渗湿、清热解暑的功效，可提供丰富的营养素，既可养胎排毒，又可利水消肿，准妈妈可以常吃。

❧ 贴心小提示 ❧

准妈妈如果单纯只是脚部轻度浮肿，没有高血压、蛋白尿等其他不适现象，可不必做特殊治疗，一般在宝宝出生后水肿会自行消失。但是，准妈妈如果除四肢和面部浮肿以外，还出现少气懒言、食欲不振、腰痛、大便溏薄、舌质淡、苔白等症状，多为病态浮肿，需要及时治疗。

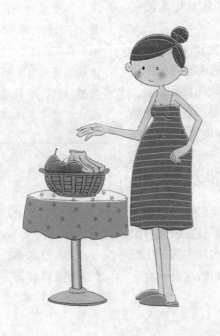

日常起居与运动

🌰 准妈妈身材变丰满，如何选择孕妇装

大部分的准妈妈在怀孕4~5个月时，就要开始选购孕妇装了。选购孕妇装应以不妨碍胎儿的生长发育为前提，以宽大舒适、透气性良好、吸汗力强、防暑保暖与穿脱方便为原则，结合个人喜好选择衣服的颜色与款式。

款式要宽松

准妈妈选择孕妇装时要选择宽松的款式，千万不要选择修身式的。宽松的胸腹部、袖口会让准妈妈感到舒适。衣服最好是开前襟或者是肩部开扣的，便于穿脱。在宽松的原则上准妈妈可以根据个人爱好选择不同款式。

以天然面料为佳

选择质地柔软、透气性强、易吸汗、天然材质的衣料，因为怀孕期间皮肤非常敏感，如果经常接触人造纤维的面料，容易引起过敏。纯棉面料的吸湿性、透气性都比较好，穿着也舒服，是孕妇装的首选，亚麻面料也是不错的选择。夏天的时候还可以选择泡泡纱面料，这种面料不但有很好的透气性，还能巧妙地掩盖住身体的臃肿。

颜色鲜艳柔和

色彩鲜艳的衣服穿起来能调节孕妇的情绪，有利于准妈妈和胎宝宝的身心健康。孕妇装多以赏心悦目的柔和性色彩为主，如米白、浅灰、粉红、苹果绿等。

❧ 贴心小提示 ❧

准妈妈也可选择可调节的孕妇装。因为在以后的几个月内，准妈妈的体形还会发生较大的变化，所以最好选择可调节的衣裤，这样就不需要准备很多孕妇装，可以节省开支。

🌰 体形脚形变化，如何选择舒适合脚的鞋子

随着孕期的增长，准妈妈的体形越来越笨重，脚部负担也越来越重。这时，一双舒适合脚的鞋子对准妈妈来说非常重要。

鞋跟不宜高

准妈妈选购鞋子要注意鞋跟高度，理想的鞋跟高度为15~30毫米，鞋后跟高度比前掌高大约一寸，应避免穿平底鞋。由于穿平底鞋走路时脚跟先着地，脚掌后着地，不能维持足弓吸收震荡，随着准妈妈体重的增加，长时间穿平底鞋容易引起肌肉及韧带的疲劳和损伤。

材质柔软舒适

准妈妈站立过久或行走较远时，双脚常有不同程度的浮肿，鞋底、鞋帮若太硬，不利于下肢血液循环。春秋季节可以选择布料鞋，因为布料的透气性、吸汗性比较好，也更为柔软，可弯曲性更高，行走起来比较省力；冬天穿保暖性好的鞋子，皮革鞋为首选，最好选择柔软轻薄的牛皮、羊皮鞋。这些鞋有一定的弹性，可随脚的形状进行变化，穿着舒适，可减轻准妈妈的身体负担。

鞋子要宽松

最好选择圆头的鞋子，鞋的尺码需依脚长而定，并且略比脚大1厘米左右，为脚的胀大留出空间。

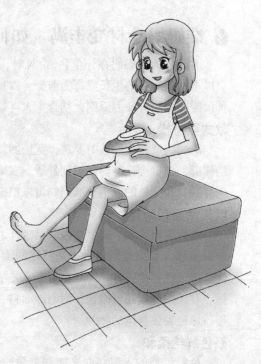

🦋 贴心小提示

准妈妈尽量不要穿长靴，准妈妈本身末梢血液循环较差，而长靴又是包裹小腿和脚部的设计，一般比较紧，透气性也不好，这会更加阻碍脚部血液循环。如果要穿，最好选择踝部和腿部比较宽松的长靴。

🌸 准妈妈眼睛干涩时怎么办 ☆☆☆☆☆☆☆☆☆☆☆

怀孕期间，准妈妈的泪液分泌会减少，同时泪液中的黏液成分增多，这些变化会让准妈妈经常性地感觉到眼睛干干的，不舒服。

感到眼睛干涩的时候，准妈妈可用适量的舒润型眼药水，缓解这些症状。但在眼药水的选择上要谨慎。

准妈妈如何选择眼药水

1 不要选含氯霉素的眼药水，因为氯霉素具有骨髓抑制作用，使用不当可能导致新生儿产生严重的不良反应。

2 不要选含四环素的眼药水，四环素可能会导致胎宝宝畸形。

3 可以在医生指导下选择红霉素类眼药水，这类眼药水相对比较安全。

缓解眼睛干涩的其他方法

1 注意保护眼睛，避免用眼过度引起眼睛疲劳，避免强光、高温刺激。眼疲劳者要注意饮食和营养的平衡，平时多吃些粗粮、杂粮、红绿蔬菜、薯类、豆类、水果等含有维生素、蛋白质和纤维素的食物；不要长时间用眼，看书、看电视或电脑屏幕不可时间过长。

2 多吃一些维生素A含量丰富的食物，如胡萝卜及绿色或黄色蔬菜、红枣等，这是预防眼干的食补良方。

3 B族维生素是视觉神经的营养来源之一，维生素B_1不足，眼睛容易疲劳；维生素B_2不足，容易引起角膜炎。准妈妈可以适当多吃些芝麻、大豆、鲜奶等食物。

贴心小提示

孕期准妈妈最好不要佩戴隐形眼镜，改用普通眼镜，以免增加眼部的干涩感和异物感。

🌸 准妈妈怎样护理乳房 ☆☆☆☆☆☆☆☆☆☆☆

准妈妈从妊娠中期开始，就应注意乳房护理，为产后哺喂婴儿做准备。孕期做好乳房护理是保证母乳喂养的关键。

清洁乳房

1 选择适当的胸罩。从怀孕到分娩，大部分准妈妈的胸部可能会晋升2~3个罩杯，尺寸可能会增加，所以胸罩要随着胸部的改变适时地更换。要能完全包住乳房，不挤压乳头，过度压迫乳头会妨碍乳腺的发育。

2 有乳汁溢出者，可于胸罩内垫个棉垫；并于洗澡时以温水轻轻地清洗乳头。

3 每天坚持用温皂水和清水清洗乳头和乳晕、除去乳痂，每次清洗后在乳头和乳晕表面涂上一层油脂，或经常用柔软的毛巾擦洗乳头，增加皮肤表皮的坚韧性，使娇嫩的乳头经得起宝宝吸吮。

孕9月后按摩乳房

由于刺激乳头可能会引起宫缩，因此一般在怀孕9个月以后进行乳房按摩会比较安全。按摩可以软化乳房，使乳管腺畅通，有利于乳汁分泌。另外，刺激乳头和乳晕，还可使乳头的皮肤变得强韧，将来宝宝也比较容易吸吮。准妈妈可以用手掌侧面轻按乳房，露出乳头，并围绕乳房均匀按摩。

准妈妈每天睡前坚持进行2～3分钟的按摩，对防止胸部下垂、促进产后乳汁分泌与恢复，都有很好的效果。

贴心小提示

按摩的力度以不感觉疼痛为宜，在按摩过程中，如果子宫出现频繁收缩，要马上停止按摩。一旦出现异常症状，应及时就诊。

♨ 准妈妈口腔异味重，如何消除

怀孕后，准妈妈的内分泌会发生很大变化，雌激素和孕激素水平升高，加上准妈妈体温偏高，这就导致口腔容易产生异味，不太好闻。这虽然对身体丝毫无害，但却会影响准妈妈的心情。如何去除口腔异味呢？准妈妈可以试试以下方法。

时常漱口、喝水

准妈妈可以时常漱口，将口中的异味去除，也可以准备一些降火的饮料，或茶水、果汁等，以除去口腔中的异味，同时要注意饮食前后的口腔卫生。

清洁舌苔

当口腔出现怪味时，在刷牙后可以顺便清洁一下舌苔，并彻底清除残留在舌头上的食物，这样有助于消除口腔内的异味。

定期检查牙齿

准妈妈容易出现牙龈出血、发炎的症状。存在于牙齿与牙龈表面的细菌，会释放出某些不好闻的气味，引起口臭。而被塞在牙缝或舌头四周的食物腐败之后，有时也会引起一些不好闻的气味。因此准妈妈要定期检查牙齿，消除牙齿病变。

贴心小提示

很多疾病也会引发味觉改变或口臭，如上呼吸道、喉咙、鼻孔、支气管、肺部发生感染的时候都会有此现象，而患有糖尿病，肝或肾有问题的准妈妈，也会有口味改变的问题。如果准妈妈有特殊疾病史，或发生口气及味觉显著改变的情形，应由医生做诊断鉴别。

准妈妈乘坐公交、地铁要注意什么

即使怀孕了也免不了要出门，尤其是职场准妈妈，更要每天跟公交、地铁打交道。公交、地铁拥挤，准妈妈身体又特殊，乘坐公交、地铁要注意哪些问题呢？

1 避开上下班高峰期。早晨和下午是上下班的高峰时段，车上人多拥挤，路况也不好，准妈妈如果要出门，最好能够避开这两段时间。如果是职场准妈妈，必须按时上下班，那么早晨可以提前20分钟出门乘车上班，下班时可以往后拖延20分钟再回家。这样就能避开高峰期，相对来说会比较安全一点。

2 宜选择汽车靠前的位置，这样能减少颠簸，以免有意外发生。准妈妈可以大方地亮出自己的准妈妈身份，请求别人给自己让个座位，也可以让售票员帮助准妈妈找个座位。

3 准妈妈的衣服一般比较肥大，在乘公交车时要注意不要让车门夹住衣物，也注意不要让同车的乘客踩到。

4 如果孕妈妈坐火车进行长途旅行，在座位上一坐几个小时对身体健康是不利的。因此在火车上也有必要站起来在车厢里走动走动，便于血液循环，但要注意安全，避免碰撞。在车上不要看书，以免晕车。

5 车进站或者到站后，准妈妈一定要等车完全停稳后再上下车。

6 在高峰期公车上会比较拥挤，准妈妈在车上要注意，不要挤到腹部，也不要站在车门口。

贴心小提示

很多准妈妈都觉得很难开口要求别人让座给自己。有时，自己真的很累，也为了宝宝着想，实在是很想有个位子。因此，准妈妈最好穿孕妇装出门，特别是身形还不明显的时候，这样别人看到就会主动为准妈妈让座了。

准妈妈驾车要注意什么（一）

受激素影响，怀孕后准妈妈的反应一般都会变得迟钝一些，而驾驶汽车需要全神贯注，为了避免各种意外，准妈妈最好不要自己开车。必须自己驾车时一定要遵守以下安全守则：

孕早期和孕晚期不要开车

孕早期由于早孕反应比较严重，准妈妈常会恶心、呕吐、疲倦，而开车需要高度集中注意力，这种情况显然是不适合开车的；而到了孕晚期，准妈妈的腹部已经变得很大，极易撞上方向盘或仪表板，造成损伤。当身体不适或者预产期临近时绝对不要驾车，以免途中突遇紧急分娩或因故流产。

避免紧急刹车、转弯

准妈妈开车时要注意平稳操作，速度不要超过每小时60公里，加速、转弯和刹车时，都要保证车辆的平稳性，这样才能避免方向盘冲撞腹部，并保护胎宝宝不受激烈的摇摆和晃动，也尽可能地避免事故的发生。

要系安全带

有些准妈妈认为系安全带会压迫到胎宝宝，因此驾车时选择不系，其实这是不正确的。只要方法得当，系安全带对胎宝宝是没有影响的，而且这样才能真正保护胎宝宝。

准妈妈的身材特殊，系安全带的方法也必须适当。

◎ 安全带的肩带上部应置于肩胛骨的地方，而非紧贴脖子。

◎ 安全带的肩带中部以穿过胸部中央为宜，不要压迫到隆起的肚子。

◎ 安全带的腰带应置于腹部下方，不要压迫胎宝宝。

◎ 身体姿势要尽量坐正，以免安全带滑落压到胎宝宝。

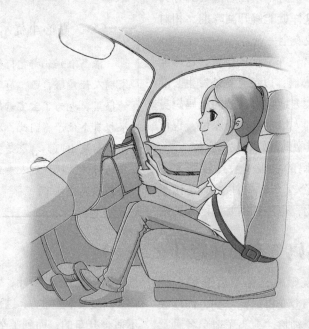

❈❈ 贴心小提示 ❈❈

准妈妈还应该慎开新车。因为新车里面可能会有一些化学物质的气味，所以新车买回家后应该先开车门车窗，让一部分化学气味散掉，然后可以放些竹炭吸收异味。

🌰 准妈妈驾车要注意什么（二）

准妈妈要避免长时间开车

准妈妈连续驾车不要超过1小时，每开一段时间车就要下车适当活动一下，以保持良好的血液循环。长时间驾驶会使得准妈妈腰部承受太大压力，导致腹压过大。

空调温度别太低

车内空调一般以26℃为佳，最好不要低于这个温度。在不是太热的情况下，可以关掉空调，打开车窗吹自然风。

仪表台上不要放硬物、利器、香水

不少车主都喜欢在车前方的仪表台上放很多东西，如香水瓶、纸巾盒子、钥匙等。这些东西不但使车内显得很凌乱，而且一旦紧急刹车，很容易伤害到坐在前排的人，而香水中的酒精成分比较多，这种气味对孕妇也不是很好，所以尽量不要放在车里。

除臭杀菌

准妈妈一定要定期去正规的汽车保养处或者4S店去做车子的除臭杀菌护理，尤其是夏天常用空调，要适时去更换空调滤芯，这样才能保证准妈妈在驾驶或者乘坐汽车的时候有一个干净、整洁、清新的健康环境。

穿合适的鞋子

准妈妈开车最好穿运动鞋或者布鞋。怀孕的时候准妈妈的脚可能会出现水肿现象，再穿上高跟鞋、拖鞋等不合适的鞋子，在遇到紧急情况的时候很容易因为鞋的不合适带来驾驶上的麻烦。

❀ 贴心小提示 ❀

不少准妈妈都有一头乌黑亮丽的长发，开车的时候就应该把长发梳起来，尤其是在开着车窗的情况下，因为车窗外的风很容易把头发吹乱，导致头发挡住视线。

🌰 怎样计算预产期

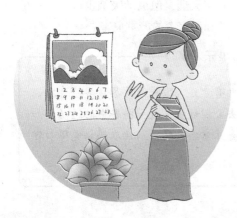

由于准妈妈很难准确地判断受孕的时间，因此，医学上规定，以末次月经的第一天起计算预产期，整个孕期为280天，10个妊娠月（每个妊娠月为28天）。计算预产期，主要的方法有以下几种：

根据末次月经计算

将最后一次月经来潮的月份减掉3（不足者加上9）或月份直接加9也可，日数加上7，即为预产期。例如：最后一次月经为1月1日开始，预产期则为当年10月8日。

根据受精日计算

若知道受精日，从这天开始经过38周（266天）即为预产期。长期测量基础体温者一般都知道排卵日，由此可计算出受精日。

根据B超检查推算

医生做B超时可测得胎囊大小与胎宝宝头至臀部的长度，以及胎头两侧顶骨间径数值，据此值即可推算出怀孕周数与预产期。对于最后一次月经开始日不确定的准妈妈而言，这是较准确的方法。

从孕吐开始的时间推算

孕吐反应一般出现在怀孕6周末，就是末次月经后42天，由此向后推算至280天即为预产期。

※ 贴心小提示 ※

由于每位准妈妈月经周期长短不一，所以推测的预产期与实际预产期有1~2周的出入也是正常的，而且，预产期不是精确的分娩日期，据统计，只有53%左右的准妈妈在预产期那一天分娩。预产期可以提醒准妈妈胎宝宝安全出生的时间范围，以便提前做好分娩的准备。

● 准妈妈迷恋麻将怎么戒除

不少准妈妈孕前就喜欢打麻将，而到了孕期，闲暇时间多，麻将瘾愈来愈大。准妈妈迷恋麻将不仅对自身健康不利，而且有害于胎宝宝的身心健康，要学会克制。

准妈妈迷恋麻将的危害

1 有的准妈妈，一上麻将桌就十几个小时甚至昼夜不分地连续"作战"，长时间的坐姿增加了子宫对下腔静脉的压迫，引起血液回流受阻，子宫胎盘的血流量减少，可影响胎盘功能，使胎宝宝缺氧。

2 打麻将的环境通常是烟雾弥漫，酒气扑鼻，尽管准妈妈本人不吸烟，但被动吸烟也可造成对母体和胎宝宝的严重危害。

※ 贴心小提示 ※

帮助准妈妈戒除麻将瘾，准爸爸也有责任。准爸爸要尽量多陪伴准妈妈，天气好的时候可以和准妈妈一起去公园散步，做一些安全的运动。如果准爸爸也是个麻将迷，这时候千万要注意忍一忍，别让准妈妈觉得心理不平衡。

3 在打麻将时，准妈妈的精神往往比较紧张，可能引起脑血管痉挛而导致血压升高。

如何戒除麻将瘾

1 如果准妈妈打麻将的目的是为了追求金钱的刺激，那么就采用减小赌注的办法，每次对半减少，也就是减小刺激，直到最后自己完全没有兴趣为止。

2 不去打麻将的场合，以防止别人喊麻将伴而受不住诱惑或者难以推脱。

3 培养其他兴趣爱好。准妈妈可以学做一些手工活，例如，可以帮宝宝制作一件小衣服、一双小鞋子，这对准妈妈和胎宝宝都有好处。

4 准妈妈如果闲来无事，可以看看孕产方面的书籍，既可以了解孕期及产后的注意事项，又可以时刻关注自己和宝宝的健康，一举两得。

🖤 准妈妈外出散步需要注意什么

散步是准妈妈最适宜的运动，因为散步可以提高神经系统和心肺的功能，促进新陈代谢。有节律的平静的步行，不仅可加强肌肉锻炼，而且是陶冶性情、缓解身心疲劳的有效手段，对母儿都有利。为提高散步的效果，准妈妈散步时要注意以下几点：

选择环境好的地方

住在乡村的准妈妈，可以选择绿树成荫的乡间小路；住在城镇的准妈妈，则可选择一些较为清洁僻静的公园、街道。这些地方空气清新，尘土少，噪声小，污染轻，置身于这样宁静恬淡的环境中散步，是一次良好的身心调剂。

注意散步的时间

散步时间以每天早上起床后和晚饭后为最佳，城市里下午4时至7时空气污染相对严重，不适宜散步。准妈妈每天散步时间的总和在1~2小时之间比较好。当然，准妈妈也可根据自己的感觉来调整，以不疲劳为宜。

散步最好有家人陪同

散步时最好由准爸爸或者家人陪同。观看大自然景色，聊天、谈心，对准妈妈无疑是一种美的精神享受。愉悦的情绪可促使大脑皮层兴奋，使

❤❤❤ 贴心小提示 ❤❤❤

散步一定要避开空气污浊的地方，如闹市区、集市以及交通要道，因为在这种地方散步，不仅起不到应有的作用，反而对准妈妈和胎宝宝的健康有害。

准妈妈血压、脉搏、呼吸、消化液的分泌均处于平稳、协调的状态，有利于准妈妈身心健康，同时可改善胎盘供血量，促进胎宝宝健康发育。

"大腹便便"的准妈妈也能跳舞吗

妊娠期间，准妈妈虽然身材显得日渐臃肿，可是由于雌激素的作用，会使身体格外柔软，如果能很愉快地跳舞，身体内可分泌快乐激素，并能通过胎盘让胎宝宝感受到，使得胎宝宝健康成长，也可以促进生产的顺利进行。

向产科专家咨询自己是否适宜跳舞

患有糖尿病的准妈妈可适当加大运动量以控制血糖，患有高血压的准妈妈则要限制运动量，有习惯性流产史的准妈妈在妊娠早期不适宜跳舞。对于自己是否适合跳舞锻炼，准妈妈要咨询产科专家。

请有专业经验的舞蹈老师指导

有这方面专业经验的老师，能够了解女性怀孕时的生理变化，并知道准妈妈如何舞蹈才是最安全的；还会在训练前了解你的身体情况，根据身体情况来调整当天的训练活动。

根据身体调整运动量

准妈妈应该根据自己的感觉来调整自己的运动强度。如果感觉到头

散步速度以不感觉累为宜

散步的速度、距离和时间因人而异，准妈妈可根据自己的体力合理安排，以不感觉劳累为宜。

晕、呼吸急促、疼痛或者阴道出血的话，就应该立刻停止活动并且通知医生。

跳舞前喝适量的水

为了避免身体过热，准妈妈应该在训练之前、期间和之后喝充足的水，还要避免在炎热潮湿的地方跳舞。

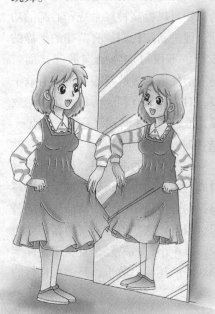

⟨⟩ 贴心小提示 ⟨⟩

如果准妈妈从来没有跳过舞，妊娠期也不必特意去学跳舞。选择自己最喜欢的运动，持之以恒，就可以了。

成功胎教与情绪调节

🌸 如何为宝宝取个可爱的昵称

怀孕5~6个月时，胎宝宝就有了听觉，准父母可以给腹中的胎宝宝取个可爱的乳名，方便与胎宝宝交流。

如何给宝宝取昵称

1 表达自己对宝宝未来人生的祝福。比如有的准父母给宝宝取名叫壮壮，希望宝宝出生后身体健康；有的给宝宝取名叫乐乐，希望宝宝一生快乐少烦恼；希望宝宝健康美丽，就给宝宝取婷婷、媛媛、丽丽、沛沛、佳佳之类的名字。

2 取个有纪念意义的昵称。比如准父母为了纪念夫妻有了爱情的结晶，就给宝宝取名叫"晶晶"。或者怀宝宝的时候，妈妈做了一个什么样的梦，都可以用来给宝宝取名，把自己的美好意愿和人生纪念都加入进去。

3 忌讳生僻字。名字是供交际使用的，否则，名字就失去了存在的价值。虽然宝宝的这个昵称是暂时使用，但是也有相当一部分家庭会将宝宝的昵称沿用到宝宝上户口。如果起名时，使用一些生僻字，一般人不知道，会影响宝宝将来的社交关系。

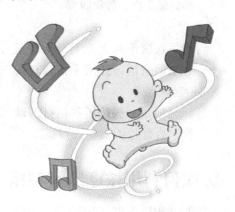

✄ 贴心小提示

准父母要经常叫胎宝宝的乳名，呼唤他，告诉胎宝宝父母对他的爱，胎宝宝会记忆深刻。宝宝出生后，当爸爸妈妈叫宝宝的乳名时，他听到曾经熟悉的名字，就有一种特殊的安全感，宝宝的烦躁、哭闹会明显减少。

抚摸胎教如何做

抚摸胎教通过轻轻抚摸、触压准妈妈的腹部，让腹中的胎宝宝感觉到父母的存在并做出反应，把父母对宝宝的关爱传达给他，在宝宝出生前就建立良好的亲子关系。

抚摸胎教的好处

抚摸胎教可以锻炼胎宝宝皮肤的触觉，促进胎宝宝的智力发育和运动神经的发育。经常受到抚摸的胎宝宝，对外界环境的反应也比较机敏，出生后翻身、抓握、爬行、坐立、行走运动方面的能力要比一般婴儿强。

孕5月抚摸胎教方法

触压拍打式抚摸胎教可以从孕4个月后，在抚摸的基础上进行。具体做法如下：

1 准妈妈平卧，放松腹部。

2 用手在腹部从上至下、从左至右来回抚摸，并用手指轻轻按下再抬起。

3 轻轻地做一些按压和拍打的动作，给胎宝宝以触觉的刺激。

抚摸胎教要注意的问题

1 进行抚摸胎教时，动作宜轻，时间不宜过长。开始时每次5分钟，等胎宝宝做出反应后，每次5~10分钟。

2 在轻拍胎宝宝时，动作一定要轻柔，准妈妈还应随时注意胎宝宝的反应，如果感觉到胎宝宝用力挣扎或蹬腿，表明他不喜欢，应立即停止。

3 有不规则子宫收缩、腹痛、先兆流产、先兆早产或曾有过流产、早产、产前出血等不良产史的准妈妈，不宜进行抚摸胎教，可用其他胎教方法替代。

贴心小提示

刚开始时，胎宝宝一般不会做出反应，准妈妈不要灰心，一定要坚持长久地、有规律地去做。一般需要几个星期的时间，胎宝宝才会有所反应，如身体轻轻蠕动、手脚转动等。

如何利用按摩缓解情绪

准妈妈因为生理、心理因素，情绪波动很大，很容易紧张、焦躁不安。有的准妈妈会乱发脾气，有的易怒，有些人则郁郁寡欢，这些情绪对腹内的胎宝宝都会产生不良影响。

准爸爸除了要了解准妈妈的多种变化之外，还应该把理解付诸行动，身体力行地帮助准妈妈对付这些不良情绪，让准妈妈觉得，怀孕真的不是她一个人在奋斗。对于妊娠纹、下肢水肿等孕期不适和变化，准爸爸可以做的有很多，按摩就是帮助准妈妈缓解这些症状的好方法之一。

准爸爸如何帮助准妈妈按摩

1 头部按摩：用双手轻轻按摩准妈妈的额头和脑后，3~5次。用手掌轻按太阳穴3~5次，可缓解头痛，松弛神经。

2 腿部按摩：把双手放在准妈妈大腿的内外侧，一边按压一边从大腿根部向脚踝处进行按摩，再将手掌紧贴在小腿上，从跟腱起沿着小腿后侧按摩，直到膝盖以上10厘米处，反复多次，可消除浮肿，预防小腿抽筋。

按摩的注意事项

1 在开始按摩前，准爸爸应先去掉戒指、手镯或手表，并搓暖双手。

2 各个部位一般按摩15分钟就行了，按摩的力度要稳定，不要时重时轻。

3 按摩要选择在舒适的、能躺开的地方进行，比如床上。

5 在开始时，要轻轻按摩，逐渐增加力量，但要保证让准妈妈感到舒服，而且动作一直要慢。

6 准妈妈处于饥饿或吃饱的状态时不要按摩。

7 准妈妈出现妊娠并发症或者其他疾病时都不宜进行按摩。

> **✎ 贴心小提示 ✎**
>
> 准爸爸在按摩时可以在手上涂些润肤油，减轻皮肤的粗糙感，让准妈妈感到更舒适。

❂ 准妈妈如何进行积极的自我暗示

在心理学上，自我暗示指通过主观想象某种特殊的人与事物的存在来进行自我刺激，达到改变行为和主观经验的目的。

积极的暗示可帮助被暗示者稳定情绪，建立自信心及战胜困难和挫折的勇气。当准妈妈情绪低落时，不妨运用积极的自我暗示，可以帮助准妈妈驱散忧郁，克服怯懦，恢复自信，激发兴奋点，把自己的心态、情绪调整到更好的状态。

准妈妈如何进行积极的自我暗示

1 选择最佳时间。我们的头脑处于半意识状态时，是潜意识最愿意接受意愿的时刻，所以，早晚睡前醒后的时间最适合进行自我暗示。准妈妈可以躺在床上，每次花上几分钟，放松身体，进行一下自我心理谈

> **✎ 贴心小提示 ✎**
>
> 消极的暗示能对被暗示者造成不良的影响。例如：有的准妈妈形成习惯性流产后，再次怀孕后，心里就会存在顾虑，担心再次流产，这种自我暗示，会成为习惯性流产重要的触发因素。

话——描述自己的天赋和能力；想象宝宝漂亮的样子；用简短的语言给自己积极有力的暗示。

2 反复运用。无论什么见解、计划、目的，只要以强烈的信念和期待进行多次反复的思考，那它必然会置于潜意识中，成为积极行动的源泉。准妈妈可以用语言，也可以用想象反复默念："我很幸福，十月怀胎是妈妈跟宝宝紧密相处的特殊时期，我要快乐地跟宝宝度过这段美丽时光。"这样一来，艰辛的十月怀胎就会变得温情脉脉，充满了温馨和亲情，也充满了一个准备当妈妈的女性的自信和奉献。

◆ 如何根据胎动规律进行母婴互动

准妈妈怀孕5个月以后，就能明显地感到胎动了。如果用手触摸腹部，胎宝宝就会在抚摸的地方踢几下。这时准妈妈就可以跟胎宝宝做亲子游戏，积极互动了。

准妈妈和胎宝宝的游戏互动方法

1 准妈妈仰躺在床上，全身尽量放松，在腹部松弛的情况下来回抚摸胎宝宝，具体做法是用一个手指轻轻按一下再抬起。有的胎宝宝能立即做出反应；有的则要过一阵，甚至过几天再做时才有反应。

2 当胎宝宝有了反应，用小手或小脚给予还击时，准妈妈可在被踢或被推的部位轻轻地拍两下，一会儿胎宝宝就会在里面再次还击，这时准妈妈应改变一下拍的位置，改拍的位置距离原拍打的位置不要太远，胎宝宝会很快向改变的位置还击。

3 准爸爸可以用手轻抚准妈妈的腹部同宝宝细语，告诉胎宝宝这是爸爸在抚摸，并同准妈妈交换感受，这样能使准爸爸更早地与未见面的胎宝宝建立联系，加深全家人的感情。

3 与胎宝宝"玩耍"时，如果能够和着轻快的乐曲，效果会更好。

4 与胎宝宝做游戏应该定时，比较理想的时间是在傍晚胎动频繁时，也可以在夜晚10点左右。但不可太晚，以免胎宝宝兴奋起来，手舞足蹈，使准妈妈久久不能入睡。每次的时间也不可过长，5~10分钟为宜。

> **贴心小提示**
>
> 很多准妈妈在摸胎宝宝时，是很自然地用顺时针或者逆时针的手势转圈抚摸。如果一直这样打圈的话，就可能造成宝宝被引导得脐带绕颈，在孕晚期更要注意。

进行音乐胎教要注意什么

高雅、优美悦耳的音乐能促进胎宝宝神经系统和感觉器官的发育，刺激胎宝宝的大脑，更好地开发智力。优美动听的音乐还能够促使准妈妈分泌出一系列有益健康的激素，以此促进胎宝宝的生长发育。

进行音乐胎教的方法

1 欣赏胎教音乐。选择胎教音乐，在距离准妈妈1~2米的地方播放。准妈妈在每天多次的音乐欣赏中，会产生许多美好的联想，如同进入美妙无比的境界，而这种感受可通过准妈妈的神经体液传导给胎宝宝。

2 哼抒情歌曲。准妈妈每天哼唱几首歌，最好是抒情歌曲，也可以是摇篮曲。唱时应心情愉快，富于感情，通过歌声的和谐振动，使胎宝宝有一种"世界是美好的"感觉，准妈妈自身也能获得感情上的满足。

如何选择胎教音乐

1 作为胎教音乐，要求在频率、节奏、力度和频响范围等方面，尽可能与宫内胎音合拍，不是准妈妈自己听一听音乐是否好听，而是看它是否经过了医学、声学的测试。准妈妈在选择胎教音乐时应慎重，最好请专业人员帮忙。

2 贝多芬的《田园》、约翰·施特劳斯的《维也纳森林的故事》、约纳森的《杜鹃圆舞曲》、罗伯特·舒曼的《梦幻曲》、瓦尔第的小提琴协奏曲《四季》、勃拉姆斯的《摇篮曲》、柴可夫斯基的《B小调第一钢琴协奏曲》，这些世界名曲都是不错的胎教音乐。

贴心小提示

准妈妈在胎动时进行音乐胎教效果更好。胎动时，说明宝宝意识是清醒的，此时跟宝宝进行各种互动和胎教，能取得更好的效果。

怎样进行"体操"胎教

准妈妈做操，适当地进行锻炼，不仅有利于保持健康的身体，使自己舒服和愉快，而且是进行间接胎教的手段之一，有利于胎宝宝身心的良好发育。体操锻炼的项目是多种多样的，准妈妈可根据自己的环境条件与身体状况，自行选择体操项目进行锻炼。

怎样帮助胎宝宝做"体操"

1 自然地坐在床上，两腿前伸呈V字形，双手放在膝盖上，上身右转。保持两腿伸直，足趾向上，腰部要直，目视右脚，慢慢数至10个数。然后再转至左边，同样数至10个数，恢复原来的正面姿势。

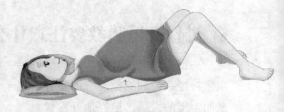

2 仰卧，双膝屈起，手臂放在身旁，肩下离床，滚向左侧，用左臀着床，头向右看，恢复原来姿势。然后滚向右侧，以右臀着床，头向左看，动作可以反复做上几次，以活动颈部和腰部。

3 跪于床上，双手双膝平均承担体重。背挺直，头与脊柱成一直线，慢慢将右膝抬起靠近胸部，抬头，并伸直右腿。然后改用左腿做这一动作。

4 骨盆运动：平卧在床上，屈膝、抬起臀部，尽量抬高一些，然后徐徐下落。

5 腹肌运动——半仰卧起坐：平卧屈膝，从平仰到半坐，不完全坐起，这节运动最好视本人的体力情况而定。

6 盆腔肌练习：收缩肛门、阴道，再放松。

7 四肢运动：站立，双臂向两侧平伸，肢体与肩平，用整个上肢前后摇晃画圈，大小幅度交替进行。

❧ 贴心小提示 ❧

在做这些动作时，要注意做好防护，运动前先喝杯水。如果动作做不到位，不可勉强。要知道，慢慢地锻炼，带着愉悦的情绪去做，比严格按规范动作去做要有意义得多。

❤ 如何培养胎宝宝的文学细胞

读一本好书，就像是与一位精神高尚的人在谈话。书中精辟的见解和分析，丰富的哲理，风趣幽默的语言，都会使人精神振奋。准妈妈相对休息时间较多，闲暇时欣赏一些好的文学作品，不但自己增长了知识，而且能培养胎宝宝的文学细胞。

适合准妈妈的文学作品

1 轻松、幽默、使人精神振奋、积极向上的作品：如《居里夫人传》《木偶奇遇记》《克雷诺夫寓言诗》《三毛流浪记》《塞外风情》《长江三日》《伊索寓言》《西游记》《儒林外史》《钢铁是怎样炼成的》，以及安徒生童话、格林童话等。

❧ 贴心小提示 ❧

为了使准妈妈心境宁静，情绪稳定，建议准妈妈不要看那些关于打斗、杀戮的作品。此外，世俗人情写得过分悲惨凄厉的文学作品也不宜看。

2 儿童文学作品：这类作品有《伊索寓言》《克雷诺夫寓言》等。欣赏此类作品的过程中准妈妈会有回到童年时代的感觉，产生童心和童趣，无形之中培植了爱子之心。《木偶奇遇记》等写得生动有趣，既幽默又富于感情色彩，不仅能化解孕期的烦乱心绪，而且有助于领悟儿童的心理特征，使自己成为一位称职的母亲。

3 优美的散文：如朱自清、冰心、余秋雨等作家的散文作品，优美隽永，耐人寻味，适合准妈妈欣赏。

4 古典诗词：如李白、杜甫、白居易、苏轼等人的诗词，美不胜收。

准妈妈在欣赏这些作品的时候，遇到优美精彩的段落，可以为宝宝朗诵一段。这可以让胎宝宝有一种安全与温暖的感觉。准妈妈可以反复念同一段给胎宝宝听，会令其神经系统变得对语言更加敏锐。

❀ 怎样进行形象意念胎教法

意念是胎教的一种重要手段，意念从某种意义上来说就是想象力。想象力每个人都有，准妈妈可以运用这种力量，将美好的愿望、祝愿传递给胎宝宝，在胎宝宝生长发育过程中起作用。

准妈妈如果经常想象胎宝宝的形象，那么未来宝宝的相貌就会和准妈妈想象中的样子比较像。因为准妈妈与胎宝宝有心理和生理上的联系，准妈妈的想象通过意念构成胎教的重要部分，并转化、渗透到胎宝宝的身心之中。另外，准妈妈在做构想时，情绪状态良好，能促进良性激素的分泌，使胎宝宝面部结构及皮肤发育良好。

形象意念胎教的方法

1 准妈妈以舒服的姿势让整个身体放松下来，自由地深呼吸，想象自己的整个身体都是新鲜的。慢慢地呼气，把紧张、压力与不快统统吐出去，准妈妈会进入更放松的状态。

2 待自己纷繁的思绪完全沉静下来后，准妈妈开始想象胎宝宝的样子，如是男孩子就体魄伟岸、气宇轩昂、高高大大；如是女孩子就身材苗条、体形标准、有一张天使般的脸庞……尽可能想象一切美好、健康、积极的因素。

这种想象能够提高准妈妈的自信心，并最大限度地激发胎宝宝的潜能，对克服妊娠抑郁症也很有效果。

❈ 贴心小提示 ❈

运用意念走神是一种常见现象，这时切忌急躁紧张，不要强迫自己集中注意力。一发觉自己走神，可以对胎宝宝说："对不起，妈妈开小差了，小宝宝不要学妈妈，要学会集中注意力。"然后，不慌不忙地将意念收回来。

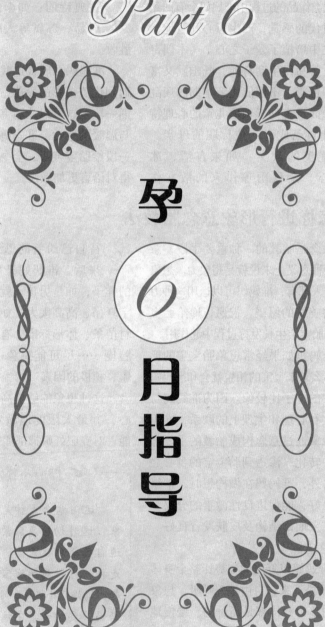

Part 6

孕 6 月指导

本月胎宝宝发育每周一查

❀ 第21周

本周胎宝宝身长约26厘米，体重约397克。这时起，胎宝宝的体重将会大幅度增加。

胎宝宝现在看上去变得滑溜溜的，他的身上覆盖了一层白色的、滑腻的物质，这就是胎脂。它可以保护胎宝宝的皮肤，以免在羊水的长期浸泡下受到损害。不少宝宝在出生时身上都还残留着这些白色的胎脂。

胎宝宝的眉毛和眼睑清晰可见，手指和脚趾也开始长出指（趾）甲，而且，胎宝宝已经能够听到妈妈的声音了。如果是女宝宝，她的阴道现在已经形成了，并且会持续发育到出生。

❀ 第22周

本周的胎宝宝身长约27厘米，体重475克左右，由于体重依然偏小，他的皮肤依然是皱皱红红的，这些皱褶也是为皮下脂肪的生长留出余地。

嘴唇、眉毛和眼睫毛已各就各位，清晰可见，看上去已经很像小宝宝的样子了。10个小手指上也已长出了娇嫩的指甲；视网膜已经形成，具备了微弱的视觉。

胎宝宝肺中的血管也在形成，呼吸系统正在快速地建立。胰腺及激素的分泌也正在稳定的发育过程中。男孩女孩各自的外生殖器已经形成。内生殖器（精巢和卵巢）也已形成，并各自开始分泌荷尔蒙。

❀ 第23周

23周的胎宝宝身长大约28.7厘米，体重大约552克，看起来已经很像一个微型宝宝了。由于皮下脂肪尚未产生，这时胎宝宝的皮肤是红红的，而且皱巴巴的，样子像个小老头。

胎宝宝在这时候会不断地吞咽，但是他还不能排便，直到出生后才会自己独立完成这件事情。胎动次数也有所增加，并且更加明显，在医院做产科检查时准妈妈可以听到十分有力的胎宝宝心跳的声音，这会使准妈妈有一种非常奇妙的体验。

此时在胎宝宝的牙龈下面，恒牙的牙胚也开始发育了，为此准妈妈要多补充些钙质，为宝宝将来能长出一口好牙打下基础。

🌰 第24周

本周末胎宝宝身长约30厘米，体重约630克，此时胎宝宝身体的比例更加匀称，头的大小约为身长的三分之一，身体开始充满整个子宫空间。

胎宝宝的听力已经形成，他可以听到妈妈说话的声音、心跳的声音以及妈妈胃肠蠕动时发出的咕噜咕噜的声音。一些大的噪声胎宝宝也能听到，比如吸尘器发出的声音、开得很大的音响声、邻家装修时的电钻声，这些声音都会使胎宝宝躁动不安。

胎宝宝大脑发育得非常快，味蕾现在可能也在发挥作用了。他的肺里面正在发育着呼吸树的分枝和肺部细胞，汗腺也在形成，心脏的搏动也增强，力量加大，骨骼、肌肉进一步发育。

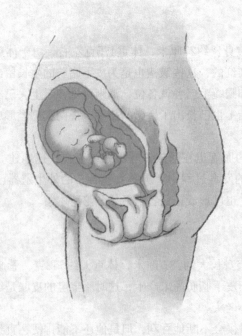

母体变化与保健

准妈妈身体有哪些微妙变化

现在已经进入怀孕的第6个月，到现在，准妈妈无论是身体、生理还是心理，都发生了一些变化，一起来看看吧。

腹部增大

准妈妈身形最明显的变化就是腹部越来越大，下腹部隆起更为突出，腰部增粗开始明显，已接近典型孕妇的体型。怀孕第6个月末，子宫底宫高达到脐上1横指，准妈妈自己用手就能准确地判断出子宫的位置。

静脉曲张

由于增大的子宫压迫，腹腔大静脉回流受到影响，大约有50%的准妈妈会发生腿部静脉曲张。准妈妈下静脉血液回流不畅，可引起双腿水肿，足、背及内、外踝部水肿，下午和晚上水肿会加重，晨起后减轻。这时准妈妈不要穿紧身衣裤，休息时注意把腿搭在椅子和靠垫上。

胎心音和胎动更加清楚

胎心音和胎动更加清楚，胎动次数增加。这一时期，胎宝宝的心跳十分有力，几乎所有的准妈妈都会感觉到。

腰背酸痛

增大的子宫使腰部负荷增加，加之腰部和腹部肌肉松弛，致使腰椎负担加重，准妈妈在坐下或站起时常感到有些吃力，腰部和背部容易疲劳，时常觉得腰酸背痛、下半身很累。同时，由于孕激素的作用，准妈妈的手指、脚趾和全身关节韧带会变得松弛。

呼吸困难

由于子宫日益增高压迫肺，准妈妈会在上楼时感到吃力，呼吸相对困难。

第四次产检要注意什么

这次产检与前几次的内容差不多，检查的内容包括体重的测量、腹围、子宫底的测量、血压的测量及尿常规化验等。医生会根据准妈妈身体各项指标的变化，来判断准妈妈的身体是否健康、胎宝宝的生长发育是否正常。

特别检查项目

1 超声波全面检查：此阶段，胎宝宝的发育已经完成，身体不大不小，正适合对胎宝宝进行一次全面的检查。过了这个阶段以后，胎宝宝将会占据整个子宫，不太容易看到他的全貌，并且即便发现畸形，也不太可能终止妊娠。

2 胎宝宝心脏共鸣检查：如果准爸爸准妈妈的直系亲属中有人患有心脏病，或者以前妊娠的胎宝宝心脏有异常，或者由于用药而担心的话，就应该进行此项检查。

本月产检注意事项

1 在用餐完两小时之后再接受检查，以保证各项指标不受胃内食物的影响。

2 在检查时，准妈妈应该告诉医生这一段时间以来，身体是否出现不适，如浮肿、体重突然增加、头痛、胃痛、恶心、尿量及次数减少等。如果有龋齿，医生会建议准妈妈在这个时期治疗。

3 这一阶段的准妈妈，子宫底高度达到脐上一横指，子宫底长度为22～25.1厘米。在尿常规的化验中，如果24小时尿蛋白超过0.3克，则属异常；如果超过5克，则提示有重度妊娠期高血压疾病。

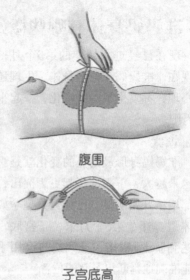

腹围

子宫底高

❀ 准妈妈如何防治小腿抽筋

很多准妈妈都会有小腿抽筋的现象，据统计，大概有50%的准妈妈偶尔会突然出现小腿抽筋。

准妈妈小腿抽筋一般都是由孕期缺钙导致的。整个孕期，准妈妈对钙的需求量增加，并且会随着胎宝宝的生长发育不断增加，因此，不少准妈妈在孕早期小腿抽筋通常不明显，可到了孕中期和孕晚期，则会不断地加重。

━━❀ 贴心小提示 ❀━━

一旦抽筋发生，准妈妈应该立即站在地面上蹬直患肢；或是坐着，将患肢蹬在地上，蹬直；或请身边亲友将患肢拉直。总之，使小腿蹬直、肌肉绷紧，再加上局部按摩小腿肌肉，即可以缓解疼痛，甚至使疼痛立即消失。

此外，如果准妈妈受寒了或者休息不好，也会出现小腿抽筋的现象。

防治小腿抽筋的方法

1 在饮食上多吃含钙质食物，如牛奶、孕妇奶粉等。五谷、果蔬、奶类、肉类食物都要吃，并合理搭配。适当进行户外活动，接受日光照射。必要时可在医生的指导下加服钙剂和维生素D。

2 若天气较冷则要注意腿部的保暖，临睡前可以用温水泡脚，睡觉时可以用热水袋来暖被褥，将腿部垫高可以防止抽筋的发生。

3 避免长时间的站立和走路，每走或者站一会儿要坐下休息一下，以减轻双脚的负担，避免双脚过度劳累。平时走路可以有意识地让脚后跟先着地，小腿伸直时脚趾弯曲些不往前伸，能够减少抽筋的发作。

❀ 准妈妈肥胖对母子有何不利影响

不少人认为，准妈妈是应该肥胖的，因为"一人吃，两人补"，准妈妈越胖胎宝宝就会长得越好。这种传统观念是错误的，准妈妈肥胖不仅影响自己的健康，也对胎宝宝不利。

准妈妈肥胖带来的危害

1 肥胖使准妈妈并发妊娠期高血压疾病的可能性大大增加，严重的妊娠高血压疾病可能会导致妊娠中止。

2 肥胖的准妈妈患妊娠期糖尿病的概率比一般孕妇增加4倍。妊娠期糖尿病可增加产褥感染、产后出血、早产、巨大儿、胎儿畸形的发生率，死胎及新生儿死亡率亦较高，有部分患者可能于5～10年后转为真性糖尿病。另外，巨大儿通过阴道分娩时可出现胎儿臂丛神经损伤、锁骨骨折、颅内出血等，而产妇则会有严重的产道撕裂伤甚至骨折等。

3 肥胖使准妈妈发生流产、难产和死胎的可能性大大增加，新生儿的死亡率也明显高于正常体重的新生儿。

4 肥胖会造成腹肌无力，容易引起孕妇宫缩无力，分娩困难，准妈妈常常需要施行剖宫产。肥胖同样给剖宫产手术带来许多不便，增加了准妈妈出现手术意外、麻醉意外的风险。

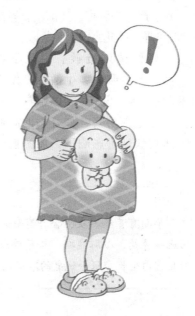

准妈妈要控制饮食

准妈妈如果因为暴饮暴食或运动不足等导致体重增加，那么准妈妈只是皮下脂肪增多而已，与胎宝宝体重的增加并没有直接的联系。所以，准妈妈要学会控制饮食，在食物的选择方面，应尽量选择健康、天然的食品，如蛋、新鲜蔬菜、鲜奶、鱼、瘦肉等，而不是选一些热量高的垃圾食品。此外，还要坚持做些适当的运动。

🌑 胎宝宝宫内生长受限的原因与诊断

胎宝宝宫内生长受限，也叫作胎盘功能不良综合征，是指孕37周后，胎宝宝出生体重小于2500克，或低于同孕周平均体重的两个标准差。胎宝宝宫内发育迟缓不仅影响胎宝宝的正常发育，而且影响儿童期及青春期的体能与智能发育。

胎宝宝宫内生长受限的主要原因

1. 遗传因素：40%的胎宝宝宫内生长受限来自双亲遗传因素，尤以母亲遗传影响较大。

2. 妊娠并发症：严重贫血、多胎妊娠、严重心脏症、产前出血等并发症状可导致胎儿宫内生长受限。

3. 准妈妈孕期接触有害化学物品、X线照射，生活及工作周围环境污染等，也有一定的影响。

4. 慢性血管疾病：如妊娠期高血压疾病，可影响子宫胎盘血流及其功能，胎宝宝因长期缺血和营养不良，造成宫内生长受限。

5. 营养因素：准妈妈营养不良，尤其是蛋白质和能量不足，或缺乏微量元素等。

6. 胎盘因素：如胎盘发育不良、胎盘功能下降、脐带过长或扭转打结等。

胎宝宝宫内发育迟缓诊断检查

1. 产前检查：在孕28周后每周测量宫高，连续两次小于正常的第10百分位数，或准妈妈体重连续三次不增长者，应怀疑胎宝宝宫内生长受限。

2. B超检测胎宝宝的双顶径、胸围、腹围、股骨长度等指标，小于正常值则应该怀疑胎宝宝宫内生长受限。

贴心小提示

孕期有营养不良，合并有妊娠期高血压疾病、多胎、羊水过多、孕期出血、肾病、心肺疾病、糖尿病或感染等的准妈妈以及过去有先天畸形或胎儿宫内生长受限分娩史的准妈妈，发现异常就应该及早去检查。

怎样预防胎宝宝宫内生长受限

预防胎儿宫内生长受限，应从怀孕之前开始。

特殊人群及早诊断染色体病及先天畸形胎儿

1. 准妈妈年龄大于35岁，或准爸爸年龄大于45岁。

2. 准父母有染色体异常或已生育过染色体异常儿。

3. 近亲中有先天愚型或其他染色体病者。

4. 有性连锁遗传病家族史，或已生育过一个性连锁遗传病儿的准妈妈。

5. 有反复流产、死胎死产的准妈妈。

6. 已生过神经管缺陷、代谢异常病及血液病儿的准妈妈。

早期诊断胎儿宫内感染

做风疹病毒、巨细胞病毒及弓形虫感染等检查，若为阳性，须注意有无胎儿宫内生长受限。

注意营养

加强营养，不偏食，多食富含蛋白质、维生素的食物，如豆类、肉类、鱼、贝类以及新鲜的蔬菜水果等。准妈妈尤其须注意补充叶酸和氨基酸，多吃西红柿、胡萝卜、花椰菜、油菜、小白菜、扁豆、豆荚、蘑菇、小麦胚芽、糙米等食物。

酌情补充微量元素

微量元素的缺乏与胎儿发育迟缓关系密切，准妈妈缺铜也可引起胎儿发育迟缓。早期检查头发或血中微量元素的含量很有必要。动物的瘦肉、干坚果及海洋性食品中含微量元素丰富，准妈妈注意补充，往往有事半功倍之效。有条件的准妈妈可服用维生素及微量元素制剂。

> **贴心小提示**
>
> 有内科疾病及浮肿的准妈妈，应该增加侧位卧床休息的时间，以增加胎盘血流量，使胎儿发育良好。

怀双胞胎准妈妈怎样防治合并症

双胎妊娠其妊娠期及分娩期并发症与合并症较单胎妊娠明显增多，如处理不当则会严重影响准妈妈及胎宝宝健康，甚至发生生命危险。因此确诊为双胎妊娠的孕妇更应加强围产期保健，使准妈妈和胎宝宝安全地度过妊娠与分娩这一特殊时期。具体措施有以下几个方面：

加强营养

两个胎宝宝生长所需营养量较大，如准妈妈营养摄入不足，会影响胎宝宝生长发育和母体健康，因此准妈妈应增加营养的量与质，还要注意基本营养素搭配合理。

预防贫血

双胎妊娠合并贫血发病率约为40%，应常规补充铁剂及叶酸。贫血严重者需在医生指导下治疗。

预防流产与早产

双胎妊娠由于子宫腔相对狭窄，胎盘血液循环障碍，其流产发生率较单胎妊娠高2~3倍，因此应加强孕期保护与监护。因双胎妊娠子宫过度膨胀，易发生早产，故应于妊娠中期后注意休息，避免房事，并提前4周做好分娩前的准备工作。

预防产后出血

因双胎妊娠子宫过于膨胀，易发生宫缩乏力，造成产后出血而危及母体生命安全。故双胎妊娠的孕妇，一定要住院分娩，并注意预防和及时治疗产后出血。

加强孕期检查

双胎妊娠的准妈妈高血压妊娠期疾病较单胎妊娠的发病率高3倍，子痫则高5倍，因此应加强孕期检查，及早发现疾病，及时治疗。

贴心小提示

双胎妊娠胎宝宝发育较单胎妊娠相对差些，新生儿体重大多低于2500克，因此应注意预防呼吸窘迫综合征、新生儿硬肿症、吸入性肺炎等新生儿疾病，并应为新生儿喂养做好充分的思想和物质准备。

❀ 准妈妈心悸和呼吸困难怎么办

孕中期时，不少准妈妈会感觉平时毫不费力的动作，这时做起来累得心咚咚地跳，呼吸急促，要大口喘气，有时还会出现脉律不整。

准妈妈出现心悸和呼吸困难的原因

怀孕后准妈妈的血容量比怀孕前增加约1500毫升，其中血浆增加大于红细胞的增加，由此可出现因血液稀释而造成的生理性贫血，这类贫血可以使血液携带运送氧气的能力降低。

此外，怀孕后准妈妈的新陈代谢加快，在孕中期后，机体耗氧量增加1%~2%，由此必须通过加快与加深呼吸来得到保障（肺的通气量增加约4%）。

另外，妊娠后期增大的子宫迫使心脏向左上移位，膈肌活动幅度也减少，由此使心肺负荷加重。所以，在妊娠中晚期，准妈妈在活动量增加时，易于出现心悸、气急等情况。

准妈妈心悸和呼吸困难怎么办

1 特别注意不要勉强去做什么事情，上下楼梯要慢慢地走，

贴心小提示

准妈妈假如常常出现这些症状，尤其是症状持续时间长且程度重，并且伴有眩晕和浮肿，要加以重视，要及时到医院进行检查。

不要急匆匆地迈步。如果发生心悸和呼吸困难，要停下来休息，有条件时可卧床（不要仰卧）休息一会儿。

2 保持良好的心态，适时排解压力，做到劳逸结合。

3 要注意呼吸新鲜空气，平时进食清淡的饮食，多吃蔬菜及水果。

4 保证充足的睡眠。睡眠中人体肌肉细胞彻底松弛，减少了不必要的能量消耗，使身心得到全方位的放松。

♦ 准妈妈容易发生眩晕怎么办

不少准妈妈在睡醒、久坐、久蹲之后要起身站立时，会突然一阵眩晕，状况轻微者可能只会短暂地晕个几秒钟就恢复了，但严重者则可能会因严重眩晕而失去知觉，导致摔倒，可能造成脑部或身体受伤。

准妈妈容易发生眩晕的原因和应对办法

准妈妈容易发生眩晕的原因	表现症状	应对办法
供血不足，血压偏低。准妈妈常常会发生供血不足、大脑缺血的情况，妊娠的早中期，由于胎盘形成，血压会有一定程度的下降。血压下降，流至大脑的血流量就会减少，造成大脑血供应不足，使大脑缺血、缺氧，从而引起头晕	一般在突然站立或乘坐电梯时可能会晕倒	准妈妈要避免久蹲久坐后突然站立。这种一时性的脑供血不足，一般孕7月时即可恢复正常
进食过少，血糖偏低，运输到脑组织的糖就相对减少，由于脑组织不能进行无氧糖酵解，随之会发生缺血反应，导致脑活动受影响，出现低血糖昏厥	有时发作性头晕，伴有心悸、乏力、冷汗，一般多在进食少的情况下发生	早餐应多吃牛奶、鸡蛋等食物，随身带些糖，一旦头晕发作时，马上吃糖，可使头晕得以缓解
体位不妥，压迫血管。这类准妈妈的头晕属于仰卧综合征，是妊娠晚期由于子宫增大压迫下腔静脉导致心脑供血减少引起的	一般在仰卧或躺坐于沙发中看电视时容易头晕昏厥	避免仰卧或半躺坐位，即可防止头晕发生。如发生头晕，应马上侧卧

🌰 准妈妈应如何预防尿路感染

由于女性特殊的生理特点和怀孕期间的身体变化，孕期很容易发生尿路感染，发生率高达7%~10%。严重的尿路感染对准妈妈和胎宝宝的危害很大，准妈妈要注意预防尿路感染。

预防尿路感染的方法

1. 准妈妈要养成多饮水的习惯，饮水多，排尿多，尿液可以不断冲刷泌尿道，使细菌不易生长繁殖。

2. 要特别注意外阴部清洁，每次排尿后必须擦干外阴部残留的尿液，否则细菌很容易繁殖。

3. 饮食宜清淡，可吃冬瓜、西瓜、青菜等清热利湿的食物，也可用莲子肉、赤豆、绿豆等煮汤喝，既有利于减少尿路感染的发生，又可以保胎养胎。

4. 裤子要宽松，太紧的裤子会束压外阴部，使得细菌容易侵入尿道。最好每天换一次内裤，内裤要用纯棉制品，煮沸消毒，并经日晒最好。

5. 保持大便通畅，以减少对输尿管的压迫。大小便后，都要用流动水（最好是温开水）从前向后冲洗阴部，然后用煮沸过的干净毛巾从前向后擦干净。

6. 睡觉时应采取侧卧位，以减轻对输尿管的压迫，使尿流通畅。

🎀 贴心小提示 🎀

准妈妈最好每月都去医院做一次尿液检查，如果确诊患了尿路感染，一定要尽量在早期彻底治愈，不要任病情继续发展。治疗时准妈妈一定跟医生说明怀孕的情况，以便医生选择对胎宝宝无害的药物。

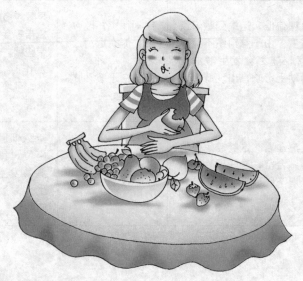

饮食营养跟进

🌸 不同季节如何保证饮食健康

季节的变化导致自然界气象万千，时时影响着人体的生理、病理，准妈妈更容易受到影响。准妈妈要随季节的变化，适时调节饮食，以适应准妈妈、胎宝宝的需要。

春季

中医认为，春季对应着肝脏，此时肝气旺盛，而酸味入肝。酸味食物会让本来就偏旺的肝气更旺。肝气旺就容易损伤脾脏的功能，因此，春季要少吃一些酸性的食物。

由于甘味入脾，因此甜味的食物可以补脾脏，可多吃一些大枣、山药等补脾食物，可补充气血、解除肌肉的紧张。

夏季

夏天，暑湿之气使人食欲降低，消化功能减弱。因此，在膳食调配上，准妈妈宜少食辛甘燥热食品，以免过分伤阴；可多食甘酸清润之品，如绿豆、西瓜等，可多吃豆制品。此外，准妈妈在饮食上要经常变换花样，改变传统的、常规的做法，以增进食欲。

秋季

秋季干燥，养生重在润肺，适合平补，准妈妈可以多吃芝麻、核桃、糯米、蜂蜜、甘蔗等，起到滋阴润肺养血的作用。还要适当多吃些酸味的水果，如石榴、葡萄等。

冬季

冬天气候寒冷，准妈妈可多吃热食，但不宜过量食用燥热之物，以免导致内伏的阳气郁而化热。此时，准妈妈口味可稍重些，适当多食一些肉类，如鱼、炖肉等。因此季节绿叶蔬菜较少，准妈妈应注意摄取一定量的蔬菜，如胡萝卜、油菜、菠菜、绿豆芽等，以免缺乏维生素。

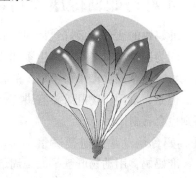

🌰 准妈妈夏季如何吃西瓜

夏季最解渴的水果当属西瓜。准妈妈也是可以时常吃些西瓜的，不仅可以补充体内的营养消耗，而且能更好地满足宝宝营养摄取的需要。但是为了自身和胎宝宝的健康，一定要有讲究地吃西瓜。

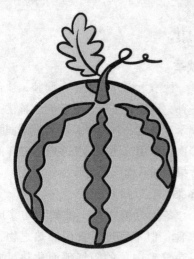

准妈妈吃西瓜要适量

准妈妈每天吃西瓜最多不要超过200克，因为如果吃西瓜太多，就会摄入过量糖分。由于孕期女性内分泌发生了生理性变化，体内胰岛素相对

不足，对血糖的稳定作用下降，造成糖在血液中的浓度偏高，易发生妊娠期糖尿病，而妊娠期糖尿病是引发孕妇流产和早产的一个重要原因。

准妈妈不要吃"冰西瓜"

在冰箱内冷藏的西瓜由于温度过低，吃了可能会引起胃肠疾病，严重的甚至会引发宫缩，导致早产。

饭前或饭后别吃瓜

西瓜中大量的水分会冲淡胃液，在饭前及饭后吃都会影响食物的消化吸收，而且饭前吃大量西瓜又会占据胃的容积，使正餐吃得偏少，影响对营养素的摄取。

糖尿病患者少吃西瓜

患有感冒或肾病尤其是糖尿病的准妈妈最好少吃西瓜，因为这样会加重病情。尤其是患糖尿病的准妈妈，吃西瓜一定要在医生指导下进行，切不可随心所欲，以免病情加重，影响准妈妈及胎宝宝的身体健康。

🌰 准妈妈如何健康食用动物肝脏

准妈妈的饮食中最好包括动物肝脏，因为肝脏含有丰富的维生素和微量元素，是孕妇食谱中必不可少的食品。但是，食用动物肝脏要有讲究，否则也会有副作用。

准妈妈食用动物肝脏要适量

准妈妈食用动物肝脏一般一周最

好不要超过一次，一次不要超过50克，仅仅将其作为一个配菜为宜。

要选择新鲜肝脏

准妈妈在选择猪肝时，要注意观其颜色、闻其气味。正常猪肝应新鲜清洁，无异味，呈红褐色或淡棕色，无胆汁，无水泡，表面光洁润滑，略带血腥味。

烹调时要煮熟炒透

烹调时切忌"快炒急渗"，更不可为求鲜嫩而"下锅即起"。要做到煮熟炒透（使猪肝完全变成灰褐色，看不到血丝才好），以确保食用安全。

注意食物搭配

动物肝脏内含有丰富的锌、锰、铜等微量元素，若与维生素C片同食，会发生化学反应，导致维生素C被氧化生成脱氢抗坏血酸而失去正常

功效。吃动物肝脏特别是猪肝时，应少吃含饱和脂肪酸高的其他食物，如荤油、肥肉、奶油、黄油、全脂奶等，这些食物中的饱和脂肪酸可促进人体对猪肝中胆固醇的吸收。

            贴心小提示

动物肝脏切成片以后，要放在清水中浸泡，反复换水，也可以切开后，在开水里焯一遍，然后再烹调。

🖤 不能混着吃的食物有哪些

准妈妈在丰富餐桌的同时，还要了解某些食物搭配的禁忌，以免食用后不舒服。

下面就为准妈妈列举一些不能混着吃的食物。

1 虾蟹类和维生素：虾、蟹等食物中含有五价砷化合物，如果与含有维生素C的生果同食，会令砷发生变化，转化成三价砷，也就是剧毒的砒霜，危害甚大。长期食用，会导致人体中毒，免疫力下降。

2 菠菜和豆腐：菠菜中的叶酸会和豆腐中的氯化镁、硫酸钙结合形成难以被人体吸收的叶酸镁和叶酸钙，容易引起结石。

3 牛奶和巧克力：牛奶中的钙会和巧克力中的叶酸结合成叶酸钙，影响钙的吸收。

4 白萝卜和胡萝卜：胡萝卜中所含分解酶会破坏白萝卜中的维

生素C。

5 牛肉和栗子：牛肉和栗子混着吃不易消化，而且还会降低栗子的营养价值。

6 白萝卜和橘子：二者中的某些成分相互作用可抑制甲状腺的作用，若长期将这两种食物混着吃容易诱发甲状腺肿大。

7 西瓜和羊肉：两者同吃会使脾胃功能失调，伤元气。

8 甘薯和柿子：二者同食会形成难溶性的硬块，即胃柿石，可

            贴心小提示

鲜牛奶在煮沸时不要加糖，牛奶中含有的赖氨酸在加热条件下能与果糖反应，生成有毒的果糖基赖氨酸，有害于人体，所以，应该煮好牛奶后等牛奶稍凉再加糖。

能会引起胃胀、腹痛、呕吐，严重时可导致胃出血等。此外，甘薯还不宜与香蕉同食。

9 韭菜和菠菜：二者同食有滑肠作用，易引起腹泻。此外，韭菜不可与蜂蜜同食。

准妈妈能不能吃火锅

火锅作为一种大众菜深受人们的青睐，特别是在寒冷的冬天，一家人围坐在一起，边吃边交流，热气腾腾，其乐融融。但是，如果准妈妈也想加入其中的话，那就要讲究吃火锅的方法了。

最好在自己家吃

准妈妈喜爱吃火锅，最好自己在家准备，汤底及材料可以自己安排，食物卫生，营养更有保证。

食物要充分煮熟后再吃

火锅原料多是羊肉、牛肉、猪肉等，还有海鲜、鱼类。这些生肉片中都可能含有弓形虫的幼虫以及畜禽的寄生虫。它们虫体极小，寄生在畜禽的细胞中，肉眼是看不见的。而吃火锅时，人们习惯把肉片放到煮开的汤料中烫一下即吃，这短暂的加热不能杀死幼虫，进食后可能造成感染。孕妇受感染后可能会累及胎宝宝，严重者可发生流产、死胎、胎儿脑积水、无脑儿等。因此，准妈妈吃火锅，一定要把肉煮透后才能吃。

避免吃烫食

人的口腔、食管和胃黏膜比较柔嫩，一般只能耐受50℃~60℃的温度，超过这一温度时容易引起黏膜烫伤，而火锅的温度一般接近于100℃，刚从火锅取出的鲜烫食物温度较高，准妈妈要注意避免烫伤。

火锅太远勿强伸手

假如火锅的位置距自己太远，不要勉强伸手取食物，以免加重腰背压力，导致腰背疲倦及酸痛，最好请丈夫或朋友代劳。

贴心小提示

吃火锅时，避免用同一双筷子取生食物及进食，这样容易将生食上沾染的细菌带进肚里，而造成腹泻及其他疾病。

节假日准妈妈应注意哪些饮食问题

准妈妈在节假日里不能像其他人那样狂欢，在饮食上尤其要多加注意。

不要暴饮暴食

节假日人们日常的作息规律常被打乱，有时候起床晚了连早餐也不吃了，睡醒后，处于十几个小时的空腹状态，紧接着就是集中在午餐吃，甚至暴饮暴食，这样会增加肠胃负担。饮食过饱还可能导致急性胃肠炎、急性胰腺炎、胆囊炎等多种消化系统疾病发生。

节假日的时候食物往往有油腻、过咸或不易消化的特点。如果是患有糖尿病、高血压、消化不良等病症的准妈妈，在节假日期间应保持平时之忌口。

储存食物防变质

节前，不少家庭往往会大量采购食物，准妈妈一定要考虑冰箱的大小、就餐人数和室外气温变化，谨防食物变质。任何在室温下保存2小时以上的食物或长时间暴露在空气中的食物，食用时一定要慎重。如果怀疑生鲜水果和蔬菜洗不干净，一定要坚持煮食、烹调或者削皮后食用。

节假日期间家里食品的量会比较多，剩下的饭菜回锅时未能煮透，也容易引起食物中毒。以肉类为例，如果烹调温度达不到100℃，就不能杀死其中的寄生虫和病菌。

贴心小提示

如果在饭店就餐，剩余菜品带回家时也要注意生熟食品分开存放，生的鱼类、肉类应和其他加工过的熟食分开包装。回家后，食品应包装或盖好后储存，不要将热食物放入冰箱，这样会使冰箱内温度升高。

🌸 如何通过调整饮食预防妊娠期糖尿病

临床资料数据显示，有2%～3%的准妈妈在怀孕期间会发生妊娠期糖尿病，多发生于妊娠的中晚期，且多见于肥胖和高龄产妇。预防妊娠期糖尿病，控制饮食是关键。

避免摄入过多的糖分

少吃含糖高的食物，包括饮料、蛋糕、冰激凌、巧克力和水果等。准妈妈孕期若吃了过多甜食，会增大患妊娠期糖尿病的风险。

少量多餐

一次进食大量食物会造成血糖快速上升，若准妈妈空腹太久时，体内容易产生酮体，所以建议少量多餐，将每天应摄取的食物分成5～6餐。特别要避免晚餐与隔天早餐的时间相距过长，所以睡前可补充点食物。

补充维生素和矿物质

多吃蔬菜补充维生素；经常吃些含铁和含钙高的食物，如牛奶、鱼、虾皮、蛋黄等以补充矿物质。

多摄取高纤维食物

多摄取高纤维食物，如以糙米或五谷米饭取代白米饭，增加新鲜蔬菜水果的摄取量等，这些做法可以帮助控制血糖。

贴心小提示

要注意运动，准妈妈千万不要懒惰，每天最好的运动就是散步，饭后要走走，把多余的糖分变成能量释放出去，就不会存在血管中，这也是预防糖尿病的好方法。

日常起居与运动

🌰 准妈妈身体逐渐变笨重，日常姿势有哪些要求

随着怀孕周数的增加，准妈妈肚子逐渐向前突出，身体重心发生变化。准妈妈必须保持正确的姿势，充分注意日常的动作，才能充分保证自己与宝宝的安全。

站立的姿势

准妈妈站立时，两腿平行，两脚稍微分开，把重心压在脚心附近比较不容易疲劳。

行走的姿势

抬头，伸直脖子，挺直后背，绷紧臀部，使身体重心稍微前移，使较大的腹部抬起来，保持全身平衡行走。

坐姿

保持背挺直，背紧贴靠背，椅子的靠背可以支撑腰背部，也可以放一个小靠垫在腰背部；双腿不要交叉，将两脚放在小凳子上，有利于血液循环。

上下楼梯的姿势

准妈妈上下楼梯时，不要猫腰或是过于挺胸腆肚，只要伸直背就行。要手扶楼梯栏杆，不要被隆起的大肚子遮住视线，要看清楚楼梯台阶，将脚的全部放在楼梯台阶上，一步一步地慢慢上下，不要用脚尖踩楼梯台阶，这样容易摔跤。

下蹲拿放东西的姿势

将放在地上的东西拿起时，注意不要压迫肚子。不要采取不弯膝盖、只倾上身的姿势，那样容易造成腰疼。应该以屈膝、安全下蹲、单腿跪下的姿势，把要拿的东西紧紧靠住身体，再伸直双膝拿起。拿棉被等大件物品时，要蹲下身体压在一条腿上，然后再站起来。

睡姿

妊娠中期以后，由于肚子大起来，准妈妈采取仰卧的姿势就会感到有点不舒服，这时候，采取侧卧位比较舒服。当腿脚疲劳或浮肿，有静脉曲张时，把叠成两折的坐垫放在腿下，把腿垫高，这样睡眠效果会更好。

🌰 准妈妈如何测量腹围与宫高（一）

妊娠子宫的增大有一定规律性，表现为宫底升高，腹围增加，因此，从宫高的增长情况也可以推断妊娠期限和胎宝宝发育情况。

测量宫高的方法

准妈妈排尿后，平卧于床上，用软尺测量耻骨联合上缘中点至宫底的距离。一般从怀孕20周开始，每4周测量一次；怀孕28~35周，每2周测量一次；怀孕36周后，每周测量一次。测量结果画在妊娠图上，以观察胎宝宝发育与孕周是否相符。

宫高正常值表

妊娠周数	手测宫高	尺测子宫长度
满20周	脐下一横指	18（15.3~21.4）厘米
满24周	脐上一横指	24（22.0~25.1）厘米
满28周	脐上三横指	26（22.4~29.0）厘米
满32周	脐和剑突之间	29（25.3~32.0）厘米
满36周	宫底最高，在剑突下二横指	32（29.8~34.5）厘米
满40周	剑突与脐之间，胎头下降入骨盆，宫底下降回复到32周末水平	33（30.0~35.3）厘米

宫高值偏高的可能原因

◎ 怀过孕的准妈妈，腹部肌肉可能会比大多数女性更松弛，会使宫高值偏高。

◎ 子宫平滑肌瘤。

◎ 双胞胎或多胞胎。

◎ 羊水过多。

—❧ 贴心小提示 ❧—

如果准妈妈宫高比相应怀孕周数的平均值大或者小2厘米以上，就需要进行一次超声波检查找出原因。

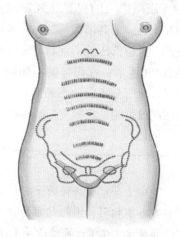

妊娠周期与宫底高度

◎ 宝宝的位置比较高，在准妈妈骨盆上方，这可能是臀位宝宝或者是前置胎盘造成的。

◎ 宝宝比一般的宝宝大。

宫高值偏低的可能原因

◎ 如果准妈妈的个子偏小或是有很

健美的腹肌，那么最初的宫高测量值可能会偏低些。

◎ 宝宝个头比较小，但是非常健康。

◎ 宝宝发育不良。

❀ 准妈妈如何测量腹围与宫高（二）

准妈妈的宫高、腹围与胎宝宝关系密切。做产前检查时每次都要测量宫高及腹围，以估计胎宝宝宫内发育情况，同时根据宫高妊娠图曲线了解胎宝宝宫内发育情况，评估是否生长受限或巨大儿。

腹围的测量方法

腹围测量应该从孕16周便开始，每周一次。用皮尺（以厘米为单位），取立位，以肚脐为准，围绕脐部水平一圈，测得数值即为腹围。

腹围过大的可能情况

1 多胎妊娠：怀孕中晚期准妈妈腹围增大的程度与妊娠的月份明显不符，但其增大的速度是循序渐进的，且腹部压迫的症状较轻，腹围超过100厘米；在腹部的不同部位听诊时，可听到不同速率的胎心音。这种情况就可能是双胎或多胎妊娠。

2 巨大儿：妊娠期腹围逐渐增大，到怀孕晚期，准妈妈腹围增大的程度超过正常范围，与妊娠月份明显不符，但孕妇压迫症状较轻，脐部的腹围大于100厘米，这时要警惕胎宝宝过大。

学会自我监测

在孕20周以后，医生会建议准妈妈在进行产前检查的同时，还应进行自我监测，以便随时了解胎宝宝的生长情况，保证胎宝宝的正常发育。

孕期自我监测的方法很多，常用的方法有：测胎动、听胎心及检查子宫底的高度。如果发现胎动、胎心音或子宫底高度出现异常，或与妊娠月份不符，则可能说明胎宝宝有缺氧、生长受限或存在其他不正常情况，甚至可能表明胎宝宝有危险，准妈妈应该及时到医院做进一步的检查。

❀ 贴心小提示 ❀

由于每位准妈妈的子宫位置可以向前倾、向后倾，再加上准妈妈高矮胖瘦各不相同，因此相同的妊娠月份肚子大小不会都是一样。发现腹围、宫高数值不正常，应该请医生评估，不用过于担心。

准妈妈可以睡凉席吗

凉席通过热传导的方式吸收了人体的部分热量。准妈妈的身体较常人虚弱，出汗较多，由于毛孔是张开的，睡凉席极易受风寒，因此，一般不建议准妈妈睡凉席，特别是体寒的准妈妈，最好不要睡凉席。

不过，如果准妈妈身体健康，而且睡凉席的时候采取适当的保护措施，例如，在凉席上铺一张薄的床单等，则有利于防暑降温，保证睡眠质量。

选择藤、蔺草、亚麻面料的凉席

亚麻是一种有天然香气的香料植物，其香气对细菌的生长有抑制作用，对虫类有杀伤力。亚麻凉席就是采用天然亚麻纤维为原料，经高技术加工防缩精制而成，有凉爽透气，无静电，无化学成分，吸湿散热快，不粘皮肤，柔软舒适和凉血安神的优良作用。

藤席经久耐用，是最好的凉席之一。藤性暖，有吸汗、透气、防虫蛀的特点，对身体有利。同时藤席质软耐磨、弹性好，睡在上面感觉非常清凉舒适，特别适合准妈妈。

草席透气、吸湿、不易发霉，不生虫。草席有除异味、除螨的作用，而且清洁方便，降温性一般，很适合准妈妈。

这几种材料的凉席都具有较好的吸湿性和透气性，凉度适宜，不仅对准妈妈皮肤的损伤小，而且可最大限度地减少因使用凉席导致的腹泻。

贴心小提示

选购凉席时，可以采用闻、看、摸三步法选购适合自己的凉席。一要闻凉席的气味是否清香，气味清香表明材质新鲜，是新编制的产品；二要看凉席整体颜色是否统一，是否有斑点、霉点、虫孔或者毛刺；三要摸摸看手感是否平整均匀。

怎么预防静电对准妈妈身体的伤害

静电对准妈妈有一定的危害，不过准妈妈不用担心，只要采取相应的措施，就可以避免静电的危害。

居室环境

居室内尽可能避免使用化纤地毯，要经常开窗，进行通风换气，以增加室内湿度。干燥季节使用加湿器或在房内放一盆冷水，增加空气湿度。卧室内尽量不放或少放家电，避免人体与电器在近距离产生电场而碰触起静电。

衣物穿着

化纤尼龙织物是人体静电产生和积聚的主要场所，所以要避免穿化纤类衣物，特别是在冬季。在洗涤衣物时也应当使用防静电的洗涤剂或加入适量柔顺剂，来防止静电的产生。

饮食营养

胡萝卜、卷心菜、西红柿等，可以提高血液的酸度，维持人体正常的电解质平衡；香蕉、苹果、猕猴桃等含有大量维生素C，有抗细胞氧化和保护细胞膜电位正常工作的功效。准妈妈应该适当食用这些食物。

皮肤保湿

若皮肤表面异常干燥，电阻值增大，会导致局部有大量电荷堆积。在这种情况下，人体与其他物体的接触容易产生正负电荷，造成静电。准妈

妈洗澡后，要使用高效保湿的润肤霜锁住水分，特别是容易干燥的部位，如手肘、膝盖等，要加大用量，多涂一些。

∽ 贴心小提示 ∽

梳头的时候最容易产生静电，特别是使用塑料梳子时，准妈妈最好选择不会产生静电的牛角梳或木梳。此外，经常洗头保持清洁，不仅能使头部的血液循环正常，也能防止静电的发生。

❀ 准妈妈日常护肤需注意

1 清洁：准妈妈孕期皮肤十分敏感，每次洗脸时应使用温和无皂基的洁面产品，例如一些药妆品牌纯植物提取的洗面奶和洁肤水等。

2 抗干：有些准妈妈在怀孕期间的皮肤角质层增厚，使得面部特别干燥，因此选用纯天然保湿产品护理是日常护肤的重点。

3 防斑：约1/3的准妈妈会在孕期产生妊娠斑，若因而使用含汞含铅的祛斑产品可能会"加害"了宝

宝。因此，建议准妈妈尽量使用母婴系列护肤品或者纯天然产品来控制色斑的发展。

4 防晒：这是准妈妈最需要注意的，怀孕期间的肌肤会对光特别敏感，因此无论居家或外出都要防晒。很多准妈妈把不注意防晒引起的晒斑当作妊娠斑，结果孕后怎么也无法消除，遗憾不已。另外，准妈妈应尽量选择纯物理防晒(以二氧化钛、氧化锌为物晒剂)产品，安全有效果。

∽ 贴心小提示 ∽

感觉嘴唇干燥时，准妈妈要改掉不良的舔唇习惯。当用舌头舔嘴唇时，由于外界空气干燥，唾液带来的水分不仅会很快蒸发，还会带走唇部本来就很少的水分，造成越干越舔、越舔越干的恶性循环，严重的甚至会使嘴角处的皮肤出现色素沉着，留下一圈红色，十分难看。

5 简单：日常护肤步骤一定要简单，不要给皮肤造成负担，应尽量选用天然温泉水和护肤品来护理。

🌰 如何打造利于睡眠的卧室环境

随着胎宝宝一天天长大，准妈妈的身体也变得越来越沉重，休息好对准妈妈来说也越来越重要，这时候，重新打造一个有利于准妈妈睡眠的卧室环境是很有必要的。

温度

居室中最好保持准妈妈感觉舒适的温度。温度太高，会使人头昏脑涨或烦躁不安；温度太低，则容易感冒。

湿度

居室中最好保持一定的湿度。湿度太低，使人口干舌燥，鼻干流血；湿度太高，使被褥发潮，人体关节酸痛。所以，冬季室内太干时，可在暖气上放水盆，炉上放水壶或洒水；室内太湿，可以放置去除潮湿的木炭或打开门窗通风。

声音

噪声不利于准妈妈的健康和胎宝宝的发育，它会使准妈妈心烦意乱，会使胎宝宝不安，甚至脑功能发育受挫。但是，过于寂静会使准妈妈感到孤独、寂寞，使胎宝宝失去听觉刺激，所以，二者均不可取。家中可以经常放一些有益的胎教音乐。

灯光

灯光应以柔和为原则。为了出入方便而又不影响睡觉气氛，床头最好安一盏起夜灯，这样既能满足照明的需要，又不会过于亮眼，刺激视觉，影响睡眠。

颜色

卧室的色调要以宁静、和谐为主旋律。色彩宜淡雅一些，太浓的色彩难以取得满意的效果，如果房间偏暗、光线不足，最好选用浅暖色调。

贴心小提示

居室中的一切物品设施要便于准妈妈日常起居，消除不安全的因素。把日常用品、衣服、书籍放在准妈妈随手可得之处，不需爬高爬低。各样物品的摆放要整齐稳当，以免准妈妈碰着磕着，光滑地面要有防滑设备，如防滑垫，以免摔跤。

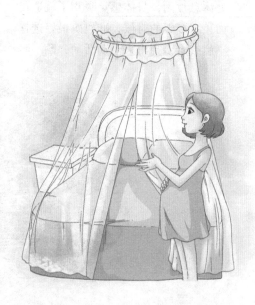

准妈妈宜进行日光浴吗

日光浴可以促进胎宝宝的发育，但是，日光浴要适度，过多地贪图享受日光浴是会影响准妈妈和胎宝宝的健康的。

准妈妈日光浴的好处

1 晒太阳能促使皮肤在日光中紫外线的照射下制造维生素D，进而促进钙质吸收。怀孕时准妈妈适当地进行日光浴，有益于对钙的吸收。

2 降低胎宝宝罹患多发性硬化症概率。多发性硬化症是一种神经系统疾病，患者自身免疫细胞会错误攻击神经元髓鞘，造成患者出现视觉障碍、肌肉无力等症状。

准妈妈如何进行日光浴

准妈妈冬天晒太阳应选择阳光温和的地方，慢慢加长日晒时间，可由十几分钟逐渐增至半小时，每天不要超过半小时，最好晒一会儿就到阴凉处休息片刻，身体感觉暖和了就适可而止。夏天的时候，准妈妈最好选择早晨或者傍晚出来活动活动，晒一晒太阳，并要穿宽松的衣服。阳光强烈的时候不要进行日光浴。

日光浴过度的危害

1 长斑，患皮肤癌风险增高。在怀孕时，体内刺激黑素细胞的激素含量要比平时高，使色素更容易沉着。长期暴露于紫外线照射中不但会加剧皮肤的老化，还会增加患上一种名为黑色素瘤的皮肤癌的危险。日光浴可使孕妇脸上的色斑点加深或增多，出现妊娠蝴蝶斑或使之加重。假如准妈妈脸上已经出现黄褐斑，就表示皮肤已经对日晒有了强烈的反应，需要多加注意了。如果此时再进行日光浴，黄褐斑可能会更多。

2 日光对血管有扩张作用。长时间的日光浴会加重准妈妈的静脉曲张，因此准妈妈在烈日下外出活动时，还要注意防护，如戴草帽、太阳镜和用伞具等遮挡紫外线。

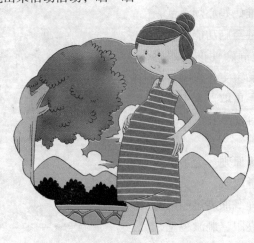

准妈妈怎样锻炼骨盆底肌肉

骨盆底肌肉承载着准妈妈的尿道、膀胱、子宫和直肠。增强骨盆底的肌肉力量，可以减轻压力性尿失禁，缩短第二产程的时间。

骨盆底肌肉练习还能促进准妈妈直肠和阴道区域的血液循环，预防痔疮，加快会阴侧切或会阴撕裂伤口的愈合。如果新妈妈在产后经常坚持进行骨盆底肌肉练习，不仅有助于新妈妈对膀胱的控制，而且会增强新妈妈阴道的弹性，让新妈妈产后的性生活更加幸福。

骨盆底肌肉练习方法

1. 平躺，双膝弯曲。练习时，把手放在肚子上，可以帮助确认自己的腹部保持放松状态。

2. 收缩臀部的肌肉向上提肛。

3. 保持骨盆底肌肉收缩5秒钟，然后慢慢地放松，5~10秒后，重复收缩。

4. 每天做3次，每次练习3~4组，每组10次。

骨盆底肌肉练习注意事项

1. 在开始锻炼之前，要排空尿液。如果必要的话，可以垫上护垫接住遗漏的尿液。

2. 运动的全程，照常呼吸，保持身体其他部位的放松。

3. 准妈妈可以将洗干净的一个手指放入阴道，如果在练习的过程中，手指能感觉到受挤压的话，就表明锻炼的方法正确。

4. 随着骨盆底肌肉的不断增强，准妈妈可以逐渐增加每天练习的次数，并延长每次收紧骨盆底肌肉的时间。

❦ 贴心小提示 ❧

准妈妈最好在刚怀孕时就开始盆底肌肉运动，产后也应该继续进行。如果准妈妈还没有开始做骨盆底肌肉练习，建议从现在就开始进行，并且要一直坚持下去，成为伴随准妈妈一生的好习惯。

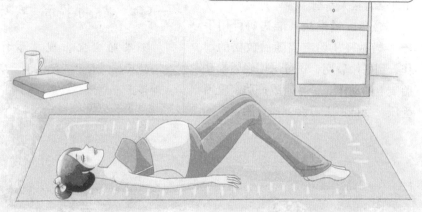

成功胎教与情绪调节

❧ 如何帮助胎宝宝做运动

帮助胎宝宝在子宫里做运动训练，会有助于他出生后的运动能力的发展。

帮宝宝做运动的方法

1 抚摸法：准妈妈仰卧在床上，头部不要太高，全身尽量放松；双手捧住肚子里的胎宝宝，从上到下、从左到右来回做抚摩的动作。以上动作反复10次后，用食指或中指轻轻点触宝宝，并注意观察宝宝的反应。刚开始，宝宝可能并不出现明显的反应，但经过一段时间，待手法娴熟后，宝宝便能出现较明显的回应。不过，每个胎宝宝的反应速度和程度可能会有很大差别。

2 轻压、慢推法：准妈妈可用手指做轻压胎宝宝随后放松的动作，到妊娠后期，还可采用轻缓推动胎宝宝的动作。一开始或许胎宝宝因受压、受推不太习惯，一旦胎宝宝熟悉了准妈妈的手法后，也就会接受这种爱抚，主动地配合运动。这时，如果再加上准妈妈轻柔的说话声，效果会更好。

帮宝宝做运动的注意事项

1 准妈妈手法要有规律，动作要轻柔，时间不宜过长，每次以5~10分钟为宜。

2 最好在晚上9点到10点时开始练习，这时胎宝宝的活动较为频繁。

3 运动练习要循序渐进，一开始以每周3次为宜，逐渐根据具体情况增加次数。

> **✂ 贴心小提示 ✂**
>
> 如果胎宝宝出现"拳打脚踢"的反应，表示不舒服了，应该立即停止。

❀ 如何录制宝宝胎心音

录制胎心音，不但可以和胎宝宝交流情感，而且，准妈妈可以将录制的胎心音刻碟，作为永久的纪念，或作为宝宝长大后的礼物，很有意义。

如何录制宝宝胎心音

1 准妈妈排空小便，仰卧在床上，两腿伸直。

2 准爸爸开启电脑，打开录音机：开始——附件——娱乐——录音机。

3 将对录线的一头插入声卡的Line-in口。如果没有Line-in口使用麦克风的插口也可以。

4 准爸爸戴上耳机，启动胎心仪，将胎心仪的探头表面均匀涂上适量医用耦合剂紧贴在准妈妈肚脐右下方两指的腹壁上，静心地听。找到宝宝胎心的位置后保持胎心仪位置不变，拔下耳机插头。

5 将对录线另一端插头接入胎心仪，然后启动电脑录音机程序的录音功能（点红色圆点开始录音，终止后点中间三角为播放，然后可以另存一下以便保存）。

6 录完音后，点"播放"，就可以即时听到录下来的胎心音了。

这时录制的声音效果一般不是很好，有很大的杂音。不过没有关系，点菜单中的"效果"——"滤波器"——"降噪"，即可去掉录音时的杂音。重新播放，即可听到纯净的胎宝宝的胎心音了。

如何选购胎心仪

1 选择通过国家质检的产品。胎心仪一般都是采用多普勒原理探测，如果辐射不是在安全范围以内，不利于宝宝健康。

2 观察胎心仪的设计是否合理美观，是否节能环保、操作简单。

❀ **贴心小提示** ❀

Windows XP系统的录音机最长录制长度为60秒，如果想录制超过60秒长度的声音，可以找其他录音软件，如wavecn等。也可以使用其他工具将胎音音频转换为mp3、wma格式，这样文件体积更小。

❀ 准妈妈如何做腹式呼吸消除紧张

妊娠6个月的准妈妈要学会腹式呼吸，这种呼吸法不仅能给胎宝宝输送新鲜的空气，使在子宫中越来越感到拥挤的胎宝宝正常地发育，而且可以镇静准妈妈的神经，消除紧张与不适，在分娩或阵痛时，还能缓解紧张心理。

腹式呼吸的方法

准妈妈背部挺直，全身放松，双手轻放在腹部，想象胎宝宝正居住在一个宽广的空间，慢慢地用鼻子吸气。此时肺部及腹部会充满空气而鼓起，但还不能停止，仍然要使尽力气来持续吸气，不管有没有吸进空气，只管吸气再吸气，然后屏住气息4秒，再缓缓地将身体内的空气全部吐出来。

吐气的时候要比吸气的时候用力，宜慢且长而且不要中断。每天做2~3次，每次10~20分钟。

腹式呼吸的注意事项

1 呼吸最好用鼻子，不要用口。

2 保证呼气吸气的比例是1:1，不要憋气。

3 尽量拉长呼吸的周期，如果不会拉长呼吸，可以采用补吸和补呼的方式，也就是在吸满（或呼出）一口气之后再有意识地扩张（或收缩）腹部。这种方法可以补充气体的体积，帮助练习更有效。

4 呼吸过程中如有口津溢出，可徐徐下咽。

❧ 准爸爸如何赞美准妈妈

很明显，人都喜欢听好话，赞美更加能激发人内心积极的情绪。生活中我们会随时地对别人进行赞美，这是人际交往的良好互动。而对于准妈妈，赞美能够带给她良好的情绪，有利于母体的健康和胎宝宝的发育。

准妈妈最需要准爸爸的赞美

女人天生都是爱美的动物，当准妈妈艰难地挺着肚子，不惜牺牲身材与容貌，孕育你们的爱情结晶的时候，准爸爸应该毫不吝啬地告诉准妈妈，她是全世界最美丽的女人！

准爸爸要让准妈妈知道，怀孕后她有一种别样的美，告诉她你喜欢她现在这个样子。给她一个拥抱，或者

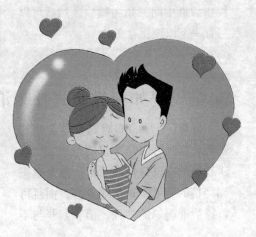

将耳朵安静地贴伏在准妈妈的肚子上，享受一下温馨的甜蜜，这都可以帮准妈妈找回自信。

赞美准妈妈的方法

1 理解准妈妈情绪上的种种变化，并及时给准妈妈安慰。准妈妈心绪不佳时，准爸爸要耐心劝慰，并多留一些时间陪伴准妈妈。

2 当准妈妈因体形容貌发生改变而郁郁不乐时，准爸爸要鼓励准妈妈，告诉准妈妈现在很漂亮，在自己眼中是最美的女人。

3 带准妈妈去逛逛商场，给她买件漂亮的孕妇装，准妈妈试衣服时，准爸爸要告诉准妈妈穿什么样的孕妇装最好看。

贴心小提示

如果准妈妈怀孕后身材较胖，在准妈妈吃东西的时候，准爸爸一定不要当她面表现出对她食量的担心，那样会让准妈妈以为你嫌弃她太胖。如果觉得准妈妈吃得太多了，在提及此类问题的时候一定要注意时机和场合。

🌑 如何培养胎宝宝的好习惯

习惯对人们日常活动的影响随处可见。有些人经常因为某些好习惯而受益，而一些人又因为不良习惯而深受其害。正因为如此，人们赞扬好的行为习惯，而讨厌不良的习惯。

如果准妈妈想培养胎宝宝的好习惯，在孕期就应自觉养成各种良好的习惯，因为早在胎宝宝时期一个人的某些习惯就已经基本养成，胎宝宝的生活习惯会在母亲腹内就受到母亲本身习惯的影响，而潜移默化地继承下来。这并不是凭空想象，而是经过实践证明的事实。

瑞士儿科医生苏蒂尔曼博士曾对新生儿的睡眠类型进行了实验，结果证明：新生儿的睡眠类型是在胎宝宝期由母亲所决定的。他将准妈妈分为早起和晚睡两种类型，然后分别对她们所生的孩子进行调查，结果是早起型母亲所生的孩子生下来就有早起的

贴心小提示

俗话说"江山易改，本性难移"，也就是说，人一旦养成了一种习惯，想改变成另外一种习惯是很困难的。如果准妈妈本身生活无规律、习惯不好，那么从怀孕起就一定要努力保持一个良好的习惯，这样才能培养具有良好习惯的胎宝宝。

习惯；而晚睡型母亲所生的孩子，一生下来就有晚睡的习惯，此项研究直接表明了胎宝宝出生前母子之间就存在感觉相通的例证。

准妈妈应该注意养成哪些好的习惯

◎ 讲礼貌，尊老爱幼，待人热情，富有爱心。

◎ 讲卫生，爱护环境。

◎ 不挑食，不偏食，吃饭时坐姿端正，细嚼慢咽。

◎ 睡眠规律，不赖床，不熬夜。

◎ 多用脑，勤于思考。

🌑 准妈妈的心理影响胎宝宝的性格

人的性格雏形来源于胎儿期，在整个怀孕的过程中，准妈妈的心理和情绪的变化，会直接影响胎宝宝性格的形成和发展。

理想的优秀准妈妈

这些准妈妈的心理和情绪状况良好，对宝宝的到来充满期待和深深的爱。这样，在整个怀孕过程中，这些准妈妈的感觉最好，分娩的过程也会比较顺利，而在这种情况下出生的宝宝的身心发展都很好。

有些矛盾的准妈妈

这些准妈妈可能在家人或朋友面前对于妊娠是喜欢的，但内心的潜意识却有着抗拒的成分，有些甚至连准妈妈自己也没有发现，但是胎宝宝可以察觉到母亲情绪细微的变化或是潜意识里的排斥情绪。这样的胎宝宝往往在出生后会有胃肠方面的健康问题，性格会变得自私、冷漠或是自卑。

比较淡漠的准妈妈

这些准妈妈并不想要宝宝，但是在潜意识中对宝宝有着一定的渴望。这种复杂的心理会被胎宝宝敏感地察觉到，这样胎宝宝在出生后也会变得比较冷漠，喜欢睡眠，活动不积极。

不及格的准妈妈

这样的女性不想要宝宝，整个情绪和潜意识都传达着这样的信息。一旦怀孕后，这样的准妈妈会出现各种状况，容易生病，并有着较高的流产和早产的概率。这样的胎宝宝出生后体重会比其他的宝宝轻，情绪也很不稳定，很可能会出现各种心理疾病。

❧ 贴心小提示 ❧

吵架，特别是准妈妈发怒时的大声哭喊能引起胎宝宝不安和恐惧。准妈妈在此时会分泌大量的去甲肾上腺素，使血压上升，胎盘血管收缩，引起胎宝宝缺氧，影响胎宝宝的身心健康。

❀ 准爸爸如何当好准妈妈的"开心果"

怀孕后，准妈妈容易情绪波动，常常处于一种紧张、焦虑、不安的情绪中，所以孕期准妈妈更渴望得到无微不至的心理关怀。那么，准爸爸如何帮助准妈妈缓解孕期心理状况，做好准妈妈孕期的"开心果"呢?

给准妈妈和胎宝宝讲故事

如果准爸爸在准妈妈睡觉之前能给她讲一个故事的话，可以分散缓解准妈妈的不适感，同时还可以培养给孩子讲故事的能力。

给家里来次清洁

给家里来次清洁，不是简单地将垃圾堆到一边，而是认真地将家里的每个角落都打扫一下，如清洁炉具、灶台、床底等。

一起做运动

准爸爸可以空出一些时间来陪伴准妈妈运动，不要担心准妈妈不灵活，准妈妈的快乐只是在于准爸爸能够跟自己一起分享，所以准爸爸能够陪伴准妈妈时间越多就越好。

继续献殷勤

给准妈妈写一封信，告诉她20项你爱她的原因等。在信封写上你自己的特有地址然后附上一些小礼品等，浪漫和傻气两者的结合肯定能够给她带来无限的温暖。

帮助准妈妈剪指甲

剪指甲不属于极具创意的方法。事实上，这种方法也最能够给准妈妈提供一种安全感，即使多几次也不为过。准妈妈看到准爸爸能够为自己做这种女性才做的事情会很开心。

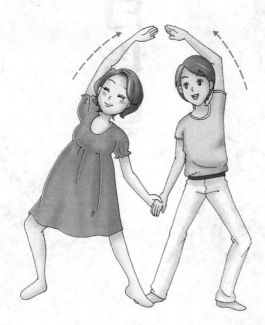

Part 7

孕 7 月指导

本月胎宝宝发育每周一查

● 第25周

此时胎宝宝体重稳定增加，与上周相比又长了100克左右，大约已有722克了，身长大约31厘米。

胎宝宝皮肤很薄而且有不少皱纹，全身覆盖着一层细细的绒毛，几乎没有皮下脂肪，样子像个小老头，但身体比例还是很匀称的。

这时胎宝宝大脑细胞迅速增殖分化，体积增大，这标志着胎宝宝的大脑发育将进入一个高峰期。这时准妈妈可以多吃一些核桃、芝麻、花生之类的健脑食品，为胎宝宝大脑发育提供充足的营养。

● 第26周

现在胎宝宝的体重在815克左右，身长约为32.5厘米。皮下脂肪开始出现，但并不多，胎宝宝还是显得瘦瘦的，全身覆盖着一层细细的绒毛。

此时胎宝宝开始有了呼吸动作，当然并不会真的吸入空气，胎宝宝的肺部尚未发育完全。

这个时候胎宝宝的大脑对触摸已经有了反应，而且胎宝宝的视觉也有了发展，他的眼睛已能够睁开了，睫毛也已经完全长出来了。如果用一个打开的手电筒照射准妈妈的腹部，胎宝宝就会自动把头转向光亮的来处，这说明胎宝宝视觉神经的功能已经在起作用了。

这时候的胎动已经比较有规律了，胎宝宝有时会在妈妈的肚子中闹得翻天覆地，有时候还会让自己翻一个身，这时准妈妈的肚子看上去凹凸不平。

● 第27周

这一周的胎宝宝体重已有907克左右了，身长大约已达到33.8厘米。

此时胎宝宝听觉神经也已发育完全，对外界声音刺激的反应也更为明显。

准妈妈可以继续为他讲故事或者给他听音乐，这会让准妈妈和胎宝宝都感到平静和愉快。

很多胎宝宝此时已经长出了头发。如果是男孩，他的睾丸尚未降下来；如果是女孩则已经可以看到突起的小阴唇。

胎宝宝的气管和肺部还未发育成熟，但是胎宝宝的呼吸动作仍在继续，这对他将来真正能在空气中呼吸是一个很好的锻炼。

第28周

胎宝宝体重已有1000克左右，身长约为35厘米，几乎已经快占满整个子宫空间。

胎宝宝大脑已相当发达，逐渐可以控制自己的身体了。大脑皮层已变得发达，大脑发育进入第二个高峰期，已经发育形成的脑神经细胞可传导脑神经细胞的兴奋冲动。内耳与大脑发生联系的神经通路已接通，对声音的分辨能力提高了。

男孩的阴囊明显，睾丸已开始由腹部往阴囊下降；女孩的小阴唇、阴核渐渐突起。胎宝宝有时的眼睛既能睁开也能闭上，而且已形成了自己的睡眠周期。有趣的是，胎宝宝有时会把自己的大拇指或其他手指放到嘴里去吸吮。

这时胎宝宝的活动可能比较频繁，他会用小手、小脚在你的肚子里又踢又打，有时还会让自己翻个身，把你的肚子顶得一会儿这里鼓起来，一会儿那里又鼓起来。也有的胎宝宝相对比较安静。胎宝宝的性格在此时已有所显现。

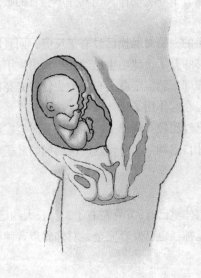

母体变化与保健

🔹 准妈妈身体有哪些微妙变化

腰部疼痛

进入妊娠的第7个月，准妈妈腹部隆起明显，身体为保持平衡要略向后仰，腰部易因疲劳而疼痛。同时受激素水平的影响，髋关节变松弛，会导致准妈妈步履艰难。

易发生便秘和痔疮

由于胎盘的增大、胎宝宝的成长和羊水的增多，准妈妈的体重迅速增加，肚子感到分外沉重。增大的子宫压迫盆腔静脉，便秘和痔疮会随之而来。

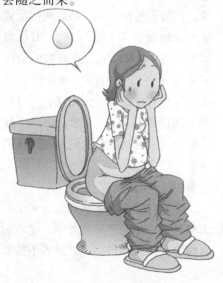

浮肿、高血压和蛋白尿

准妈妈的心脏和肾脏的负担明显增加，有些人可发生浮肿、高血压和蛋白尿，这些是妊娠期高血压疾病的主要表现，尤其值得引起警惕。同时，这时期准妈妈贫血发生率增加，准妈妈务必做贫血检查，若发现贫血要在分娩前治愈。

妊娠纹更加明显

由于腹部越来越大，准妈妈会发现自己腹部的妊娠纹更加明显并且增多。有时准妈妈还会感觉眼睛发干，畏光，这些都是正常的现象，不必担心。

水肿

由于增大的子宫压迫了下腔静脉，使血液回流受阻，准妈妈腿部会出现水肿的现象。但如果水肿比较明显，整个小腿或眼睑、手等都有明显的水肿，则有发生妊娠期高血压疾病的可能，要看医生。为了缓解水肿和下肢静脉曲张，应尽量把腿抬高，比如坐在沙发上看电视或休息时，把腿放在沙发墩上。手和胳膊也尽量放在高处，这样可减轻水肿程度。

🌸 第五次产检要注意什么

第五次产检的主要项目包括：乙型肝炎抗原、梅毒血清试验、产科检查、尿常规等。

乙肝筛查是重点

此阶段最重要的是抽血检查乙型五项，目的是要检查准妈妈本身是否携带原或已感染乙型肝炎。

梅毒血清试验

要再次确认准妈妈前次所做的梅毒反应是呈阳性还是阴性反应，这样才能在宝宝未出生前即为准妈妈做彻底治疗。

筛查妊娠期糖尿病

筛查前空腹12小时，将50克葡萄糖粉溶于200毫升水中，5分钟内喝完，喝第一口开始计时，1小时后抽血查血糖，血糖值≥7.8mmol/L为糖筛查异常，需进行葡萄糖耐量试验。

葡萄糖耐量试验(OGTT)方法：先空腹抽血查血糖，然后于5分钟内喝完300毫升含75克葡萄糖的糖水，喝第一口开始计时，分别于1小时、2小时、3小时后抽血查血糖。

本月产检注意事项

1 若准妈妈的乙型肝炎抗原呈阳性反应，一定要告知产科医师，由医生做出相应处理，以免新生儿遭受感染。

2 做葡萄糖耐量试验时，在试验前需要准妈妈空腹12小时，检查前3日正常进食。

🌸 怎样减轻耻骨联合疼痛

骨盆是一块圆形的骨头，从两侧至前面中央会合，而这个前端中央的部分就叫作耻骨。耻骨是两片骨头，中间有空隙而非紧靠在一起，两片骨头间靠几个韧带构成的纤维软骨性的组织连接起来，这个区域就叫耻骨联合。

耻骨联合疼痛的原因

在怀孕的时候，弛缓素和黄体素这两种激素可以帮助韧带松弛，使得骨盆的伸缩性变大，以给予胎宝宝更多的生长空间，并有利于分娩之进行，因此耻骨联合分离几乎会发生在所有准妈妈身上。

一位未怀孕的女性，其两片耻骨间的正常距离为4~5毫米，一旦怀孕，在激素的作用下，两者间的距离至少会增加2~3毫米。因此，若耻骨间宽度在9毫米以下，在妊娠的情况下是属于正常的范围，通常没有症状，即便有疼痛也不太明显；一旦两者之间的距离超过9毫米，则属于耻骨联合过度分离，就会引起较严重的疼痛。

耻骨联合疼痛的症状

疼痛自臀部或髋部开始，向下沿大腿外侧、小腿至足背外侧，呈放射性疼痛或持续性钝痛，严重者下肢肌肉痉挛，活动受限，甚至走路都受影响。

如何减轻耻骨联合疼痛

1 适当休息，少活动，必要时可用托腹带托起增大的子宫，减少腰肌的受力。

2 坐姿时在背后放置腰枕，让腰部有一个着力点。避免双腿张开的跨坐。

3 睡觉时将一个枕头放置于两腿间。

4 站立或者移动时要尽量对称，避免一边用力。

> **贴心小提示**
>
> 一般来说，耻骨联合分离所造成的骨盆腔不舒服，大多数会在几周内就有明显改善，若长期觉得不舒服，则需要请求医生帮助。

◆ 宝宝脐带绕颈要紧吗

脐带的一端连于胎宝宝的腹壁脐轮处，另一端附着于胎盘。在空间并不大的子宫内，胎宝宝借助脐带悬浮于羊水中，胎宝宝会翻滚打转，经常活动。有的胎宝宝动作比较轻柔，有

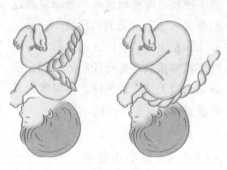

脐带缠绕

的胎宝宝特别喜爱运动，动作幅度较大时有可能会发生脐带缠绕。

脐带绕颈的危害

脐带绕颈的发生率比较高，如脐带绕颈松弛，准妈妈可不必担心，其实，胎宝宝是非常聪明的，当他感到不适时，会采取主动方式摆脱窘境。脐带缠绕较紧时，他就会向别的方向运动，寻找舒适的位置，左动动、右动动，当他转回来时，脐带缠绕就自然解除了。

当然，如果脐带绕颈圈数较多，胎宝宝自己运动出来的机会就会少一些。如果脐带绕颈过紧，可使脐血管

> **贴心小提示**
>
> 有些准妈妈认为脐带绕颈的胎宝宝都需要剖宫产，其实也不一定。在分娩过程中，如果脐带绕颈不紧，脐带有足够的长度，则不需要剖宫产。只有绕颈圈数多且紧，脐带相对过短，胎头不下降或胎心有明显异常时，才考虑是否需要手术。

受压，致使血循环受阻或胎宝宝颈静脉受压，使胎宝宝脑组织缺血、缺氧，造成宫内窘迫甚至死胎、死产或新生儿窒息。

如何照顾脐带绕颈的胎宝宝

1. 坚持数胎动，发现胎动过多或过少时，及时去医院检查。因为若脐带缠绕过紧，会导致宝宝缺氧，而宝宝缺氧最早期的表现是胎动异常，即胎动会明显减少或异常增加。

2. 坚持做好产前检查，及时发现并处理胎宝宝可能出现的危险状况。

3. 要注意减少腹部震动，保持睡眠左侧位。

如何自我辨别妊娠糖尿病

妊娠期糖尿病是临时形成的糖尿病，是怀孕期间体内不能产生足够水平的胰岛素而使血糖升高的现象。妊娠期糖尿病一般容易发生在孕期的第28周左右，因为此时胚胎生长较快，大量激素可以抵抗胰岛素的分泌。这种形式的糖尿病在大龄准妈妈中更普遍，大多数在分娩后就消失。

自我辨别妊娠期糖尿病

妊娠期糖尿病最明显的症状是"三多一少"，即多吃、多喝、多尿，但体重减轻，还伴有呕吐。这种呕吐可能会变成剧吐，即严重的恶心、呕吐，甚至会引起脱水及电解质紊乱。

妊娠期糖尿病另一个常见的症状是疲乏无力。这是因为摄入的葡萄糖不能被充分利用，而分解代谢又增快，体力得不到补充的缘故。

此外，患妊娠期糖尿病的准妈妈妊娠期间还可以出现外阴瘙痒及外阴念珠菌感染，症状重时可出现酮症酸中毒伴昏迷。

患病准妈妈要控制好血糖

对于高度怀疑糖尿病的孕妇，应该接受糖筛查。确认患上了妊娠期糖尿病，准妈妈也不用过于担心，只要在医生的指导下控制好血糖，对于胎宝宝和母体一般是没有危险的。

但如果血糖得不到好的控制，对准妈妈和胎宝宝都有很大的危害。主要表现在母体血糖过高，血糖会通过胎盘进入胎宝宝周围的环境中，对于母体和胎宝宝均有潜在的危险。对于妊娠期糖尿病不进行控制的孕妇，会有生出过大宝宝的风险，也可能会发展成妊娠期高血压疾病。

> **贴心小提示**
>
> 高龄、有家族糖尿病遗传史或者有过不好的生产经验的，如流产、胎死腹中、羊水过多、早产、胎儿先天畸形、产下巨婴等状况的准妈妈，更容易患妊娠期糖尿病。

准妈妈如何防早产（一）

早产是指在满28孕周至37孕周（196～258天）的分娩，占分娩数的5%～15%。准妈妈正确预防早产十分重要。

预防感染

感染是引发早产的第一因素，预防早产，首要是防感染。不管是呼吸系统感染、肠道感染，还是阴道炎、宫颈炎等生殖道感染，一旦波及羊膜，很容易引起胎膜早破，导致早产。所以，准妈妈一要少吃生冷食物、隔夜饭，少外出就餐，以避免急性肠胃炎和腹泻；二要多喝水，防感冒；三要穿棉质、宽松的内衣裤，一天一换，每天用温开水清洗外阴。准妈妈一旦出现外阴瘙痒、白带增多等问题，要及早到医院做检查。

孕32周后禁止性生活

妊娠早、中及晚期的前几周，健康的准妈妈还是有权享受性爱的，但到达32周后，请切记禁止性生活。这既是为了防止感染妇科炎症，又是为了避免腹压过大或刺激太强引起宫缩，进而引发早产。

关注子宫收缩

容易发生早产的准妈妈应该尝试学习以手去感觉下腹部子宫的收缩。如果每小时子宫收缩超过4～5次，表示子宫收缩的次数增加，子宫变得不稳定，有发生早产的可能性，需要卧床休息或进一步处理。若卧床休息无法改善，应尽快与医护人员联络或至医院就诊。

> **贴心小提示**
>
> 准妈妈要保证营养全面，多喝牛奶，吃动物肝脏等，必要时补充铁、钙等制剂，防止铁、铜等微量元素缺乏引起早产。多吃膳食纤维丰富的新鲜蔬菜、水果，防止便秘，以免排便困难诱发早产。

准妈妈如何防早产（二）

羊水过多易早产

如果爱吃甜食，不爱活动，就有可能发生羊水过多。羊水过多，导致子宫张力过大，容易早产。准妈妈除了定期做围产保健外，一旦感觉呼吸困难、乏力、心慌时，要及早到医院做B超查查羊水多少。一旦查出羊水过多，准妈妈除了积极治疗原发病，多卧床休息以外，必要时可以在妊娠中晚期时采取抽羊水治疗，减少羊水量，以免造成准妈妈长期呼吸不适，甚至引起胎儿宫内缺氧、早产等。

双胎、多胎、胎位不正易早产

怀双胞胎、多胞胎的准妈妈，都是早产的高危人群。除了注意休息、避免剧烈活动以外，这类准妈妈即便没有什么不舒服的，也最好提前在妊娠36周入院。

胎位不正防早产

胎位不正的准妈妈也要当心早产，建议无不适症状者于妊娠38周入院待产。不过，臀位、横位这两种胎位不正的准妈妈，如果不存在脐带绕颈的问题，妊娠30周左右可以在医生指导下试试"膝胸卧位"，纠正胎位不正。

宫颈口松弛易早产

准妈妈如果曾发生过反复流产等，最好在孕前检查时进行常规超声检查或宫颈扩张试验，孕中期溢液特别多的准妈妈也要及时行超声检查，测定宫颈长度及内口宽度，以便及时发现宫颈口松弛，及早治疗。对于宫颈口松弛的准妈妈来说，随着妊娠月份的增大，胎儿的重量可能超过宫颈口的承受力，易导致颈管扩张、胎囊破水，这是反复早产甚至自然流产的较常见的原因之一。建议准妈妈妊娠14~16周进行宫颈口缝合手术，就能解除这一早产、流产的隐患。

贴心小提示

准妈妈一旦出现下腹坠胀、疼痛、阴道有血性分泌物等早产征兆，应卧床休息，及早就医。

🖤 有习惯性流产的准妈妈如何安胎

妊娠不足20周，胎宝宝体重不足500克而中止妊娠者，称流产。习惯性流产是指连续发生3次以上者。患有习惯性流产的准妈妈，在孕晚期采取正确的安胎措施十分重要。

生活规律

早晨多吸新鲜空气，并参加适当的活动，以不感觉累为宜；作息要有规律，每日保证睡够8小时，条件允许可午睡；要养成定时排便的习惯，还要适当多吃富含纤维素的食物，以保持大便通畅。

合理饮食

准妈妈要注意选食富含各种维生素及微量元素、易于消化的食品，如各种蔬菜、水果、豆类、蛋类、肉类等。胃肠虚寒者，慎食性味寒凉的食品，如绿豆、白木耳、莲子等；体质阴虚火旺者，慎食雄鸡、牛肉、狗肉、鲤鱼等易使人上火的食品。

保持心情舒畅

一部分自然流产是因为准妈妈中枢神经兴奋所致。因此，准妈妈要注意调节自己的情绪，尽量保持心情舒畅，避免各种不良刺激，消除紧张、烦闷、恐惧心理，尤其不能大喜大悲、大怒大忧，否则对胎宝宝的生长发育是非常不利的。

注意个人卫生

准妈妈应勤洗澡、勤换内衣，但不宜盆浴、游泳，沐浴时注意不要着凉。要特别注意阴部清洁，可每晚用洁净温水清洗外阴部，以防止病菌感染。

慎房事

对有自然流产史的准妈妈来说，妊娠3个月以内、7个月以后应避免房事，习惯性流产者此期应严禁房事。

饮食营养跟进

❂ 各种米类对胎宝宝发育有何益处

不同种类的米营养价值不尽相同，如果准妈妈各种米经常换着吃，则可以补充各种营养素，对准妈妈和胎宝宝的健康大有好处。

各种米所含营养素及功效

种 类	营养素	保健功效
粳 米	粳米就是普通大米，含有人体必需的淀粉、蛋白质、脂肪、维生素B$_1$、烟酸、维生素C及钙、铁等营养成分	可以提供人体所需的营养、热量
糙 米	蛋白质、脂肪、维生素含量都比精白米多	富含纤维素，助消化
黑 米	黑米含有蛋白质、脂肪、B族维生素、钙、磷、铁、锌等物质，营养价值高于普通稻米	能明显提高人体血色素和血红蛋白的含量，有利于心血管系统的保健，有利于胎宝宝骨骼和大脑的发育
糯 米	含有蛋白质、脂肪、糖类、钙、磷、铁、维生素B$_2$等营养成分	补中益气，健脾养胃，对食欲不佳、腹泻有一定缓解作用
小 米	富含蛋白质、脂肪、糖类、维生素B$_2$、烟酸和钙、磷、铁等营养成分	非常易被人体消化吸收，有养胃的功效

❧ 贴心小提示 ❧

黑米比较难煮烂，做成干饭又特别硬，最好是煮粥吃，既利于消化，又利于充分吸收其中的营养。此外，孕期不要食用薏米。

🌸 哪些食物让准妈妈吃出好心情

有些食物中的营养素可以刺激人体产生某些可以影响人心情的化学物质，为我们制造出健康愉悦的情绪。所以，准妈妈想要拥有好心情，可以从不同的食物着手。

营养素	营养功效	含此营养素的食物
色氨酸	色氨酸被人体吸收后，能合成神经介质5-羟色胺，使人心情变得平静、愉快	鱼肉、鸡肉、蛋类、奶酪、燕麦、香蕉、豆类及其制品等
酪氨酸	酪氨酸是维持脑部功能所需的物质，在体内可以转化成肾上腺素，能提升积极的心态	乳制品、柑橘等
维生素B_6	维生素B_6在体内累积到一定程度后，会产生一种"抗抑郁剂"，起到缓解抑郁情绪的作用	大豆、燕麦、核桃、花生、动物肝脏等
维生素E	维生素E帮助脑细胞最大限度地获取血液中的氧，使脑细胞活跃起来	麦芽、大豆、坚果、植物油和绿叶蔬菜
叶　酸	叶酸能提高大脑5-羟色胺水平，有效抗击抑郁情绪	绿叶蔬菜、菜花、动物肝脏等

🌸 妊娠中期如何补铁

进入本月之后，随着胎宝宝不断生长发育的需要，以及准妈妈自身血容量的不断增加，对铁的需求量日渐增加。为了避免出现缺铁性贫血，准妈妈应注意及时补充铁质。

多吃富铁食物

适当多吃瘦肉、家禽、动物肝及血（鸭血、猪血）、蛋类等富铁食物。豆制品含铁量也较多，肠道的吸收率也较高，要注意摄取。主食多吃面食，面食较大米含铁多，肠道吸收也比大米好。

多吃有助于铁吸收的食物

吃水果和蔬菜不仅能够补铁，所含的维生素C还可以促进铁在肠道的吸收。因此，在吃富铁食物的同时，准妈妈最好一同多吃一些水

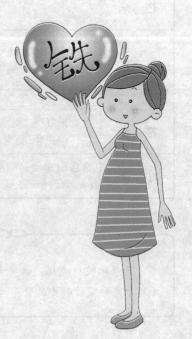

果和蔬菜，也有很好的补铁作用。

用铁炊具烹调饭菜

做菜时尽量使用铁锅、铁铲，这些传统的炊具在烹制食物时会有少量的铁溶解于食物中，形成可溶性铁盐，有助于补铁。

正确选择补铁剂

如果准妈妈贫血比较严重，就需要在专业医生的指导下服用补铁剂了。准妈妈最好选择硫酸亚铁、碳酸亚铁、富马酸铁、葡萄糖酸亚铁，这些铁剂属二价铁，容易被人体吸收。铁剂对胃肠道有刺激作用，可引起恶心、呕吐、腹痛等副作用，在饭后服用为宜。反应严重者可停服数天后，再由小量开始，直至所需剂量。若仍不能耐受，可改用注射剂。

贴心小提示

铁剂一般在十二指肠吸收。当机体不缺铁时，铁的吸收停止，过多的铁从肠道排出，所以口服铁剂一般不会引起过量中毒。注射铁剂时则要注意用量。

❧ 失眠的准妈妈可以吃哪些助眠食物

不少准妈妈都会出现失眠的症状，对此要注意饮食的调养。有些食物能缓和紧绷的肌肉，平稳紧张的情绪，让人获得平静，准妈妈常吃这些食物有助于提高睡眠质量，摆脱失眠困扰。

多吃富含松果体素的食物

人的睡眠质量与大脑中一种叫松果体素的物质密切相关。夜晚，黑暗会刺激人体合成和分泌松果体素，它会经血液循环而作用于睡眠中枢使人体产生浓浓睡意。天亮时，松果体受光线刺激就会减少分泌松果体素，使人从睡眠状态中醒来。因此，准妈妈多吃富含松果体素的燕麦、甜玉米、西红柿、香蕉等食物将有助于睡眠。

多吃含铜食物

铜和人体神经系统的正常活动有密切关系。当人体缺少铜时，会使神经系统的抑制过程失调，致使内分泌系统处于兴奋状态，从而导致失眠。

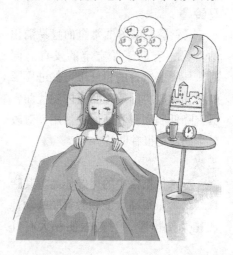

含铜较多的食物有乌贼、鱿鱼、蛤蜊、蚶子、虾、蟹、动物肝肾、蚕豆、豌豆和玉米等。

多吃葵花子

葵花子含多种氨基酸和维生素，可调节脑细胞的新陈代谢，改善脑细胞的抑制机能。适量吃些葵花子，可促进消化液分泌，有利消食化滞、镇静安神、促进睡眠。

睡前喝一杯牛奶

牛奶中含有色氨酸，它会使大脑中产生5-羟色氨，5-羟色氨可以抑制大脑的思维活动，使人产生困意，起到帮助睡眠的作用。睡前喝一牛奶可以让准妈妈睡得更熟。

❧ 贴心小提示 ❧

晚餐如果丰盛油腻，或进食一堆高脂肪的食物，会加重肠、胃、肝、胆和胰脏的工作负担，刺激神经中枢，让它一直处于工作状态，导致失眠。

🖤 便秘准妈妈可以吃哪些通便食物

怀孕以后胃酸分泌减少，胃肠道平滑肌张力降低，蠕动减弱，同时由于腹壁肌肉张力减弱，大肠对水分的吸收增加，所以准妈妈更容易发生便秘。为预防便秘的发生，准妈妈应参加适度的运动，并注意多吃通便的食物。

马铃薯

马铃薯是营养非常全面且易消化的食物，有助于胎宝宝的发育。同时，马铃薯所含的粗纤维可促进胃肠蠕动和加速胆固醇在肠道内的代谢，具有降低胆固醇和通便的作用，对改善孕期便秘很有助益。

玉米

玉米是粗粮中的保健佳品。其膳食纤维含量很高，能刺激胃肠蠕动，加速粪便排泄，对妊娠便秘大有好处。此外，玉米须还具有利尿、降压、增强新陈代谢等功效。

黄豆

黄豆含有非常优质的蛋白质和丰富的膳食纤维，有利于胎宝宝的发育，并可促进准妈妈的新陈代谢。同时，丰富的膳食纤维能通肠利便，有利于改善便秘。

芋头

芋头是一种很好的碱性食物，它

❧ 贴心小提示 ❧

有便秘问题的准妈妈千万不要随便用泻药、蓖麻油、番泻叶等有刺激性的药物，这些药物可能会引起腹部绞痛，容易引起子宫收缩，严重时甚至可导致流产。

有保护消化系统、增强免疫功能的作用。准妈妈常吃芋头，可以促进胃肠蠕动，帮助母体吸收和消化蛋白质等营养物质，还有助于清除血管壁上的脂肪沉淀物，对孕期便秘、肥胖等都有很好的食疗作用。

妊娠期糖尿病患者的饮食有哪些要求

饮食管理对妊娠期糖尿病的控制至关重要。调整准妈妈的饮食结构，将体内的血糖水平控制在正常的水平，对母体和胎儿就基本上不会产生影响。

少量多餐

为维持血糖值平稳及避免酮血症之发生，餐次的分配非常重要。因为一次进食大量食物会造成血糖快速上升，且母体空腹太久时，容易产生酮体，所以准妈妈每天吃4~6顿比较好。

增加膳食纤维的摄入

膳食纤维具有很好的降血糖作用，蔬菜、水果、海藻和豆类富含膳食纤维。水果中的草莓、菠萝和猕猴桃等因可溶性纤维、维生素和矿物质含量高，应优先选用。绿叶蔬菜因能提供大量维生素、矿物质和粗纤维，既能调剂孕妇的口味，适应孕妇的饮食习惯，含糖量又低，可多进食。

孕中期增加热量摄入量

孕早期糖尿病孕妇需要的热量与孕前相同。孕中期以后，每周热量增加3%~8%，其中糖类占40%~50%，蛋白质占20%~30%，脂肪占30%~40%。

供给充足的维生素、无机盐

维生素在糖代谢中起重要作用，燕麦片、小米、玉米、奶类、肉类、蔬菜、水果中含丰富的维生素。糖尿病准妈妈因排尿过多，易使钾、钠、钙、磷等无机盐丢失而影响体液酸碱平衡。微量元素中的锌参与体内胰岛素生物合成和体内能量代谢。肉类、海产品含锌高，准妈妈可以适当多食用。

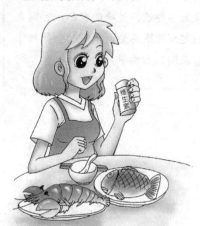

❧ 贴心小提示 ❧

糖尿病准妈妈要勤测体重，体重增加过多，对血糖控制，特别是产后血糖的控制不利。

哪些食物容易导致早产

到了孕晚期，准妈妈有可能发生羊水过少、胎动不安等反应。这个时候，要特别注意饮食，有些食物吃了就可能导致早产。

1 山楂：山楂对子宫有一定的兴奋作用，会促使子宫收缩，如果准妈妈大量食用山楂，就可能会导致早产。

2 木瓜：木瓜中含有女性激素，容易干扰准妈妈体内的荷尔蒙平衡，尤其是青木瓜，准妈妈更应完全戒除。因为它不但对胎宝宝的稳定度有害，还有可能导致流产。

3 黑木耳：黑木耳具有活血化瘀之功，不利于胚胎的稳固和生长。

4 杏仁：杏仁味酸性大热，且有滑胎作用，准妈妈应该避免食用。

5 薏米：薏米对子宫肌有兴奋作用，能促使子宫收缩，因而有诱发早产的可能。

6 马齿苋：马齿苋性寒凉而滑腻，对子宫有明显的兴奋作用，易造成早产。

7 咖啡和可乐型饮料：咖啡和可乐的主要成分为咖啡因、可乐宁等生物碱。咖啡因和可乐宁是一种兴奋中枢神经的药物，会导致早产和胎宝宝发育不健全。胎宝宝对咖啡因十分敏感，咖啡因能迅速通过胎盘而作用于胎宝宝，使胎宝宝受到不良影响。

贴心小提示

准妈妈一定要注意饮食卫生，海鲜类食品不要生吃，街头烧烤的羊肉串等食品也要少吃；使用冰箱时要生熟分开，不能直接吃冰箱冷藏过的食物；吃冷饮要适量，最好不要选择过冷的食品，否则会引起消化道感染，严重的会导致子宫收缩，面临早产的可能。

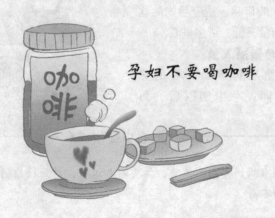

孕妇不要喝咖啡

准妈妈可以喝茶吗

过量喝茶或喝过浓的茶，会影响胎宝宝的健康。

茶叶中含有咖啡因，咖啡因具有兴奋作用，会刺激胎宝宝增加胎动，甚至危害胎宝宝的生长发育。准妈妈若每天喝5杯红茶就可能使新生儿体重减轻；茶叶中含有鞣酸，鞣酸可与食物中的铁元素结合成为一种不能被机体吸收的复合物，准妈妈如果过多地饮用浓茶就有引起妊娠贫血的可能，胎宝宝也可能出现先天性缺铁性贫血。

贴心小提示

对于上班族的准妈妈来说，少量饮用菊花茶不但可以防止电脑辐射，明亮眼睛，而且还可以缓解孕晚期经常出现的胃灼热和消化不良。

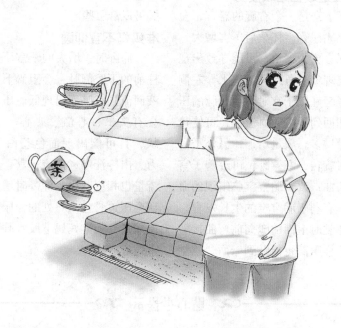

日常起居与运动

💧 准妈妈采取什么样的睡姿更健康

准妈妈肚子越来越大，这个时候，需要巧妙调整睡姿来缓解睡眠不适。

左侧卧位是最佳睡眠姿势

由于子宫是一个右旋的器官，会压迫右侧输尿管，怀孕后子宫增大，这种情况会更为严重，可能导致出现尿液逆流现象，可致肾盂积水。左侧卧位可减轻妊娠子宫对下腔静脉的压迫，增加回到心脏的血流量，可使肾脏血流量增多，尿量增加；另外子宫大多向右旋转，左侧卧位可改善子宫血管的扭曲，改善胎宝宝脑组织的血液供给，有利于胎宝宝的生长发育。准妈妈睡觉时上面的腿向前弯曲接触到床，这样腹部也能贴到床面，感觉稳定、舒适。不过，准妈妈若是一直坚持左侧睡，时间长了左腿容易发麻并疼痛难忍，无法入睡，可偶尔变换一下睡姿，选择右侧卧位，这样准妈妈可以舒服些。

准妈妈不宜仰睡

仰卧时，增大的子宫压迫位于脊柱前的下腔静脉，会阻碍下半身的血液回流到心脏而出现低血压，准妈妈会有头晕、心慌、恶心、憋气等症状，且可能出现面色苍白、四肢无力、出冷汗等，供应子宫、胎盘的血流量也相应减少。仰卧时增大的子宫还会压迫骨盆入口处的输尿管，影响排尿量，使准妈妈下肢水肿加剧，加重痔疮症状。

❖ 贴心小提示 ❖

准妈妈在睡觉时恰当利用靠枕，也可减轻睡眠不适。如腹部稍有隆起时，身边放一个长型抱枕，以方便倚靠，将抱枕夹在两腿之间会更舒服；腿部浮肿时，侧卧后在脚下放一个松软的枕头，稍微抬高双脚，可以改善脚部的血液循环。

准妈妈打鼾怎么办

一般人觉得打鼾很正常，是睡得香、睡得甜的表现，其实不然，准妈妈打鼾有可能是病态的表现。如果准妈妈入睡时不仅鼾声很大（一般超过60分贝），而且不均匀，总是打着打着就停止了呼吸，或呼吸停止达十几秒钟后被憋醒，急速地喘气；一夜反复多次发作，早晨起来感觉头昏脑涨，好像整夜没睡一样，这类打鼾往往会带来严重的后果，故称为恶性打鼾。

大约有10%的准妈妈会在孕期发生恶性打鼾。对于准妈妈而言，恶性打鼾的危害较为严重，容易导致机体缺氧以及二氧化碳排除不及时，严重威胁母婴健康。

准妈妈如何预防打鼾

对于准妈妈打鼾，尤其是恶性打鼾，要将预防摆在第一位。

1 肥胖是引起打鼾的重要原因之一。在饮食上，准妈妈必须注意膳食结构合理均衡，一日三餐有所节制。

2 睡觉尽量不要采取仰卧体位。仰卧时肥厚的喉部肌肉和舌根，很容易后坠而堵住气道，导致打鼾。

3 适度运动。适度的运动可以帮助准妈妈减少肥胖的可能，同时还能使身体机能得到一定程度的恢复，有助于生产。

如果通过上述方法，准妈妈打鼾的问题仍然没有得到解决，应及时到医院进行诊治。

❧ 贴心小提示 ❧

如果准妈妈入睡后鼾声较轻而且均匀，或偶尔出现打鼾（如疲劳后的打鼾），这类打鼾被称为良性打鼾，对身体健康影响不大，不必担心。

准妈妈如何避免不良梦境的困扰

准妈妈会做一些与宝宝有关的梦，一般将这种梦叫作胎梦。对未来宝宝怀有美好憧憬的准妈妈梦到宝宝是很正常的事。不过，有的准妈妈因为做梦过多影响了睡眠质量，导致白天精神不佳，甚至有时还会做些惊恐、吓人的噩梦，这种情况对母体和宝宝都是十分不利的。

❧ 贴心小提示 ❧

如果准妈妈夜间常做噩梦，易醒，次日醒来出现倦怠、犯困、头晕等，且这些情况一周出现2~4次，准妈妈就要警惕心、脑血管疾病的可能性。建议准妈妈尽早到医院检查、治疗，以保证安全度过孕期。

避免不必要的顾虑

准妈妈在孕期总是有着这样或那样的担心，诸如：胎宝宝能否健康？会不会发育异常或畸形？营养是不是够了？这种种顾虑，都成了噩梦的潜在诱因。

要对付这些由心而生的噩梦，准妈妈最需要做的就是解决心中的疑虑，对孕期担忧的问题都要说出来，与身边的人交流，消除不必要的精神负担。如果自己无法排解疑虑和心理负担，应该马上找医生咨询或治疗，使身心处于健康状态，愉快地度过孕期。

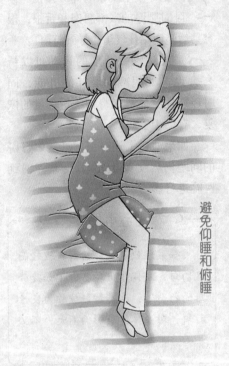

避免仰睡和俯睡

休息、放松

孕期的准妈妈很容易疲劳，休息和睡眠可以使能量得以补充，恢复体力。高质量的睡眠有助于准妈妈缓解精神压力，增强神经系统和免疫系统的功能，也能降低产后患抑郁症的概率，因此，准妈妈必须保持每晚8小时的睡眠时间。为了提高睡眠质量，准妈妈上床前可以先洗个热水澡或用热水泡泡脚，都有助于睡前放松，从而有利于睡眠，避免做噩梦。

🐟 孕期如何防蚊虫叮咬 ☆☆☆☆☆☆☆☆☆☆☆☆

准妈妈呼气量比非妊娠妇女大21%，呼出的潮湿气体与二氧化碳对蚊子具有相当的吸引力。由于，准妈妈腹部温度相对于非妊娠妇女高，皮肤表面所散发的挥发性物质就多，这种由皮肤细菌产生的化学信号很容易被吸血蚊子嗅到而成为叮咬目标。而怀孕之前准妈妈可以直接用药水灭蚊，现在不能使用灭蚊药了，那准妈妈该怎么灭蚊，防止蚊虫叮咬呢？

适合准妈妈防蚊虫方法

1 挂蚊帐：在准妈妈卧室里用蚊帐是最安全保险的方法，既能避蚊又防风。

2 电蚊拍：电蚊拍通过电能在网面上形成一层电网，击中蚊子后电流通过蚊子身体，将蚊子烧死。

3 捕蚊灯：捕蚊灯是利用蚊子的趋光性及对特殊波长的敏感性，诱使蚊子接触网面，通过高压电瞬间将蚊子烧焦。捕蚊灯最好摆放在高于膝盖的地方，且离地面不要超过180厘米。使用捕蚊灯时，其他室内光源要统统关掉，以免影响捕蚊效果。

4 在室内安装橘红色灯泡：蚊子害怕橘红色的光线，以此达到驱蚊效果。

5 人工捕杀法：每天天黑之前以及早晨起床后，蚊子喜欢落在纱门与纱窗上，利用这一机会可以有效地捕杀蚊子。

蚊虫叮咬伤处理方法

1 用大蒜或薄荷叶挤出汁擦在被咬处，这些天然的东西不会给准妈妈带来伤害。

2 用肥皂水或盐水涂抹在蚊子叮咬后的地方，可以有效止痒。

贴心小提示

普通蚊香里含有超细微粒，据研究，一盘蚊香燃烧释放出的微粒相当于4~6包香烟的量。超细微粒一旦被吸进肺里，短期内可能引发哮喘，严重的还会出现呼吸困难、头痛、眼睛痛、窒息、反胃等现象，因此准妈妈最好不要用普通蚊香。

🔹 如何布置一间舒适的婴儿房（一）

再过三个月，准父母盼了十个月的宝宝就到来了，准父母可以为宝宝布置房间，迎接宝宝的到来了。

1 婴儿居室应选择向阳、通风、清洁、安静的房间。新生儿体温调节中枢尚未发育成熟，体温变化易受外界环境的影响，故选择能使新生儿保持正常体温，又耗氧代谢最低的环境很重要。

2 婴儿房的温度以18℃~22℃为宜，湿度最好保持在50%左右。夏季，婴儿房要凉爽通风，也要避免风扇及窗口直吹，必要时可用空调降温。冬季可以借助空调、取暖器等设备来维持相对舒适的温度。空气干燥时可以在室内挂湿毛巾，或使用加湿器等保持一定湿度。

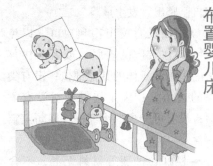

布置婴儿床

贴心小提示

宝宝的居室最好不铺地毯，因地毯不易清洁，易藏污垢，不仅是致病源，还可能是过敏源。

3 婴儿居室的装修、装饰要简洁、明快，可吊挂一个鲜艳的大彩球及一幅大挂图，以刺激宝宝的视觉，为以后的认物打基础。但不要将居室搞得杂乱无章，使婴儿的眼睛产生疲劳。

4 布置房间不可避免地要使用家具和油漆，准父母们最好选用可信赖的环保产品，并保持通风换气一段时间。婴儿的抵抗力弱，油漆散发的甲醛等气体特别容易致病，这一点一定要倍加关注，最好进行空气质量检测后再让婴儿入住。另外，给宝宝选择家具时，尽量不要选择边缘有锐利棱角的产品，避免给宝宝造成意外伤害。

5 婴儿房的灯光要柔和，因为刚出生的婴儿视力还没有发育完全，太强烈的灯光对婴儿的眼睛有刺激，可以使用度数低一点的灯泡或有专用柔光罩的灯具。

🖤 如何布置一间舒适的婴儿房（二）

婴儿床的选择

1 设计完善、坚固，经得起好动的宝宝的"折腾"。

2 有护栏，护栏的高度要高于婴儿身长的2/3。栅栏尽量选择圆柱形的，两个栅栏之间的距离不要超过6厘米，防止宝宝把头从中间伸出来。

3 高度能自由调节，以适应不同月龄的宝宝的需要，能避免宝宝自己爬出、发生危险。

4 表面没有突出物和缺口，以免钩住宝宝的衣服，或者卡住孩子的手指和身体的其他部位；没有尖锐的边角，让宝宝接触绝对没有危险；没有可分离的小零件，以防宝宝吞食。

5 栏杆、油漆等材料无毒，不含有重金属（如铅、镉、铬、汞等）成分。

被褥的选择

宝宝的被子最好根据他的身长而特制，尺寸大了盖起来沉重，妈妈抱起时，也会很不方便；在婴儿会翻身后，被子太长，还容易裹住婴儿使他窒息。被子比宝宝的身长长20～30厘米是比较恰当的。此外，宝宝的小被子要注意从薄到厚准备，盖被从薄到厚，依次为薄毛巾毯、厚毛巾毯、空调薄被、棉绒毯、秋被、羊绒被。各个季节最好备上两套，避免夜间出现意外状况而手忙脚乱。

床垫的选择

床垫最好买较硬的，因为在儿童的发育过程中，过早地使用太软的弹簧床垫，会造成脊椎变形。材料以传统的棉制被褥或以棕为填充物的床垫为佳。

❧ 贴心小提示 ❧

选择被褥的时候，准妈妈还要观察被褥的设计，不要有过长的线和带子，以免会勒住宝宝身体的某些部位；没有装饰性的小物件，以免宝宝吞食。

❦ 哪些家居颜色让准妈妈感觉更舒适

　　各种颜色都会给人的情绪带来一定的影响，使人的心理活动发生变化。准妈妈在家的时间较多，哪些颜色能让准妈妈的家居生活更舒适呢？

颜色种类	色彩心理	使用原则
橙 色	橙色属于暖色调，这种暖色调能提升气氛	餐厅和厨房，最好以橙色为主色，会使食物显得新鲜诱人，对准妈妈的进食和消化有一定的帮助
米 色	米色比较淡雅，颜色自然清新，不容易让人感到困倦；给人感觉温和，不会对视觉产生过度刺激	适合大面积地用在书房，能保持清醒的头脑，提高效率
粉红色	粉红色是一种浪漫的颜色，它给人温暖、放松的感觉，能增加阴冷房间的亮度	适合作为居室内装饰物的点缀出现，或将颜色的浓度稀释
紫 色	紫色是一种美丽的颜色，雅致、温馨，又有宁静的感觉	适用于卧室，但大面积的紫色会使人产生压抑感，建议用在居室的局部作为装饰亮点
黄 色	黄色渗透出来的灵感和生气使人欢乐和振奋	避免大面积使用单一的黄色装饰房间，可以作为装饰色
蓝 色	蓝色是透着凉意的宁静的颜色，它具有镇静的效果	对于光线充足的居室极为合适
绿 色	绿色清新而富有生命力，使人心旷神怡、轻松愉快	宜选用如白色、米色、鹅黄色等较清爽色系与绿色搭配
白 色	白色和谐、统一，又混合了优雅、高贵，给人以舒适温暖的家的感觉	白色可以与准妈妈喜欢的任何颜色相配

❧ 贴心小提示 ❧

　　准妈妈可以选择一种自己喜爱的颜色作为居室风格设计主线，一切围绕这个主线来选择和搭配，这应该是一种省力又讨巧的办法。

准妈妈注意节假日的安全

准妈妈在节假日里不能像其他人那样狂欢，在各个方面都要多加注意，以保证母子的健康。

注意休息

在假期里，准妈妈不可因应酬而影响睡眠。睡眠缺乏不仅影响孕妇的精神状态，还会影响胎宝宝大脑神经的发育和体重的增加。准妈妈要注意休息，避免长时间的站立和行走，保证每天有8小时的睡眠时间。

别去人多拥挤的场合

在假期里大家都会出来购物，但是，准妈妈一定不要去人多拥挤的地方，原因有以下几点：

1 容易发生意外，若准妈妈腹部受挤压，就容易导致早产。

2 空气污浊，会让准妈妈胸闷，胎宝宝的供氧也会受到影响。

3 人声嘈杂，形成噪声，这种噪声对胎宝宝发育十分不利。

注意运动

准妈妈在节假日里一定要注意适量运动，千万不要长时间地坐在沙发上看电视。不要因为放假而放弃了运动，一定要保持适量运动的好习惯。

保持室内空气流通

在节假日里，家里如果来了不少客人，也会有男性抽烟，所以在家里准妈妈一定要经常开窗通风，以保持室内空气的新鲜，最好告诉亲友不要在家里抽烟。

避免打牌

亲朋好友欢聚一堂，难免会有娱乐节目，例如打牌、打麻将，孕妇最好避而远之。因为，首先精神高度紧张会直接影响到腹中胎宝宝的情绪，其次长时间地坐着可能会使下肢静脉曲张，增加浮肿程度。

贴心小提示

有的夫妻在平时可能处于两地分居的状态，节假日团聚了，免不了想享受性生活的欲望。但是要提醒准妈妈，在恩爱时一定要注意分寸，孕期前3个月和最后3个月尽量不要有性生活，孕中期性生活也不要过于激烈。

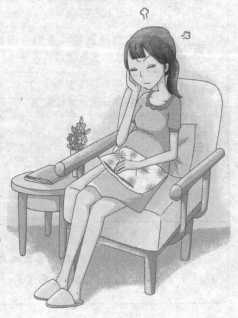

成功胎教与情绪调节

❤ 准爸爸也会患"孕期抑郁症"吗

"孕期抑郁症"可不是准妈妈专属，有些准爸爸也会患上"孕期抑郁症"。

准爸爸怎么会患"孕期抑郁症"

1. 准妈妈的情绪长期处于非常不稳定的状态，让准爸爸觉得自己怎样做都不对而感到无所适从，引起准爸爸的不安。

2. 准妈妈孕期感到不适，或有健康、安危上的顾虑，准爸爸看在眼里，急在心里，却无计可施，因而会"很有罪恶感"。

3. 准妈妈更牵挂腹中的宝宝，准爸爸也会吃宝宝的醋。

4. 准妈妈中止或减少与准爸爸的性生活，让准爸爸处于"性真空"状态，进而引起心理上的焦虑。

准爸爸患"孕期抑郁症"怎么办

1. 准爸爸可以拿出纸笔，和准妈妈一起列出从怀孕到产后照顾宝宝的所有可能面对且必须解决的问题。只要夫妻之间有了更多的共识，准爸爸的心理压力自然就不会那么大了。

2. 参与胎教，每天与胎宝宝说说话，把手放在准妈妈的腹部感受小生命的脉动，准爸爸会产生"我要当爸爸了"的自豪感和责任感。

3. 准妈妈要多与丈夫交流，重视准爸爸情绪上的变化，顾及准爸爸的感受。男人有时候也像小孩子，会和尚未出世的小宝宝争宠。

4. 夫妻若出于安全性的考虑自觉中止或减少性生活，准妈妈要给予准爸爸另一种爱抚。

贴心小提示

准妈妈孕期比较敏感，易怒易躁，千万不要主观臆断，简单下结论怀疑准爸爸，影响家庭和谐。

如何教胎宝宝认识颜色和图形

这个月，胎宝宝的感官都已发育成熟，视觉、听觉、触觉等都已具备，这时正是准妈妈教胎宝宝认识颜色和图形的大好时机。

教胎宝宝认识图形

1 准妈妈用彩色硬纸剪成几个不同颜色的长方形、正方形、三角形、圆形等图形。

2 告诉胎宝宝每个图形的名称，以及不同的图形各有哪些特征，如正方形的4个边一样长，4个角相等且都是直角。

3 举一反三，多次向胎宝宝强调。胎宝宝一边听妈妈介绍这些图形及特点，一边受母体脑电波的刺激，就会初步记得这几个形状的特点，达到胎教的目的。

教胎宝宝认识颜色

1 要充分认识到不同颜色对母体和胎宝宝可能产生的影响。准妈妈可以这样教宝宝："宝宝你看，这是红色，红色是暖色调，能振奋人的精神。如果穿红色的衣服，看起来十分有活力对不对？宝宝喜欢这种颜色吗？"

2 带胎宝宝多感受大自然天然的颜色。看小草和树的时候可以告诉胎宝宝，这是绿色，代表生命力的绿色；欣赏花儿的时候，也可以为胎宝宝指出那些绚丽的颜色，让他跟自己一起欣赏美丽的景色。

贴心小提示

准妈妈尽量多教胎宝宝认识自己看起来觉得"好看"的颜色。不同的颜色会对人的心理产生不同的效应，通过对人心理的不同影响左右人的情绪和行为。"好看"的颜色会使人的身体感到舒适，情绪变得放松，人的行为也会变得灵活、协调，变得机敏和富有创造性。

怎样给胎宝宝讲童话故事

准妈妈常对胎宝宝讲故事，可以使胎宝宝有一种安全与温暖的感觉，会令其神经系统变得对语言更加敏锐。但是，准妈妈在讲故事的时候，要注意方法。

选择好故事

准妈妈所选择的故事应该注重体现一些美好的品质，如勇敢、善良、聪明、勤劳等，故事中所蕴藏的情感要丰富，并且结局也要是美好的。如果准妈妈有足够的创造力，还可以以周围常见的事物为题材，自编童话故事讲给胎宝宝听，宝宝会更加喜欢妈妈编的故事的。故事要避免过于暴力的主题和太过激情、悲伤的内容。

具体描述

准妈妈可以将作品中的人、事、

物详细、清楚地描述出来，例如太阳的颜色、家的形状、主人公穿的衣服等，使胎宝宝融入故事描绘的世界中。在念故事前，最好先将故事的内容在脑海中形成影像，以便对胎宝宝传达更生动的故事形象。

声音富有感染力

准妈妈音调要有起伏变化，想象胎宝宝正在准妈妈的身边聆听准妈妈讲的故事，根据故事情节的变化，变化多种音调。

爱美也是一种胎教吗

胎教是贯穿于整个孕期的始终的行为，准妈妈的生活本身也就是一种胎教。在怀孕期间，准妈妈也可以打扮得很漂亮。事实上，美容、穿衣也是胎教，准妈妈完全有必要精心打扮自己。

美丽是每一位女性所追求的，姣好的容颜会给准妈妈带来许多欢乐。怀孕了，就更应精心打扮。这一方面是自娱的一种方式，对自己容颜、服装的关心会使准妈妈忘掉妊娠中身体的不适应；另一方面，收拾得漂亮会使准妈妈显得气色很好，自己看了，心里会舒服，别人看了，赞美准妈妈美丽，准妈妈也一定会很高兴的。

爱美使人保持自信、乐观、心情舒畅，准妈妈的美会使胎宝宝潜移默化中受到熏陶，因此，美容、打扮无论对准妈妈自己还是对胎宝宝都是很有意义的。

准妈妈如何美容

1 美与不美，准妈妈本人的气质很关键，所以准妈妈要有良好的道德修养和高雅的情趣，常识广博，举止文雅，具有内在的美。

2 选择颜色明快、合适得体的孕妇装束。

3 怀孕后，不少准妈妈脸色会失去以往的红润，可以选择使用一些温和无刺激的孕妇专用化妆品化个淡妆，给人以爽朗明快的感觉。但是，千万不要浓妆艳抹，这样会损害敏感的皮肤。

贴心小提示

有的准妈妈不能接受自己的变化，情绪很不好，还有的准妈妈觉得反正身材臃肿了，干脆也不用注重自己仪表，其实大可不必这样。怀孕几乎是每一位女性都要经历的，怀孕后的女性有一种特别的美，而且大多数准妈妈分娩后不久就会像以前一样体态轻盈，而且还会增添几分女性的成熟美。

🔥 行为是潜移默化的无声胎教

行为是一种无声的语言，准妈妈的行为通过信息传递可以影响到胎宝宝。胎宝宝在母体的几个月内，可能和母亲在某些方面就有着共同的节律，母亲的习惯将直接影响到胎宝宝的习惯。如果准妈妈生活无规律、习惯不良，那么胎宝宝在母体内也接受了种种不良习惯的影响，出生后可能难以改掉。

我国古人在这方面就早有论述，古人认为，胎宝宝在母体内就可接受母亲言行的感化，因此要求妇女在怀胎时就应该清心养性，恪守礼仪，循规蹈矩，品行端正，给胎宝宝以良好的影响。

相传周文王的母亲在怀文王时由于她做到了目不视恶色、耳不听淫声、口不出傲言，甚至坐立端正等良好的胎教，因此她所生的文王贤明英武，深得民心。

美国华盛顿大学医院一项研究结果显示，如果父母是罪犯，出生后的男孩即使给别人哺养，他成长后比起亲生父母不是罪犯的人来，犯罪的可能要大出4倍之多。

所以，孕期的准父母除了要做好各项胎教工作以外，还要注意自己的一言一行对胎宝宝可能产生的影响。尤其是准妈妈，行为的好与坏会对胎宝宝乃至其一生的行为产生重大的影响。

妊娠以后，准妈妈需注意自己的行为举止，保持性情和悦，避免说脏话、动口角、嫉妒以及计较等不好行为。

此外，准父母最好避免参与赌博类棋牌游戏。赌博常常使人处于大喜大悲、患得患失、惊恐无常的不良心境中，加之语言粗暴、争论激烈，植物神经高度紧张，可使母体内的激素分泌异常。这些恶性刺激对胎宝宝大脑发育造成的损害，会远远超过对母体本身的损害。

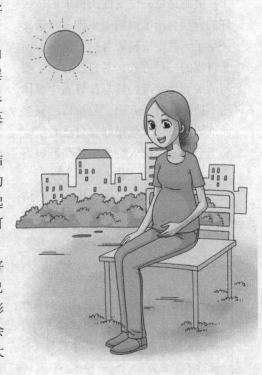

如何进行光照胎教

光照胎教对胎宝宝日后视觉敏锐、协调、专注和阅读都会产生良好的影响。

光照胎教开始的时间

在宝宝的感觉功能中，比起听觉和触觉，视觉功能发育较晚，在准妈妈怀孕7个月时，宝宝的视网膜才具有感光功能，对光有反应。光照胎教可以在准妈妈怀孕6个月以后时开始。

光照胎教的工具

可以拿手电筒作为光照胎教的工具。手电筒紧贴准妈妈的腹壁，光线透入子宫，羊水因此由暗变红。而红色正是小宝宝比较偏爱的颜色，用手电筒进行光照胎教正可谓投其所好。

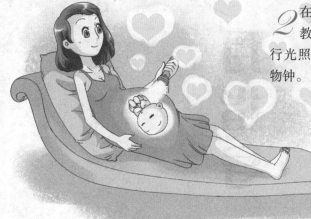

光照胎教的方法

1 准妈妈每天定时用手电筒微光紧贴腹壁反复关闭、开启手电筒数次，一闪一灭照射宝宝的头部位置，每次持续5分钟。

2 光照胎教可以结合音乐胎教、对话胎教进行，选择胎宝宝觉醒、活跃的时候一边播放胎教音乐一边进行，在照射的时候妈妈可以和宝宝对话，如准妈妈一边用手电筒的微光照射腹部，一边告诉胎宝宝："这是手电筒发出的光，它好玩吗？你可以去抓住它。"

光照胎教的注意事项

1 手电筒的光亮度不要用强光，每次时间也不宜超过5分钟。

2 在有胎动的时候进行光照胎教，不要在胎宝宝睡眠时进行光照胎教，以免打乱胎宝宝的生物钟。

❤❤❤❤ 贴心小提示 ❤❤❤❤

进行光照胎教的时候，准妈妈应注意把自身的感受详细地记录下来，如胎动的变化是增加还是减少，是大动还是小动，是肢体动还是躯体动。通过一段时间的训练和记录，可以总结一下胎宝宝对刺激是否建立起特定的反应或规律。

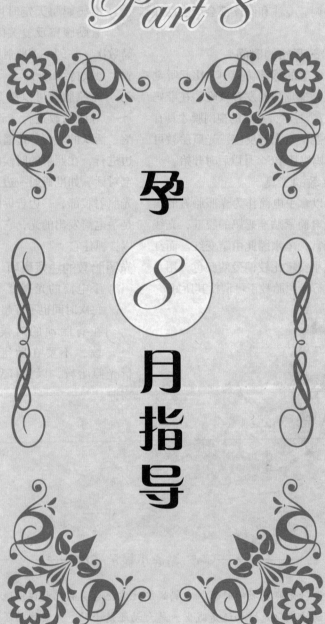

Part 8

孕 8 月指导

本月胎宝宝发育每周一查

🌰 第29周

这一周胎宝宝体重已经有1175克，身长大约已有36.25厘米了。

这时胎宝宝的皮下脂肪已初步形成，看上去比原来显得胖一些了。手指甲也已很清晰。此时胎宝宝视觉发育已相当完善，如果有光亮透过妈妈子宫壁照射进来，胎宝宝就会睁开眼睛并把头转向光源。

胎宝宝越长越大，他在母体内的活动空间相对会越来越小，胎动也会逐渐减弱，但现在胎宝宝还是比较好动的。胎宝宝可以自己在妈妈的肚子里变换体位，有时头朝上，有时头朝下，还没有固定下来，大多数胎宝宝最后都会因头部较重，而自然头朝下就位的。

🌰 第30周

现在胎宝宝大概有37.5厘米长，体重约1350克，皮下脂肪继续增长，已经不再像个小老头了。

男宝宝的睾丸这时正在从肾脏附近的腹腔，沿腹沟向阴囊下降的过程中；女宝宝的阴蒂已突现出来，但并未被小阴唇所覆盖，那要等到出生前的最后几周。

胎宝宝的脑部在继续快速地发育，大脑和神经系统已经发达到一定的程度，皮下脂肪继续增长。他的眼睛可以开闭自如，大概能够看到子宫中的景象，而且还能辨认和跟踪光源。

🌰 第31周

这时胎宝宝的肺部和消化系统已基本发育完成，他还将在皮下积蓄一层脂肪，为出生做准备。脸部的皱纹减少了很多，胳膊和腿都变得丰满起来。

从现在起，胎宝宝的身高增长趋缓而体重迅速增加。随着胎宝宝的快速增长，他的活动空间也越来越小，胎动也变少了，每小时会动10次左右。

胎宝宝的眼睛时开时闭,他能辨别明暗,甚至能跟踪光源。如果准妈妈用一个小手电照射腹部,胎宝宝会转过头来追随这个光亮,甚至可能会伸出小手来触摸。但这并不意味着宝宝一生下来眼睛就可以看清东西,新生儿最远只能看清距离20~30厘米处的人和物。

🌢 第32周

本周末胎宝宝的身长约40厘米,体重约1700克。他的身体和四肢还在继续长大,最终要长得与头部比例相称,全身的皮下脂肪更加丰富,皱纹减少,看起来更像一个婴儿了。

胎宝宝的各个器官继续发育完善,肺和胃肠功能已接近成熟,已具备呼吸能力,能分泌消化液。胎宝宝喝进的羊水,经膀胱排泄在羊水中,这是在为他出生以后的小便功能进行锻炼呢。

随着胎宝宝的不断长大,胎宝宝的活动空间逐渐缩小,他动的次数比原来少了,动作也减弱了。准妈妈别担心,只要准妈妈还能感觉得到胎宝宝在蠕动,就说明他很好。

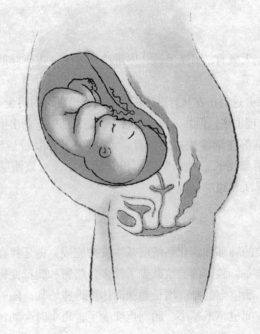

母体变化与保健

❁ 准妈妈身体有哪些微妙变化

准妈妈在孕8月就进入了孕期的最后一个阶段，孕晚期准妈妈身体变化已经非常明显。

行动有诸多不便和限制

孕晚期，准妈妈腹部越来越大，胎宝宝在腹中的位置不断下降，准妈妈会感到下腹坠胀，行动变得迟缓；此外由于消化功能可能会变差，常有食之无味之感；另外，还可能伴有水肿、便秘、尿频等症状。

色素沉积更明显

由于激素的关系，准妈妈的脸部可能会长出褐斑及雀斑，乳头周围、下腹部、外阴的颜色也会越来越深，准妈妈不用太担心，多数色素沉淀在产后会逐渐消失。

假宫缩开始出现

孕晚期准妈妈的子宫肌肉会偶尔收紧，这是一种无节奏的、不规则的收缩。在这个阶段，它出现得不应该很频繁，而且也不痛，每次会持续30～60秒。

便秘加重

孕晚期的准妈妈由于行动不便，活动也随之减少，胃肠的蠕动也相对减少，食物残渣在肠内停留时间长，会造成便秘，甚至引起痔疮。如果以前有便秘症状，便秘情况在这个阶段会加重，便秘如果严重的话，要及时去医院就诊。

出现这些变化应考虑去医院

分泌物增加或异常（特别是分泌物呈黏液状、水状，或粉色，或伴有淡淡的血色），出现腹痛或来月经一样的疼痛，每小时的宫缩超过4次，骨盆部位的压力增加或下背部疼痛加剧。

若以上现象是准妈妈以前从来没有出现过的，一定不要掉以轻心，应及时去医院确诊。

❧ 贴心小提示 ❧

假宫缩在临近预产期的前几周内会变得更加频繁，有时甚至还伴有疼痛，有时候很难区分这种宫缩和分娩中的真正宫缩。如果收缩变得频繁起来，即使不感到痛，也可能是早产的信号。

孕8月产检都要注意什么

孕8月的产前检查除了常规地完成前几次检查的项目外，准妈妈还应做好心理、生理上的防护准备，以预防早产。

孕8月产检重点项目

1 由于大部分的先兆子痫会在孕期28周以后发生，因此，孕后期准妈妈的重点检查项目有血压、蛋白尿、尿糖、心电图、肝胆B超等。

2 孕28周以后，医生还要陆续为准妈妈检查是否有水肿现象。因为此时准妈妈的子宫已大到一定程度，有可能会压迫到静脉回流，所以静脉回流不好的准妈妈，此阶段较易出现下肢水肿现象。

3 进入孕8月，医生还可以通过胎心监护和脐血流图，观察宝宝的情况，如是否缺氧等。

孕8月特殊产检——尿蛋白检查

孕20周后，准妈妈一般每隔2周就应去医院化验一次尿蛋白，测量血压，检查有无水肿等。一旦发现准妈妈出现水肿、蛋白尿、高血压其中的两种症状，就可能是妊娠期高血压疾病。准妈妈定期检查蛋白尿可及时发现妊娠期高血压疾病，以便及时采取措施，保证母婴健康。

孕8月产检还可能需要注意的事情

在孕8月的产前检查中，医生可能会要求准妈妈注意无痛性阴道流血，因为妊娠晚期的无痛性阴道流血是前置胎盘的典型症状。前置胎盘是孕晚期出血的重要原因之一，也是围产期危及母儿生命的严重并发症。

> **贴心小提示**
>
> 水肿是准妈妈常见的现象，准妈妈可以自检，方法是：将大拇指压在小腿胫骨处，压下后皮肤会明显地凹下去，如果凹陷不会很快地恢复，即表示有水肿现象。

假性宫缩与真宫缩有什么区别

分娩前几个月，宫缩就已经开始了。刚开始时准妈妈几乎没什么感觉，只有用手去摸肚子时，才会感受到腹部一阵阵发硬，没有疼痛的感觉。这一般是假宫缩，临产前会出现真宫缩。

假宫缩和真宫缩的区别

分娩前数周，由于子宫肌肉较敏感，会出现不规则的子宫收缩。这种宫缩无规律性，无周期性，持续时间短，力量弱，也不会有疼痛感，且不能使子宫颈张开，也不是临产的表示，这就是假性宫缩。

临产的子宫收缩，是有规则性的，初期间隔时间大约是10分钟一次，准妈妈会感到腹部阵痛，随后阵痛的持续时间逐渐延长至40~60秒，程度也随之加重，间隔时间缩短至3~5分钟。当子宫收缩出现腹痛时，会感到下腹部很硬，这就是真宫缩了。

真宫缩是分娩的先兆

只有伴有疼痛的宫缩，才是分娩的先兆。疼痛的强弱也因人而异，有的在腹部，有的在腰部。不强烈的宫缩可以没有感觉或者与来月经时的小腹疼痛一样，准妈妈不必紧张。

当宫缩像浪潮一样涌来，阵阵疼痛向下腹扩散，或有腰酸、排便感是正常分娩的征兆。这种宫缩是为宝宝出生做准备的。

当假宫缩频繁时怎么办

假宫缩一般不会很频繁，但也有的时候假宫缩会越来越频繁。若每小时宫缩次数在10次左右，就可以算作比较频繁了，准妈妈应及时去医院，在医生指导下服用一些抑制宫缩的药物，以预防早产的发生。

另外，准妈妈要注意休息，尤其不能刺激腹部，若宫缩伴有较强烈的腹痛，甚至痛到坐立不安、工作和生活受到影响，那就需要去医院接受治疗了。

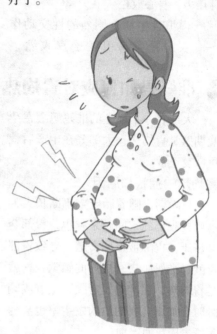

🌸 如何防止外力导致的异常宫缩

孕8月准妈妈一般不会出现真宫缩，假宫缩也不多，但容易受外力的影响而出现异常宫缩。异常宫缩会对分娩造成影响，准妈妈要尽量避免。为防止发生外力引起的异常宫缩，准妈妈需要在日常生活中多加注意。

1 避免外力撞击腹部。准妈妈跌倒或腹部不慎受到撞击时，不但会压迫到子宫内的胎宝宝，也会因疼痛、惊吓导致子宫内血液供给变少，引起宫缩，严重的撞击甚至还会造成胎盘早期剥离，危及准妈妈与胎宝宝的生命，这时应及时就医。

2 不要提重物。在孕晚期，提搬重物、拿重物或搬运物品时，会在腰及下腹部用力，造成腹部的压迫及子宫的充血，引起宫缩。这时，准妈妈要及时放下重物，躺下休息。

3 避免过于疲劳。准妈妈身体处于长期的摇晃状态、从事激烈的运动，常会不自觉出现宫缩。疲倦时躺下休息，保持安静，会很有效。

4 放松心情。准妈妈长期处于过度紧张与疲劳的环境下也较容易出现频密的宫缩，压力积攒后也容易出现腹部变硬，最好能做到不要积存压力，身心放松。

5 谨慎性生活。剧烈的性交动作及射精容易引发子宫收缩，男上女下的姿势也会压迫腹中胎宝宝，一定要注意，出现异常要及时停下来。

6 防止着凉。空调使下肢和腰部过于寒冷，也容易引起宫缩。防止着凉很重要，准妈妈在家也应该穿上袜子，盖上毯子。

🌰 准妈妈如何应对胃灼热

大约有一半以上的准妈妈会在孕晚期感觉胃灼热，大部分在生产后就可恢复正常。

胃灼热的症状和原因

孕晚期，随着胎宝宝不断长大，准妈妈腹部的空间越来越小，胃部会被挤压，胃酸被推回食道，导致胃部反酸，准妈妈会有烧灼的感觉，这就是胃灼热，在准妈妈弯腰、坐着或躺卧时会加剧。胃灼热的发生率也会随着妊娠周数而增加。

胃灼热的应对

1 遵从少量多餐的原则，不要让胃部过度膨胀，这样也能减少胃酸的逆流。还要注意避免一切能够加剧胃酸逆流或会对胃部产生刺激的食物，如油炸食物、咖啡、浓茶、辛辣食物等。多吃含维生素C的蔬果，对缓解胃灼热症状有所帮助，如胡萝卜、甘蓝、青椒、猕猴桃等。

2 睡前2小时不要进食，饭后半小时至1小时内避免卧床。

3 放慢吃饭的速度，细嚼慢咽，不要在吃饭时大量喝水或饮料，以免胃胀。吃东西后嚼块口香糖，可刺激唾液分泌，有助于中和胃酸。

4 睡觉时尽量将头部垫高，防止胃酸发生逆流；平时穿着宽松舒服的衣服，不要让过紧的衣服勒着腰和腹部。

5 若准妈妈怀疑自己有溃疡、食道狭窄或出血等并发症，做一次内视镜检查是极为必要的。

6 若胃灼热很严重，已经影响到日常的活动和饮食，可以服用一些中和胃酸的药物来缓解，不过一定要在医生的指导下使用。

🌰 怎样预防压力性尿失禁

孕晚期准妈妈的排尿次数明显增多，1~2小时排尿一次，甚至更短，再加上准妈妈的骨盆底肌肉承托力差，如果准妈妈有大笑、咳嗽或打喷嚏等增大腹压的活动，不可避免地会发生压力性尿失禁。这是孕晚期正常的生理现象，不必过于担心，采取一些防范措施加以避免即可。

压力性尿失禁产生的主要原因

膀胱受到压迫：发育中的胎宝宝压迫膀胱，使膀胱贮尿量减少，就会导致准妈妈出现压力性尿失禁。

盆骨底肌肉发育不良：准妈妈的骨盆底肌肉由于发育不良或锻炼不足，或受过外伤，承托功能差，随着子宫增大，盆底肌变得柔软且被推向下方，因对盆腔内器官的承托、节制、收缩及松弛功能减退而发生尿失禁。

压力性尿失禁的预防措施

做骨盆放松练习：四肢着地，呈爬行状，背部伸直，收缩臀部肌肉，将骨盆推向腹部，同时弓起背，持续几秒钟后放松。这种练习有助于预防压力性尿失禁。如果定期做了几周骨盆底肌肉练习后，发现仍有漏尿现

象，就要向医生咨询，看是否是其他疾病引起的。

不喝含咖啡因的饮料：含咖啡因的饮料，如咖啡、可乐和茶水，都是利尿物质，会使尿液增加，加重水的丢失。准妈妈可以在水中放一片柠檬或酸橙，或加入一点果汁，改善水的味道，多喝水。

❈ 贴心小提示 ❈

孕晚期不知道什么时候就会出现漏尿情况，因此建议准妈妈平时随身携带一些卫生护垫，尤其是在夏季，衣着单薄，使用护垫可避免尿液沾湿衣裤的尴尬情况出现。

提醒：如有早产的风险，事前应征求医生的意见，注意避免过于激烈的运动。

❂ 准妈妈怎样防治腰背痛

进入怀孕后期，准妈妈除了行动会有些不便外，常常会遇到腰酸背痛的情况，50%～70%的准妈妈都是如此。

准妈妈腰背痛的原因

准妈妈孕晚期腰背痛的原因有很多，比如：怀孕期间荷尔蒙变化，使关节变松；妈妈的身体重心改变，随胎宝宝成长逐渐往前挪，加重腰椎、尾椎的负担，使肌肉承受太多不当的拉扯；准妈妈体内多余的水分流至骨盆部位静脉时，使腰部神经与脊椎未能得到充足氧分等。

准妈妈腰背痛如何应对

1 变动姿势时，最好能用双手支撑，减轻腰部的负荷。要特别

❈ 贴心小提示 ❈

有很多准妈妈认为自己感觉舒服的姿势就是最放松的姿势，其实一旦维持一个姿势超过20分钟，肌肉就会开始紧绷。这里提醒所有的准妈妈，无论是什么姿势，维持太久都不好。

注意不要立即站起来，避免受伤。要捡起东西的时候尽量弯曲膝盖蹲下来而不是弯腰去捡。

2 不要站立太久、长时间走路或提重物，长时间需要站立或走路的妈妈可使用托腹带。

3 要减轻腰部的负担，建议妈妈在站立时，不要穿有跟的鞋，以减轻脊柱的负担。

4 多休息。抬起脚对背部也是有好处的。尽量不要爬楼梯。

❀ 妊娠晚期易患坐骨神经痛怎么办

孕中晚期，如果胎宝宝的头正好压在准妈妈的坐骨神经上，准妈妈就会有疼痛、麻木，甚至伴随着针刺样的感觉，这就是坐骨神经痛，刚开始可能是在臀部，后来会辐射到大腿。

为什么孕晚期易发生坐骨神经痛

这与怀孕期间准妈妈身体特殊的改变有关系。

1 孕中晚期，准妈妈身体会释放一种耻骨松弛激素，来使骨盆以及相关的关节和韧带放松，为将来宝宝的顺利娩出做好准备，这会无形中使准妈妈腰部稳定性减弱。

2 孕晚期胎宝宝发育很快，使腰椎负担加重，若曾经有腰肌劳损，势必会加重坐骨神经痛。如果这种痛楚持续存在，准妈妈应立即就医。

怎样减轻坐骨神经痛

一般情况下，大部分准妈妈在分娩后，坐骨神经痛都能自愈。当发生坐骨神经痛时，可以尝试采取以下措施：

1 当疼痛发生时，可尝试做做局部热敷（热毛巾、纱布和热水袋都可以）半小时。

2 坐的时候可以将椅子调到舒服的高度，并在腰部、背部或颈后放置舒服的靠垫，以减轻腰酸背痛的不适。

3 不要坐或站立太久，工作约1小时就要休息10分钟，起来活动活动或轻轻伸展四肢；搬挪物品时最好不要弯腰，而要是采用下蹲的姿势。

4 首选硬板床休息，对于腰椎间盘突出造成准妈妈的坐骨神经痛最好不要做X光检查，而要用超声波检查代替。

5 孕期检查时应告知医生自己有坐骨神经痛。临产时建议采用剖宫产的分娩方式，以免加重病情。

❀ 贴心小提示 ❀

即使以前没有患过坐骨神经痛的准妈妈，在孕期也应该注意预防，注意保护好自己腰腹部及臀部，双足和双腿也应避免着凉，否则也可能诱发坐骨神经痛。

🔷 如何发现并且及时纠正胎位不正

胎宝宝正常的分娩位置是胎头朝下先露出，如果不是这种位置，则为胎位不正。胎位不正的胎宝宝不易随着准妈妈的用力娩出，也不能自我调整位置以适应产道的变化，这将给分娩带来程度不同的困难和危险，因此孕晚期要注意观察胎位情况，如有胎位不正，要予以及时纠正。

胎位不正有哪些情况

正常的胎位称为枕前位，除此外，其余的胎位均为异常胎位。常见的胎位不正有胎宝宝臀部在骨盆入口处的臀位，胎体纵轴与母体纵轴垂直的横位，或斜位、枕后位、颜面位等。

横位如未及时处理，会导致脐带脱垂，胎死宫内，甚至有子宫破裂的危险；臀位有破水后脐带脱垂的可能，分娩过程中有后出头危险，会造成胎儿宫内窒息，甚至死亡。若出现这两种胎位，准妈妈均应考虑剖宫产。

胎位不正如何纠正

在孕28周之前，胎位可能会通过胎宝宝自身的活动转正。如果到孕30周之后胎位还没有转正，就可以通过一些练习来尝试调整胎位，常用的纠正方法有：

膝胸卧位式： 排空膀胱，放松裤带，跪在铺着棉絮的硬板床上，头放在床上，脸转向一侧，双手前臂伸直，手撑开平放于床面，胸部尽量与床贴紧，臀部抬高，大腿与小腿成直角。每日早、晚各1次，每次15分钟；7天为一疗程，再复查胎位。

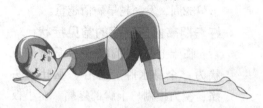

侧卧式： 习惯左侧卧睡的准妈妈，换成右侧卧睡，而习惯右侧卧睡的则可以换成左侧卧睡。7天一个疗程，可以使不正的胎位得以矫正。

🔷 孕晚期如何避免发生便秘

怀孕后半期，渐长的胎宝宝压迫肠胃消化道，造成肠子的蠕动减慢，加上运动量相对减少，体内激素改变等因素，准妈妈更容易发生便秘。轻度的便秘会让准妈妈腹痛、腹胀，严重的便秘可能导致早产，因此准妈妈应该多加预防。

适当进行一些活动

适量活动可以促进肠管运动增强，缩短食物通过肠道的时间，并能增加排便量。活动的最佳方式是每天去户外散步，身体健康的妈妈每天可散步半小时到一小时。

特别提示： 散步应尽量选择空气新鲜、人流量不多的时间和地点。在一天中，早晨、傍晚和晚上空气污染较严重，其中晚上7点和早晨7点左右为污染高峰时间，这时空气最不新鲜，不宜散步。上午10点左右和下午3点到4点空气最为新鲜，建议准妈妈此时出门散步。

养成良好的排便习惯

准妈妈要养成每日定时排便一次的习惯，最好在每天早晨起床后就立即排便，一旦有便意要及时如厕。另外，使用坐式马桶更好，可以减轻下腹部血液的瘀滞和痔疮的形成。

用硬板凳替换柔软的沙发

当人坐在硬板凳上时，臀部有两个坐骨节支撑，这样血液循环受到的阻碍较小，能减少便秘和痔疮的发生。

尽量取左侧卧位

准妈妈可以在两膝盖之间夹一个枕头，以减轻子宫对直肠的压迫，让大便能顺利下来。

❀ 什么是妊娠期高血压疾病

妊娠期高血压疾病，是指怀孕20周（孕5月）以后出现的高血压、蛋白尿及水肿等症状的疾病。本病多发于孕32周，发病越早病情越重。

妊娠期高血压疾病的常见症状

临床上妊娠期高血压疾病常见症状为：全身水肿、恶心、呕吐、头痛、视力模糊、上腹部疼痛、血小板减少、凝血功能障碍、胎儿生长受限甚至胎死腹中。

妊娠期高血压疾病的危害

据调查，妊娠期高血压疾病是威胁孕产妇生命安全的六大疾病之一，仅次于产科出血，居第二位。妊娠期高血压疾病还会影响胎盘功能，使胎儿发育迟缓，甚至窒息。

有的准妈妈患上妊娠期高血压疾病后，除了血压升高以外，还伴有蛋白尿、病理性水肿等表现，这就是子痫前期，如果病情进一步进展，最终有可能发展为子痫。严重的子痫前期或子痫，都可能威胁准妈妈和胎宝宝的生命。

妊娠期高血压疾病的发病因素

妊娠期高血压疾病的发病原因至今还不明确，但它的引发可能与以下几种因素有关：

1 子宫张力过高，易引发妊娠期高血压疾病。

2 寒冷季节或气温变化过大，特别是气压高时，容易引发妊娠期高血压疾病。

3 精神过分紧张，或受刺激致使中枢神经系统功能紊乱的准妈妈易发生妊娠期高血压疾病。

4 有慢性高血压、肾炎、糖尿病等病史的准妈妈；或家庭中有高血压史，尤其是准妈妈的母亲有妊娠期高血压疾病史的，容易并发妊娠期高血压疾病。

5 营养不良或体型矮胖（BMI>0.24）的妈妈，并发妊娠期高血压疾病的概率大。

6 年轻初孕的准妈妈或高龄初孕的准妈妈，也容易患妊娠期高血压疾病。

如何应对妊娠期高血压疾病

进入孕晚期，准妈妈一定要做好妊娠期高血压疾病的防治工作。

应做好预防，坚持定期做产前检查

如果你属于身材矮胖、贫血、营养不良、工作紧张或有高血压家族史的易患人群，则更要密切注意高血压的防治。在孕中、后期要常测量血压、体重、尿蛋白等以排除异常情况。

孕期要注意饮食营养，遵循"三高一低"饮食原则

"三高一低"即高蛋白、高钙、高钾及低钠饮食，有助于预防妊娠期高血压疾病。准妈妈应多吃鱼、肉、蛋、奶及新鲜蔬菜，少食过咸食物，全身浮肿的准妈妈应限制食盐摄入量。同时，尽量避免紧张、焦虑、发怒、劳累等，以防血压上升。

要做好日常保健

准妈妈要保证休息时间。若发现有轻度的妊娠期高血压疾病，准妈妈要适当减轻工作强度，保证充足睡眠，在家休息，必要时住院治疗。

采取左侧卧位。休息及睡眠时取左侧卧位，可减轻右旋的子宫对腹主动脉和下腔静脉的压力，增加回心血量，改善肾血流量，增加尿量，并有利于维持正常的子宫胎盘血液循环。

对不同程度的妊娠期高血压疾病要不同对待。轻度妊娠期高血压疾病准妈妈若处理方法正确，病情大多可缓解，但中、重度妊娠期高血压疾病患者一经确诊，应住院治疗，积极处理，防止子痫及并发症的发生。

注意控制体重。整个孕期，准妈妈的体重增长应控制在11～12千克，尤其是孕晚期，以每周增重0.5千克为宜，每周体重增长过快是妊娠期高血压疾病的危险因素之一。

准妈妈总感觉心慌气短怎么办

进入孕晚期之后，很多准妈妈都会觉得随便动一动就累得慌，心跳加速，大口喘粗气，常常力不从心，心慌气短。

为什么准妈妈孕晚期易心慌气短

孕晚期，准妈妈全身的血容量比未孕时增加40%～50%，心率每分钟增加10～15次，心脏的排出量增加了

✎ 贴心小提示 ✎

若是孕前无心脏病史，在怀孕最后3个月发生心慌气短，休息后不能缓解，准妈妈则应考虑围产期心肌病的可能。围产期心肌病的心慌气短主要发生于夜间，半夜常因胸闷不能入眠而坐起呼吸，或者经常感到胸痛而与用力无关，此时准妈妈应及时去请教医生。

25%~30%，心脏的工作量比未孕时明显加大。

此外，孕晚期子宫推挤心脏向左上方移位，再加上体重增加、新陈代谢旺盛，更加重了心脏的负担。

为了完成超额的工作量，人体会加深加快呼吸来增加肺的通气量，以获取更多的氧气和排出更多的二氧化碳，因此准妈妈到孕晚期时常有心慌气短的感觉。

心慌气短怎么办

当出现心慌气短时，准妈妈先不必惊慌，休息一会儿即可缓解，也可侧卧睡一会儿，注意不要仰卧，以防发生仰卧位低血压综合征。

如果觉得胸闷或者心慌，不妨试着做一下深呼吸，有意识地放慢呼吸，如果仍然觉得很难受，就停下来休息一下。如果这样心慌还不能缓解，就可能有贫血、高血压、心脏病等问题了，应该去看医生。

血液中红细胞减少、血色素减低即贫血，贫血有时也会引起心慌，通过血常规检查很容易发现。如果出现贫血应该多吃富含铁的食物，有时可能还需要口服铁剂。

🌰 胎宝宝的头部什么时间开始入盆

随着预产期的临近，胎宝宝出生时的先露部位（通常为头部）会下降进入到盆腔，这就是入盆。

胎宝宝一般在37~38周入盆

胎宝宝的入盆时间因人而异，早的在33或34周就能入盆，晚的可能会在37~38周入盆，还有的可能直到开始生产前都不会入盆。不过即使胎宝宝早早入盆，也不意味着准妈妈就会提前生产。

什么因素决定着胎宝宝的入盆时间

与准妈妈平时的姿势有关：如果准妈妈长时间都坐着，那胎宝宝很可能会呈枕后位姿势躺着，即胎宝宝的脑后部朝向准妈妈的脊椎骨，那样会很难入盆，而且那种体位也不是有效分娩的最佳姿势。准妈妈要注意坐下时一定要向前倾斜着，让膝盖低于臀部，帮助宝宝扭转姿势，并顺利入盆。

1 准妈妈是经产妇：如果准妈妈曾经生过孩子，腹部肌肉可能会变得松弛，胎宝宝活动和改变姿势就容易多了，不容易在分娩前入盆。

2 胎宝宝个头比较大：如果胎宝宝长得比较大，他可能直到宫缩开始后才会下降入盆。

3 准妈妈的骨盆形状：有时候骨盆入口狭窄，这种情况下胎宝宝的先露部位可能要花很长时间才能入盆。但是一旦宝宝入盆了，生产通常会很快，因为骨盆出口那时相对来讲就大了。

入盆后准妈妈会有什么感觉

胎头入盆的时候，由于胎头下降，压迫到了膀胱，准妈妈会觉得尿意频繁，还会感到骨盆和耻骨联合处酸疼不适，不规则宫缩的次数也在增多。这些都表明胎宝宝在逐渐下降。

饮食营养跟进

❤ 孕晚期营养饮食原则有哪些

准妈妈进入孕晚期之后应结合孕晚期的营养特点，在孕中期饮食的基础上，进行相应的调整。孕晚期的营养原则具体如下：

增加蛋白质的摄入

此时期是蛋白质在体内储存相对较多的时期，其中胎宝宝存留的蛋白质约为170克，母体存留的蛋白质约为375克，这就要求准妈妈每天蛋白质的供给比孕前时增加20克，应多摄入动物性食物和大豆类食物。

供给充足的必需脂肪酸

此时期是胎宝宝大脑细胞增殖的高峰期，需要提供充足的必需脂肪酸如花生四烯酸，以满足大脑发育所需。准妈妈吃些海鱼可利于DHA的供给。

增加钙和铁的摄入

胎宝宝体内的钙一半以上是在孕晚期贮存的，准妈妈在孕晚期应每日摄入1200毫克的钙，同时补充适量的维生素D。胎宝宝的肝脏在此期以每天5毫克的速度贮存铁，直至出生时达到300～400毫克的铁质，准妈妈应每天摄入铁15~35毫克，且应多摄入来自于动物性食品的血色素型的铁。动物的肝脏中含有血红素、铁、叶酸和维生素等，是孕晚期补充铁的较好选择。

摄入充足的维生素

孕晚期准妈妈身体需要充足的水溶性维生素，尤其是硫胺素，如果缺乏则容易引起呕吐、倦怠，并在分娩时子宫收缩乏力，导致产程延缓。

少吃或不吃盐腌渍类食物

咸蛋、咸鱼、咸菜等盐腌渍食物含有对人体有害的物质，加工食品如腊肉、火腿、香肠、腐乳等也要少吃或不吃。

热能

热量的供给量与孕中期相同，不需要补充过多，尤其在孕晚期最后一个月，要适当限制。

❀ 准妈妈宜吃的消暑食物有哪些

炎炎夏日，准妈妈该如何缓解燥热呢？我们建议准妈妈吃一些常温消暑食物。

蔬菜汤

夏天解暑的汤有海米冬瓜汤、西红柿蛋汤等。冬瓜含有充足的水分，具有清热毒、利排尿、止渴除烦、祛湿解暑等功效，是准妈妈的消肿佳品；海米是钙的较好来源。孕晚期的准妈妈可多吃冬瓜和海米，既可去除孕期水肿，又可补充钙质。

果汁

将杧果、橙子、苹果、猕猴桃等水果榨汁，然后加入酸奶或者纯净水或者蜂蜜皆可。这几种水果都含有丰富的维生素C，短暂搅拌还能保留较多维生素，除果皮外，纤维素也基本保存了下来，果汁口味鲜美香浓，是准妈妈夏季解渴、美肤养颜的佳饮。

瓜果

在闷热的夏季，准妈妈补充水分和盐是极为重要的。单纯补充水分只能解渴却不能解暑；过多摄入盐，可以抵抗中暑又不能解渴。而瓜类食物，如西瓜、冬瓜、香瓜、黄瓜等，含有丰富的水分和电解质，既可以解渴又能解暑。

❀ 贴心小提示 ❀

准妈妈最好不要吃冰镇食物，否则可能伤及脾胃，影响吸收和消化功能，时间久了会出现大便不畅、下身分泌物增多等现象，严重的还可能导致阴道炎，影响正常生产。

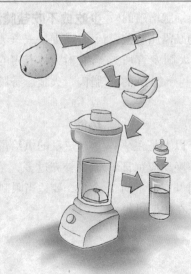

怎样补充DHA

脑黄金DHA对胎宝宝视觉、大脑活动都有极大影响，直接表现为宝宝出生后反应快，眼睛又黑又亮，不容易患弱视和近视。孕晚期是为胎宝宝补充DHA的良好时机，准妈妈可以抓住这样的机会，储备足够的脑黄金。

DHA对孕晚期胎宝宝的重要性

孕晚期是胎宝宝储备足够DHA的重要阶段。如果胎宝宝没有在足月妊娠后出生，他在智力和视力上都会有不同程度的损害。为保护早产儿视力的正常发育，从出生开始，就应在医生的指导下给早产儿补充DHA。一般情况下，每千克体重每天需补充40毫克，这样至少要补40周，才能使早产儿的视力达到足月婴儿的正常视力水平。

α-亚麻酸是补充DHA的良好来源

α-亚麻酸在体内可转化为DHA。其最好的补充时间在孕晚期（孕28周后）至胎宝宝出生后6个月内。在宝宝出生6个月后，可将油挤入配方奶中摇匀，直接喂给宝宝。

在妊娠最后3个月内，准妈妈应多吃一些核桃等含α-亚麻酸多的坚果，或直接从鱼油类DHA营养品中补充DHA。

如何通过吃鱼补充DHA

1 食用深海鱼。深海鱼类含有比较丰富的DHA，而且对大脑的发育有着积极的作用。

2 吃应季鱼。准妈妈如果想通过吃鱼起到吸收DHA的作用，那么最好食用应季的鱼。应季的鱼味道好，鱼肥肉厚，DHA和EPA的含量也较高。

3 选对烹调方式。想要最大限度地保留DHA和EPA，最好用蒸、炖、烤的烹调方式。做鱼的时候不要用玉米油及葵花子油，因为此类食用油中含有亚油酸，会妨碍DHA和EPA的吸收。

如何控制热量摄入，避免生出超重宝宝

一般新生儿正常体重为3～3.3千克，若超过4千克则为巨大儿。

巨大儿的危害

巨大儿会使得准妈妈难产、增加产后出血的发生率；对于新生的宝宝而言，容易发生低血糖、红细胞增多等并发症，日后糖尿病、高血压、高血脂等疾病的患病率也会增加。

巨大儿与营养过剩关系密切

巨大儿的发生与遗传因素有一定的关系。排除遗传因素后，与孕期营养过剩密切有关，热量过剩或太胖的准妈妈更容易生出巨大儿。

控制热量，避免巨大儿

对于巨大儿的控制，关键在于将营养和热量控制在合理范围。

合理饮食

孕晚期是胎宝宝骨骼发育、皮下脂肪积贮、体重增加的阶段，准妈妈除摄取适当的碳水化合物、蛋白质类食物外，还可适当增加脂肪性食物。膳食品种要多样化，尽可能食用天然的食品，少食高盐、高糖及刺激性食物，注意不要过多吃高糖的水果。

此外，还需多食动物肝脏、骨头汤和海带、紫菜、虾皮及鱼等海产品，从中摄入一些钙、铁、磷等矿物质。每天最好喝600毫升的牛奶，补充优质蛋白质和钙，鸡蛋一天最好别超过两个。

食欲过旺的准妈妈可适当选择黄瓜和西红柿满足自己的食欲，既饱肚子，又补充水分和维生素，还可帮助腹中胎宝宝减肥，保持正常出生体重。

适度参加活动

准妈妈不要整天坐着或躺着，要适当参加活动，控制高热量、高脂肪、高糖分食品的摄入，保持自身体重和胎宝宝体重的合理增长。

☙ 怎样合理安排零食

合理的零食可以为准妈妈带来不少好处，但要注意零食的正确食用，毕竟零食并不是准妈妈的必要食物。

准妈妈吃零食选对时间很关键

午餐和晚餐之间是吃零食的最佳时刻，因为这样既补充了营养，又没有耽误正常的午餐、晚餐。睡前的半小时内不应该再吃零食，以免增加肠胃负担引发危及孕育的身体疾病。

少量多餐才正确

吃零食每次要少量，一天中分多次吃，这样既能及时补充准妈妈的体能，又不会导致体重过快增长。

孕晚期一日零食搭配参考表

时　间	零食搭配	备　　注
8:30—15:30	麦片、奶茶	这类饮品中可能含有对心血管有害的反式脂肪酸，所以每天食用一包即可。在选择麦片方面，要选择低糖的，并可在冲泡时适量加入一些牛奶，保证营养的同时还改善着味道
9:30—10:30	苏打饼干	苏打饼干因为含有的油脂相对其他饼干少一些，所以食用起来更健康
12:30—13:00	酸梅汤	餐后半小时才能喝酸梅汤等解暑饮品，否则会引起胃酸
14:00—14:30	新鲜水果	水果是不可缺少的健康零食，水果含有丰富的维生素C、矿物质和膳食纤维，既能补充营养，又可提高身体的免疫力，同时，还可增进食欲，有助消化，预防便秘等疾病

续表

时　间	零食搭配	备　注
15:00—16:00	蔬果干或坚果	菠萝干、葡萄干等果干不但低热量，而且对身体健康非常有益，不过购买时最好只选脱水型的蔬果干。坚果含有多种微量元素，是健康零食，坚果中含有的不饱和脂肪酸，可大大降低患心脏病的概率

🍎 并发妊娠期高血压疾病的准妈妈如何健康饮食

妊娠期高血压疾病的发生除遗传及运动因素外，与营养状态、营养摄取量等也关系密切，孕晚期并发妊娠期高血压疾病的准妈妈要多加注意饮食的健康管理。

保持食物的营养素平衡

不要吃太多大鱼大肉，适当多摄入一些蔬菜、水果，但不要以蔬菜、水果当主食。另外，准妈妈适当吃些鱼类在防治妊娠期高血压疾病上有积极的意义。

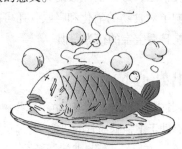

准妈妈应减少动物脂肪的摄入；有妊娠期高血压疾病的准妈妈血清锌的含量较低，膳食中应增加锌的供给；补充维生素C和维生素E能够抑制血中脂质过氧化作用，降低妊娠期高血压疾病的反应。

控制热量摄入

孕晚期热能摄入过多，每周体重增长过快都是妊娠期高血压疾病的危险因素。准妈妈体重增长以每周增重0.5千克为宜。

遵循三高一低的饮食原则

三高一低饮食，即高蛋白、高钙、高钾及低钠饮食。准妈妈孕晚期每日蛋白摄入量为90克，患重度妊娠期高血压疾病的准妈妈常有低蛋白血症，应摄入优质蛋白质以弥补其不足。钠盐食入过多会导致血压升高，准妈妈食盐控制量每日应在5克以下，同时避免含盐量高的调味汁、腌制品、罐头、薯条等。如果已经习惯了较咸的口味，可用部分含钾盐代替钠盐，能够在一定程度上改善少盐烹调的口味。

❧ 贴心小提示 ❧

患妊娠期高血压疾病的准妈妈除了加强孕期营养外，还应多注意休息，母体营养缺乏、身体抵抗力差、贫血等各种病症都可能增加妊娠期高血压疾病发生的概率。

少量多餐保健康

少量多餐是准妈妈整个孕期都比较合理的膳食准则，不仅可以保证营养全面，而且是避免营养过剩的好方式，能较好地保证准妈妈和胎宝宝的健康。那么，准妈妈如何做才能更好地达到少量多餐的效果呢？

制定膳食制度

把全天的食物定质、定量、定时地分配，三餐定时、定量、定点。最理想的吃饭时间为早餐7点到8点，午餐12点，晚餐6点到7点，吃饭时间最好控制在30~60分钟。吃饭的时候最好固定在一个气氛美好温馨的地点，且尽量不被外界干扰而影响或打断用餐。

饮食有节

要考虑胃肠道的实际消化能力，适量饮食，喜欢吃的食物不要一次吃得太多，否则会影响食物中的营养素的消化、吸收和利用。

少吃多餐

准妈妈由于胎宝宝对胃肠系统的挤压，进食量会受一定影响，准妈妈可以采用多餐制，一日可以安排5~6餐。通常早餐的热量应占全天总热量的25%~30%；午餐占40%；晚餐占30%~35%。准妈妈可将一日总热量的20%~30%用于加餐。三餐都不宜被疏忽或合并，尤其是早餐。

特别提示：加餐可以安排牛奶、点心等食品。其实，只要准妈妈不是很胖，或者胎宝宝不是很大，不妨饿了就吃。

养成良好的饮食习惯

专心进餐，细嚼慢咽，不要边看书边进食等。要特别注意，不宜在进食期间与他人争执，这样会严重影响进食情绪，影响消化液的分泌，也就影响了对食物的消化和吸收，还可能影响日后宝宝的行为习惯。

哪些食物可以让准妈妈吃出好心情

保持愉快的心情，这对准妈妈而言是特别重要的，不好的情绪和心理无论对准妈妈还是胎宝宝都会产生不良的影响，所以准妈妈要学会自我调节与放松。

保持好心情除了从情绪上加以调节外，还可以从食物上"加加油"。以下食物是推荐给准妈妈的：

豆类食物

大豆中富含人脑所需的优质蛋白质，其中包括8种必需氨基酸，这些物质都有助于增强脑血管的机能。身体运行通畅了，准妈妈心情自然就舒畅了。

香蕉

香蕉中含有酪氨酸，可使人精力充沛、注意力集中，并有缓解紧张情绪的作用。此外，香蕉中还含有色氨酸，还能形成一种叫作"满足激素"的血清素，它能使人感受到幸福、开朗，预防抑郁症的发生。

南瓜

南瓜富含维生素B$_6$和铁，这两种营养素能帮助身体所储存的血糖转变成葡萄糖，葡萄糖正是脑部唯一的燃料。

菠菜

菠菜除含有大量铁质外，还含有人体所需的叶酸。人体如果缺乏叶酸会导致精神疾病，包括抑郁症和老年痴呆等。

樱桃

长期面对电脑的准妈妈会有头痛、肌肉酸痛等毛病，可吃樱桃改善此状况。

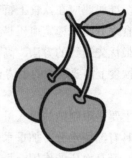

● 准妈妈吃太"好"易患脂肪肝

脂肪肝不痛不痒，但却是隐性肝硬化的元凶之一。一般胃口特别好而运动又少的人，特别容易患上脂肪肝，通俗地说就是肥胖的人更容易患脂肪肝。那么准妈妈患脂肪肝的主要原因是什么呢？

准妈妈患脂肪肝的主要原因

怀孕期间，由于担心胎宝宝营养跟不上，准妈妈们往往会吃一些所谓比较"营养"的食物，这些东西大多含脂类物质丰富，而肝脏是脂肪代谢的重要器官，若因各种原因使肝脏脂肪代谢功能发生障碍，就会使脂类物质平衡失调，脂肪在组织细胞内储积。当储积量超过肝重量5%以上或在组织学上有5%以上的肝细胞脂化时便可称为脂肪肝。

准妈妈怎么应对和预防脂肪肝

妊娠期急性脂肪肝多在怀孕第36~40周时发生，在胎宝宝过大或双胎情况下多发，发病急，发展快，死亡率很高。在危及母亲与胎宝宝生命的情况下，终止妊娠是提高母婴存活率的重要手段，但关键还要及早诊断和治疗。

准妈妈要学会控制每日的饮食热量摄入，合理搭配饮食中的荤素、粗细，并适当饮用有消脂作用的淡绿茶，以减少发生脂肪肝的概率。

脂肪肝治疗是一种综合性治疗，其中最重要的是控制饮食、增加运动、改变不良行为等非药物治疗。

贴心小提示

在治疗脂肪肝上不少准妈妈存在误区，求治心切，以为快速减重可缓解脂肪肝，实际上这反而可能使肝内炎症和纤维化加重，引起机体代谢紊乱，甚至诱发脂肪性肝炎和肝功能衰竭。

🌰 血压高的准妈妈怎么吃

血压高的准妈妈不能随便吃降压药，药物可能会对胎宝宝产生很大的危害。准妈妈应在饮食上特别注意，通过食疗方法来稳定血压是孕期最安全、最优先选择的方法。高血压准妈妈在饮食上需要注意的事情有：

限盐

主要是限制钠的摄入量，食盐中的钠具有潴留水分、加重水肿、收缩血管、升高血压的作用。每日的食盐量应控制在3～5克（包括食盐和高盐食物，如咸肉、咸菜等）。小苏打、发酵粉、味精、酱油等也含有钠，要适当限制食用。

限水

除了限制白开水的摄入以外，还应限制茶水、汤汁的摄入。轻度患者可以自己掌握，适量减少水分的摄入，中度患者每天饮水量不超过1200毫升，重度患者可按头一天尿量加上500毫升水计算饮水量。

补充维生素C和维生素E

维生素C和维生素E能抑制血中脂质的过氧化作用，降低妊娠期高血压疾病的反应。

注意补充钙、硒、锌

钙能使血压稳定或有所下降；硒可明显改善平均动脉压、尿蛋白、水肿症状，也可使血液黏稠度降低，从而使妊娠期高血压疾病的发病率下降；锌能够增强妊娠期高血压疾病患者身体的免疫力。

注意补充蛋白质

重度妊娠期高血压疾病患者因尿中蛋白丢失过多，常有低蛋白血症，因此，应及时摄入优质蛋白质，如牛奶、鱼虾、鸡蛋等，以保证胎宝宝的正常发育。每日补充的蛋白质最高可达100克。

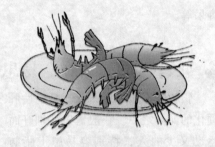

多吃芹菜、鱼肉、鸭肉、黄鳝等利于降压的食物

这些食物都是防治高血压的良好食物，准妈妈可变换品种地做着吃。

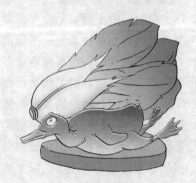

🐚 贴心小提示 🐚

孕期有高血压的准妈妈不宜长时间仰卧睡觉，这样会加重病情，最合理的睡眠姿势是左侧卧位。

日常起居与运动

需要提前准备哪些宝宝用品

离宝宝的预产期越来越近了，准爸爸准妈妈从现在开始就可以为宝宝准备必需品了。宝宝用品比较繁杂，有的东西用一段时间就派不上用场了，最好是找过来人一起去买。下面我们列出一些宝宝必备品，供准妈妈参考：

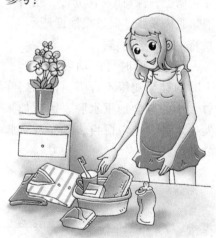

衣物

在夏天出生的宝宝，衣物比较简单，只要选择全棉的连衣裤即可，最多再加上一件薄薄的小棉袄；冬天出生的宝宝需要的东西就比较多：最好是质地优良的绒布连衫裤、棉袄、全棉的袜子等。

一般可准备：内衣2~3套，外套、毛衣、棉衣各2件，袜子3双，软帽2顶，尿布20~30块或纸尿裤若干包。

床和床上用品

婴儿床1张，最好买可移动的、栅栏较高的小床；被子2床，不要太厚，规格为1米×1米；夹被或毛毯1条；毛巾被1条；褥子2床；小棉垫3~5块，规格为30厘米×25厘米。

盥洗用品

澡盆1个；小盆2个，分别用来洗脸和洗屁屁；大浴巾1条；小毛巾3条；婴儿洗浴用品1套；痱子粉1盒；水温表1支。

贴心小提示

奶瓶、尿布等消耗品，宝宝出生前必须准备好，而婴儿床、婴儿车等单价高，但使用期限长的用品，准妈妈可考虑向亲朋好友请求援助。

喂养用品

奶锅1个；奶瓶2～3个；奶嘴3个；奶嘴护罩3个；奶瓶刷1个；锅1个，用来煮奶瓶和奶嘴；水果刀1把；小勺1个；小碗1个。

建议准妈妈少买些小奶瓶。小奶瓶主要是给新生宝宝用的，过两个月后小奶瓶就只能用来喝水、喂钙粉等。大奶瓶可以多一点，一直用到宝宝三四岁是没问题的。

哪些窍门可以帮助消除腿部水肿

据统计，约有75%的准妈妈在怀孕期间会发生水肿现象，并且越接近生产日越严重，如果又碰上天热，则会更加明显。水肿不会对胎宝宝产生不良的影响，产后会自愈，但孕期会给准妈妈带来一些不便，准妈妈在起居上可以多加防范。

保持侧卧睡眠姿势，并保证充分的休息

这可以最大限度地减少早晨的浮肿。建议准妈妈在睡前（或午休时）把双腿抬高15～20分钟，加速血液回流、减轻静脉内压，缓解孕期水肿。

注意保暖，不要穿过紧的衣服

当患有水肿时，必须保证血液循环畅通、气息顺畅，所以不能穿过紧的衣服。

避免久坐久站，经常改换坐立姿势

准妈妈步行时间不要太久；坐着时应放个小凳子搁脚，促进腿部的血液循环通畅，每一个半小时就要站起来走一走；站立一段时间之后就应适当坐下休息。

适当运动

散步有利于小腿肌肉的收缩，使静脉血顺利地返回心脏，减轻浮肿。平时可以做简单的腿部运动：晚上仰卧于床上，双腿高高竖起，靠在墙上，保持5～10分钟，这可以消除肌肉紧张，促进血液循环。

选择一双合脚的鞋

腿部水肿时可能辐射到脚部，平时的鞋会变得不合脚，准妈妈穿着太小的鞋会加重水肿，因此如果发生水肿，应考虑再去选一双合脚的鞋。

贴心小提示

孕期水肿一般属于生理性正常现象，但也有一些是疾病引起的。妊娠期高血压疾病、肾脏病或其他肝脏方面的疾病也会引起浮肿，这属于病理性浮肿。准妈妈一旦出现心悸、气短、四肢无力、尿少等并发症时，一定要尽快去医院检查。

❁ 节假日准妈妈应该怎么过

节假日里，准妈妈休息的时间长，接触的人也相对多，饮食上也不如以往好控制，但为了孕期健康，准妈妈还是应该在起居上多加注意。

穿衣要保暖

准妈妈的健康是第一位的，保暖是过节穿衣的第一原则，不要在节日期间贪图好看而忽视了保暖。

娱乐活动要克制

节日期间活动较多，准妈妈要安排好休息，减少应酬，不要下厨久站，或长时间聊天，更不要久坐通宵达旦打牌搓麻将，这样会阻碍下肢静脉回流，使肌肉长时间处于紧张状态，引发疲劳，影响宝宝生长发育。准妈妈应该在晚上9点或10点就寝，中午保持1~2小时午休。

防止吸二手烟

春节期间登门访客较多，即便待在家中，准妈妈也免不了要招待客人。一旦发现有客人打算抽烟，及时礼貌地劝阻，或者提早收起家中的烟灰缸，暗示室内不可吸烟。

注意卫生

过年过节的时候，家里总会特意大扫除，但是准妈妈千万不要去清洁那些死角的卫生。如果吸入了死角的灰尘，可能会患上呼吸道疾病或发生过敏反应。

注意运动

准妈妈在节假日里一定要注意适量运动，千万不要长时间地坐在沙发上看电视。可以帮助家人做一些轻松的家务，切记不要太疲劳。

要保持室内空气流通

在节假日里，家里来的客人会很多，家里一定要经常开窗通风，以保持室内空气的新鲜。

❁ 准妈妈怎么有效清洁指甲

指甲的美丽要依靠充分营养和足够的清洁。在清洁方面，指甲缝不容易清洁到，是个人卫生的死角之一，如果不注意清洁卫生，指甲缝容易变成细菌的"集中营"。那么，准妈妈该怎样清洁小小的指甲呢？

常修剪

孕期指甲生长周期很快，准妈妈应避免留长指甲，要经常修剪指甲，一来因为长指甲易藏污纳垢；二来长指甲容易抓破皮肤，大量的细菌恐怕会引起继发性感染。

常清洗

准妈妈应每天用软指甲刷清洁并按摩指甲和指尖，这不仅仅是清洁，还可以促进血液循环。

特别提示：软指甲刷可以用软毛牙刷代替，清洗时可以蘸点香皂，轻轻地来回刷指甲缝，污垢很容易就能被刷掉。

常护理

在清洗指甲时，准妈妈可同时按揉双手的指甲，可以补充身体经络能量，还可以促进毛发生长。

每周可以为指甲做几次额外的特殊护理：先将指甲浸泡在兑柠檬汁的温水中，然后把指尖露出水面并用刷子轻轻擦洗，再次浸泡一下，然后擦干，之后用橄榄油按摩指甲，可改善指甲干燥脆弱的状况。

禁止美甲

化学美甲产品的介入在孕期应该是被完全禁止的，涂指甲油也是不被允许的。指甲油中含有高浓度的甲醛、苯二甲酸酯、钛酸酯及化学染料等有害的化学物质，很容易穿透甲层，进入皮肤及血液，对胎宝宝产生不利的影响。因此，准妈妈不要涂指甲油，尤其是色彩鲜艳的指甲油。

❀ 孕晚期可以进行性生活吗

孕晚期是胎宝宝发育的最后关键阶段，胎宝宝生长迅速，子宫增大很明显，对任何外来刺激都非常敏感。而且此时胎膜里的羊水量也日渐增多，张力随之加大，在性生活中稍有不慎，即可导致胎膜早破，致使羊水大量地流出，直接导致胎儿宫内缺氧，引起早产，不利于胎宝宝的安全。

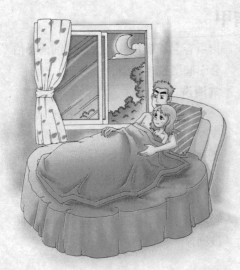

孕28～32周间，性生活次数应减少，强度减弱

此时刚刚进入孕晚期，偶尔性生活也应注意姿势，控制性生活的频率及时间，动作不宜粗暴，避免给予机械性的强刺激。最好采用准爸爸从背后抱住准妈妈的后侧位，这样不会压迫腹部，也可使准妈妈的运动量减少。

孕32周后则应禁止性生活

在孕32周以后，准妈妈的腹部更加膨胀，身体懒得动弹，性欲减退。此阶段胎宝宝生长迅速，对任何外来刺激都非常敏感，应尽可能停止性生

━━❧ 贴心小提示 ❧━━

对于准爸爸来说，目前是应该忍耐的时期，只限于温柔的拥抱和亲吻，禁止具有强烈刺激的行为。子宫在孕晚期容易收缩，要避免给予机械性的强刺激。

活，以免发生意外。尤其是临产前4周必须禁止性生活，此时子宫口逐渐张开，性交会使羊水感染的可能性更大。

特别提示：调查显示，分娩前3天有过性生活的准妈妈，20%发生严重感染。感染不但威胁生产安全，而且影响胎宝宝的安全，可使胎儿早产，即使不早产也可影响子宫内胎宝宝的健康。

🌑 孕晚期运动有哪些原则

准妈妈在孕晚期应坚持适当运动，这对顺利分娩和身体健康都有好处。不过鉴于准妈妈孕晚期身体不便，运动强度和动作幅度都不能太大。准妈妈做运动时要遵循的运动原则有：

运动要平稳和缓

这时的运动掌握一个总的原则就是平稳和缓，防止运动伤害。准妈妈肚子逐渐突出，身体的重心向前移，背部及腰部的肌肉常处在紧张的状态，这时进行运动的目的就是舒展和活动筋骨，一定要注意安全，本着对分娩有利的原则，千万不能过于疲劳。

控制好运动强度

运动时，准妈妈脉搏不要超过130次/分，体温不要超过38℃，时间以30~40分钟为宜。不要久站久坐或长时间走路。孕晚期子宫及胎宝宝的重量会给准妈妈的脊椎很大压力，引起背部疼痛，因此要尽可能地避免需俯身弯腰的运动。

适合孕晚期准妈妈的运动

体操、孕期瑜伽、棋类是此时最适合的运动项目。

体操可以选一些简单的伸展运动，比如坐在垫子上屈伸双腿，平躺下来轻轻扭动骨盆等简单动作。这些动作虽小，但是作用显著，可以加强骨盆关节和腰部肌肉的柔软性，既能松弛骨盆和腰部关节，还可以使产道出口肌肉柔软，同时还能锻炼下腹部肌肉，有利于顺产。

孕期瑜伽可不是要去挑战高难度的动作，最主要的是进行呼吸吐纳的练习，这对分娩时调整呼吸很有帮助。

进行棋类活动时身体是静止的，可是思维是非常活跃的，既能锻炼大脑思维，又能够起到安定心神的作用。

🌑 留心运动后的不良反应

孕晚期，准妈妈的身体重心改变了，体重增加了，也更容易觉得累了，在运动或略微劳动后，可能会出现更多以前没有过的反应。这与孕晚期子宫增大，器官负荷过重等有很大关系。

因此，准妈妈在运动或做其他需要体力的活动时，要随时关注自己身体的反应，一旦出现不良反应，应马上休息，千万不要勉强自己，准妈妈需要注意的不良反应有：

恶心

运动后感到恶心，说明胃里积蓄了过多的乳酸，这是肌肉新陈代谢的副产品。

头晕

若感到持续的头晕，甚至同时出现视觉模糊、头疼或心跳过快的现象，可能是重度贫血或其他严重疾病的征兆，会影响准妈妈和胎宝宝的健康。

体温突然变化

如果手变得又湿又凉，或者感到一阵阵忽冷忽热，说明身体在调节体温时出现了问题。

心跳过快

若锻炼时不能顺畅自如地谈话或出汗太多，说明运动量很可能过大。

阴道出血

在孕早期，阴道出血可能是流产的预兆，而在孕中、晚期，阴道出血则可能预示着早产、前置胎盘或胎盘早剥等胎盘并发症。

视觉模糊

运动中或运动后视线变得模糊可能是脱水导致的血压骤降，心脏负担过重，这会导致流向胎盘的血液量减少。此外，也可能是先兆子痫（子痫前期）的征兆，要马上去医院检查，若情况紧急应看急诊。

胸腹部反复出现尖锐疼痛

可能仅仅是韧带拉伸引起的，但也可能是发生了宫缩。若这种疼痛出现的间隔差不多长，且反复出现时，更有可能是宫缩。

如何练习拉梅兹呼吸法

怀孕7个月以后，准妈妈可以勤加练习拉梅兹呼吸法，它有助于使准妈妈分娩更顺利。

拉梅兹呼吸法的基本姿势

在毯子或在床上练习，室内可以播放一些舒缓的胎教音乐，准妈妈可以选择盘腿而坐，首先让自己的身体完全放松，眼睛注视着一点。

阶段1：胸部呼吸法，用于分娩开始（宫颈开3厘米）

鼻子深吸一口气，随着子宫收缩开始吸气、吐气，反复进行，直到阵痛停止才恢复正常呼吸。

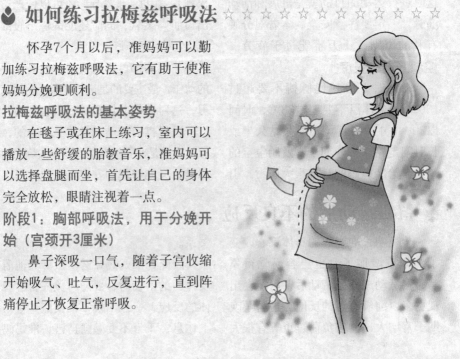

阶段2：嘻嘻轻浅呼吸法，用于胎宝宝正下来时（宫颈开7厘米以前）

用嘴吸入一小口空气，保持轻浅呼吸，让吸入及吐出的气量相等。完全用嘴呼吸，保持呼吸高位在喉咙，就像发出"嘻嘻"的声音。子宫收缩强烈时，需要加快呼吸，反之就减慢。注意呼出的量需与吸入的量相同。

阶段3：喘息呼吸法，用于产程最激烈时（子宫开至7～10厘米）

先将空气排出后，深吸一口气，接着快速做4～6次的短呼气，就像在吹气球，比嘻嘻轻浅式呼吸还要浅，也可以根据子宫收缩的程度调节速度。

阶段4：哈气运动，用于胎宝宝娩出时（此时不用力）

阵痛开始，准妈妈先深吸一口气，接着短而有力地哈气，浅吐1、2、3、4，接着大大地吐出所有的气，就像在吹一样很费劲的东西，直到不想用力为止。

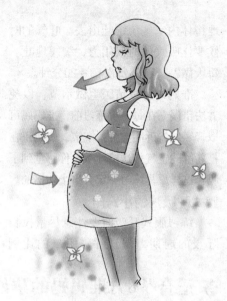

阶段5：用力推，用于娩出胎宝宝（宫颈全开）

长长吸一口气，然后憋气，马上用力。下巴前缩，略抬头，用力使肺部的空气压向下腹部，完全放松骨盆肌肉。需要换气时，保持原有姿势，马上把气呼出，同时马上吸满一口气，继续憋气和用力，直到宝宝娩出。

❤ 帮助准妈妈放松的腹式呼吸法

腹式呼吸法会刺激人体分泌微量的激素，使人心情愉快。准妈妈这种愉悦的心情也会影响胎宝宝，使胎宝宝感觉很舒服。

进入孕晚期后，子宫空间对于胎宝宝来说会有些狭窄，不利于他很好地吸收氧气和养分，腹式呼吸法能给胎宝宝输送新鲜的空气，使在子宫中越来越感到拥挤的胎宝宝正常地发育。

此外，腹式呼吸法还能镇静准妈妈的神经，消除紧张，在分娩时还能缓解疼痛的感觉。当妈妈学会正确的腹式呼吸法后，生产或阵痛来临时，也可以用腹式呼吸法来进行放松。

腹式呼吸法的方法

可以在背后靠一小靠垫，把膝盖伸直，全身放松，两手轻轻放在肚子上，想象胎宝宝正居住在一个宽广的空间里。慢慢地用鼻子吸气，直到腹部鼓起为止，吐气时把嘴缩小，慢慢地将体内空气统统吐出去。吐气的时候要比吸气的时候用力，缓缓地吐。每天做2~3次，每次10~20分钟。

准妈妈可以请医生做示范，以免方法错误。在每一次练习前，准妈妈可以轻轻地告诉胎宝宝：宝宝，妈妈正在把新鲜的空气传送给你哦，你感觉到了吗？这样反复练习一定会事半功倍的。

腹式呼吸法的小窍门

练习腹式呼吸时要注意尽量拉长呼吸的周期，保证呼气吸气的比例是1∶1，不要憋气。如果不会拉长呼吸，可以采用补吸和补呼的方式，也就是在吸满（或呼出）一口气之后再有意识地扩张（或收缩）腹部，这种方法可以补充气体的体积，使练习更有效。

贴心小提示

练习时若出现不适的状况，要立即停止，调整为自然顺畅的呼吸。

适合孕8月准妈妈的孕妇体操

孕妇体操是专门为准妈妈设计的有氧运动，有利于妈妈顺利分娩和产后的恢复，对宝宝健康发育十分有利。下面我们给准妈妈推荐几款适合本月进行的孕妇体操：

脚腕的运动

准妈妈保持仰卧，然后左右摇摆、转动脚腕10次，再前后活动脚腕，充分伸展、收缩跟腱10次。在日常生活中，准妈妈站立、坐在椅子上时也可以随时随地锻炼脚腕，使脚腕关节变得柔韧有力。

脚部运动

把一条腿搭在另一条腿上，然后放下来，重复10次，每抬一次高度增加一些，然后换另一条腿，重复10次；然后两腿交叉向内侧夹紧、紧闭肛门，抬高阴道，然后放松，重复10次后，把下面的腿搭到上面的腿上，再重复10次。这项练习有助于消除妊娠后期的脚部浮肿。

压腿运动

盘腿坐在垫子上，挺直背部，两手轻轻放在膝盖上，每呼吸一次，手就按压一次，反复进行。按压时，要用手腕向下按压膝盖，一点点地加力，让膝盖尽量接近床面，可锻炼骨盆肌肉。

以上孕妇体操简单易操作，可缓解腰腿疼痛，为胎宝宝顺利通过产道做好准备，不过练习时一定要注意：

1 保持良好心态。准妈妈运动时要保持良好的情绪，把快乐和健康带给宝宝。

2 要根据自己的身体状况决定锻炼量。在整个孕期，准妈妈最好持之以恒，坚持每天做孕妇体操，不过切记动作要轻柔，运动量以不感到疲劳为宜，微微出汗时就可停止。早晨不要做操，肚子发胀、生病等身体不舒服的时候，可暂停运动或酌减体操的种类、次数、强度等，不要太累。

🔸 缩肛运动对准妈妈有哪些好处 ☆☆☆☆☆☆☆☆☆☆☆

缩肛运动是收缩肛门周围肌肉的运动。缩肛运动的方法比较简单，不受时间、环境的限制，站立、蹲位、躺卧均可进行，坐车、行走、劳动时也可以做。每日可进行数回，每回进行2～3分钟即可，大便后进行效果更好。

缩肛运动可防治肛门周围疾病

收缩肛门的动作可以锻炼肛门附近的提肛肌、肛门括约肌，增强其功能，并且可以促进肛门周围血液循环，防止静脉瘀积，从而可治疗和预防肛门周围的疾病。

缩肛运动可防治便秘和痔疮

准妈妈比较容易便秘，到孕晚期还容易得痔疮，练习缩肛运动则有助于帮准妈妈预防、缓解便秘、痔疮。

缩肛运动可缩短产程

练习缩肛运动还有助于锻炼会阴部的肌肉，帮助准妈妈缩短产程，让分娩更顺利。

缩肛运动有利于产后恢复

产后的新妈妈也可以练习缩肛运动来防止便秘、痔疮，同时还有助于阴道恢复，让性生活更加美好。

🔸 如何让胸部保持挺拔 ☆☆☆☆☆☆☆☆☆☆☆

孕期，准妈妈的乳房大小会有所改变，需要予以特殊的照顾，避免产后乳房下垂、缺乏弹性。为了让准妈妈胸部保持挺拔，准妈妈可以在日常生活中注意以下方面：

穿戴合适的乳罩

怀孕期乳房在体内激素的刺激下发育增大，准妈妈常有触痛、胀大等不适感。此时穿戴合适的乳罩可减轻不适，维持正常而又美观的乳房外形；若不用乳罩支托，孕期的乳房外形则容易改变。

合适的乳罩应该具备可以随意松紧的特点，随着胸围的增大，乳罩大小需要相应调整。乳罩支持乳头所在的正确位置应是乳头连线在肘与肩之间的水平位。

注意清洁和护理

计划母乳喂养的准妈妈，不主张使用肥皂来清洁乳房。乳房清洁护理应该暴露于空气中进行，每天用干净毛巾和温水清洗乳房。擦洗时切勿造成乳头的刺激感或酸痛感，适宜地使用胸部肌肤滋润产品也是很不错的选择。

配合一些简单的运动

1 若想维持胸部的紧实，可将双手抬高，于鼻前合拢（十指夹

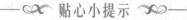

贴心小提示

当乳房出现异常时，如异样疼痛和外形改变，应该及时看医生。

紧），手和肘部保持水平状，接着用力击掌（手持平、指夹紧）。此动作重复10次，这时会感到胸部也随之运动。

2 将嘴唇拉开，呈微笑状，这个动作可收缩颈部的大肌肉，有助于强健胸部组织，提高弹性，以提供更好的支撑效果。

🌢 准妈妈如何应对高温环境

高温（热水浴、太阳晒、天气热、高强度运动等）会令准妈妈感到不适。准妈妈本身比常人更怕热，若再遇到高温、脱水环境，很容易发生中暑，同时高温会令血管收缩，胎宝宝的营养供应会受到阻碍。准妈妈遇到高温环境时该如何应对呢？

静心

心静自然凉。准妈妈可以看些孕期保健类或可令人轻松愉快的书籍，听听舒缓优美的音乐，让自己静下心来，热的感觉能缓解很多。

降温

可利用电扇适当降温，也可借助空调，不过要注意正确的使用方法。电扇不可直接吹向准妈妈，室温控制在23℃~28℃，每次开1小时左右，避免着凉，并经常开窗换气。

补充水分

孕期新陈代谢旺盛，需水量有所增加，平时要适当增加温开水、绿豆汤、酸梅汤等的摄入，出门时要注意随身携带饮用水。不能等到口渴再饮水，那样会影响体液的电解质平衡和体内养分的运送，导致体内各组织和器官的功能紊乱。

白开水为最好的饮品，绿豆茶、红小豆水能防暑降温。另外准妈妈也可选择蔬菜汁、牛奶、果汁等来补充水分，同时也可补充维生素。

注意睡眠

选择安静清洁的睡眠环境，室内通风透气，并有纱窗或蚊帐，睡前可适当运动，洗个温水澡，让皮肤保持洁净清爽，或喝一杯温牛奶，听听轻松的音乐，最好每天保证睡足8小时。如出现下肢浮肿或静脉曲张，睡眠时可将把腿脚部适当垫高。

～ 贴心小提示 ～

如果准妈妈受到感染（如感冒、肾盂肾炎）而导致发烧，应尽可能利用物理降温法尽快退烧，以免影响胎宝宝的健康。

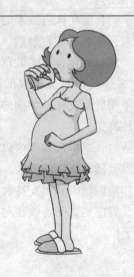

成功胎教与情绪调节

❂ 产前抑郁症如何自我调节

据不完全统计，有10%～15%的准妈妈都患有不同程度的抑郁症，这种抑郁症也被叫作"产前抑郁症"。多数准妈妈都知道产后抑郁症，但产前抑郁症却很少被准妈妈注意。其实，产前抑郁症处理不好的话，其危害性远远大于产后抑郁症。

产前抑郁症的表现

如果准妈妈发现自己莫名其妙地情绪低落、食欲不振，若不是身体出现不适，就应该有所警觉，是不是已经有点产前抑郁症的苗头了。严重的产前抑郁症还可能表现为：狂躁、抑郁、精神分裂，甚至出现意识障碍和幻觉。

哪些准妈妈应特别小心产前抑郁症

有家庭抑郁病史、个人心理素质差、患过抑郁症、与丈夫或家里人有矛盾的女性是产前抑郁症的高发人群。

产前抑郁症的自我调节方法

产前抑郁症没有什么好的预防措施，最关键在于准妈妈要学会调节自己的情绪，适时缓解自己的压力。此外，准妈妈还应该对分娩和产后的事有所了解，可以减少恐惧感和紧张感。适当地参与一些社交活动，保持营养均衡，按时接受孕期检查，及早发现、及早解决问题也是很重要的。具体的调节方法还有：

1. 情绪消逝法：可以通过给好朋友写信、交谈等方式来述说自己的处境和感受，让不良情绪烟消云散。

2. 不快转移法：在不良情绪无法排斥的情况下，不如离开使自己不愉快的情境，去做一些自己喜欢的事，如唱歌、看书、郊游、画画等，使自己的情绪由烦恼转为愉快。

3. 心情调整法：经常到大自然中去散散步，听听鸟鸣，嗅嗅花香，能消除紧张情绪，让心情变得舒畅。

🔖 自我美化，用美丽渲染好心情

怀孕后，准妈妈花很多精力照顾胎宝宝，或许产后会花更多的精力照顾宝宝，以至于忽略了自己的形象。爱美是女人的天性，当准妈妈看见镜中的自己光彩照人时，心情一定是格外好的，孕期自然也不例外。准妈妈要懂得自我美化，用美丽来渲染自己的好心情，给胎宝宝一个更好的成长环境。

用衣服扮靓自己

勇敢自信地秀出自己的线条来，不要试图用那些宽松的衣服来掩饰自己日渐隆起的腹部，这样做只会让你看起来更加臃肿。实际上准妈妈的体形有一种特有的雍容优雅，如果准妈妈肯大方地让它浮现出来，定会展现出独有的美丽。

选择面料柔软透气而又富有弹力、颜色简单亮丽、式样简单优雅的衣服。不要丢弃自己的风格，如果你大爱田园风，没有必要一定套上专门的孕妇服，能穿上身的简单衣服都是可以穿的，但前提是不能让衣服伤害到自己或胎宝宝。

用好心情装点自己

人如果对自己的穿着和外表很满意，那么他的自信心会比不满意时要高得多。这种状态下做任何事情都能达到事半功倍的效果，同样也能带动愉悦的心情。

对准妈妈来说，保持愉悦的心情是非常重要的。女性都爱美，把自己打扮得更美几乎是女性一生的功课，当然在即将成为母亲的时候更要如此。这是一个良性的循环，美丽带来的好心情会让准妈妈容光焕发，让七分的美丽变成了十分；这种心理的愉悦又将激励准妈妈让自己更加美丽，一个循环便开始了。

🔖 如何让胎宝宝参与到家庭生活中来

给胎宝宝施行胎教的目的其实也是让胎宝宝日后能更好地适应生活，本着这样的目的来看，任何一项胎教其实都可以考虑让胎宝宝参与到生活中去，这样能够帮助他以后更好地适应社会环境。

说话和游戏是特别好的参与方式

胎宝宝可以听到母体内外的各种声音，并且已经具有了记忆能力。这些胎宝宝期留下的记忆可能对他产生深远的影响，如果能多与胎宝宝互动，能培养他更有利于适应环境的能力和性格。

参与时要自然融入

在与胎宝宝做胎教游戏或说话的时候，要培养胎宝宝的参与意识，要让胎宝宝感觉到自己是不可或缺的家庭一分子，能得到尊重并获得平等的权利。要训练和启发胎宝宝的思维，这对促进胎宝宝的智力和能力发展都是极为有益的。

具体实施方法

胎教时的谈话和想象内容可以是生活中的方方面面，但内容一定要积极正面。准妈妈可以在做家务的时候与胎宝宝进行交流，告诉他正在进行的是什么样的工作，对于整个家有什么好处，诸如让家里美观、让家人心情愉快等，也可以是自己的所感所想。

另外，一边干活，一边与胎宝宝交流，也是让胎宝宝参与到日常生活中来的表现之一。在交流时，可以告诉胎宝宝，做家务需要一定的时间和精力，但是仍然会带来愉悦感，这是因为，作为家庭的一分子，用自己的努力让家人高兴本来就是一件很有意义的事情。这样能够培养胎宝宝对家庭的责任感和荣誉感。

❀ 准爸爸怎样给胎宝宝唱歌

胎宝宝不仅喜欢准妈妈的声音，对准爸爸低沉宽厚的声音更是情有独钟。

准爸爸的歌声可令胎宝宝精神安定

孕晚期的胎宝宝能听到子宫外的声响，而且胎宝宝更容易听得清楚父亲的声音，因为羊水传递低音域的男性声音的效果会比传递高音域的女性声音的效果好。胎宝宝经常聆听准爸爸的歌声，必然会精神安定，为出生后形成豁达开朗的性格打下心理基础。

准爸爸要带感情地多为胎宝宝唱歌

准爸爸可在每天固定的时间里，比如自己上班前和下班后，轻声哼唱一些优美抒情的歌曲，如摇篮曲等，最好是自己非常喜爱的，这样可唱出感情，并且也应该像准妈妈一样充分想象胎宝宝的可爱样子。这样的歌声是动听的，可以感染准妈妈，也可以传达给胎宝宝。

准爸爸有时间时，可和准妈妈一起哼唱，让胎宝宝能经常聆听爸爸妈妈的歌声，让母与子心音谐振，令胎教效果更好。

❀❀❀ 贴心小提示 ❀❀❀

准爸爸除唱歌外，还可经常同准妈妈腹中的胎宝宝说话，这样宝宝诞生后往往很快会对准爸爸的声音产生反应，因为爸爸的声音深深印在了宝宝的脑海中。同时，这种胎教也有助于建立爸爸和宝宝之间的亲子关系。

🌸 如何向胎宝宝传达美的感受

到孕8月，胎宝宝初步的意识萌动已经建立，所以对胎宝宝心智发展的训练可以以比较抽象、比较立体的美育胎教法为主。生活中充满了各种各样的美，我们通过看、听、体会享受着这美的一切，准妈妈可以试着将自己的美学感受传达给胎宝宝。

形体美

形体美主要指准妈妈本人的气质。首先准妈妈要有高雅的情趣和良好的道德修养，举止文雅具有内在的美；其次是颜色明快、合适得体的装束，干净利索的头发，更显得精神焕发。

音乐美

美好的音乐能够使准妈妈心旷神怡，浮想联翩，从而使其情绪达到最佳状态，并通过神经系统将这一信息传递给腹中的胎宝宝，使其深受感染。安静的音乐能够给胎宝宝创造一个平静的环境，让他从躁动不安变得安静。

大自然美

美好的大自然给准妈妈带来欢乐，对准妈妈和胎宝宝来说都是一种难得的精神享受，也是胎教的一种形式。准妈妈应多到大自然中去饱览美丽的景色。

美学修养

准妈妈应在学识、礼仪、审美、情操等各方面去提升审美感受，比如准妈妈会被一些优美的言语、引人入胜的文学作品吸引。准妈妈在感受美的同时，也熏陶了腹中的宝宝，让他也感受到艺术的美，对日后提升美学修养会有帮助。

> **✂ 贴心小提示 ✂**
>
> 准妈妈不妨将孕期的言行都看作美学胎教，它们将影响到胎宝宝出生后的性格、习惯、道德水平、智力等各个方面，因此准妈妈要尽量将自己好的一面表现出来。

🌸 孕晚期不可错过阅读胎教

胎宝宝的心智在孕晚期是最成熟的，这个时候他的求知欲也最旺盛，因此准妈妈保持旺盛的求知欲很重要。准妈妈最好能和胎宝宝一起多读一些书，定时讲书中的故事给胎宝宝听。

孕8月至生产前是施行阅读胎教的最佳时机

胎宝宝的意识萌芽发生在怀孕第7~8个月的时候。此时胎宝宝的脑神经已经发育到几乎与新生儿相当的水平，胎宝宝脑外层的脑皮质也很发达，因此可以确定胎宝宝具有思考、感受、记忆事物的可能性，也具备接受阅读胎教的可能性，不应错过。

如何施行阅读胎教效果更好

阅读材料的选择

好的阅读材料应该是能够让准妈妈感到身心愉悦的，比如儿童故事、童谣、童诗等，故事要避免暴力、太过刺激和悲伤，同时阅读题材应广泛。

描述要清楚、细致

准妈妈要将作品中的人、事、物想象出来，并详细、清楚地描述出来，例如太阳的颜色、主人公穿的衣服等，让胎宝宝融入故事描绘的世界中。

坚持施行

选定阅读材料之后，设定每天的"阅读时间"。最好是准爸爸准妈妈每天各念一次给胎宝宝听，借阅读的机会与胎宝宝多沟通、互动。

保持平和的心态

为了让准妈妈的感觉与思考能和胎宝宝达到最充分的交流，准妈妈应该保持平静的心境并保持注意力的集中。

❥ 和胎宝宝一起认图形

此时胎宝宝的感官都已发育成熟，视觉、听觉、触觉等都已具备，可以对胎宝宝进行图形教育。图形教育的方法是准妈妈和胎宝宝一起认图形，准妈妈将图形视觉化后传递给胎宝宝。

准妈妈可以自己动手先制作出各种形状的图形

准妈妈可以用鲜艳的彩色硬纸，剪成几个不同颜色的正方形、长方形、三角形、圆形等图片，边制作边感受图形的样子。这种直观的感受能迅速传达给胎宝宝，让他有一个初步的认识，也能给准妈妈时间酝酿接下来的进一步认识。

图形的认识要循序渐进

一开始认识平面图形，从简单的三角形开始，然后再来认识正方形、长方形、圆形、半圆形、扇形、梯形、菱形等平面图形。学完之后，再告诉胎宝宝什么是立方体、长方体、锥体、球体等。

将图形与生活紧密结合

无论教什么，最重要的是将学习内容与生活紧密地联系在一起，这样能使得对图形的认识更加具有意义，同时也更加生动，说到底认识这个世界是为了更好地融入世界。可以想象，对胎宝宝解释正方形时，"这个图形是由四条直线围起来的，并且四个角都呈直角"的说法，比"这个东西和咱家的餐桌、电视机、茶几、写字台等长得差不多，它们的面都是长方形，四个角都是直角"的说法要欠缺吸引力得多。

在学习图形时，最系统的教具可以说是积木。最好把日常生活用品和积木联系在一起，穿插着教给胎宝宝。

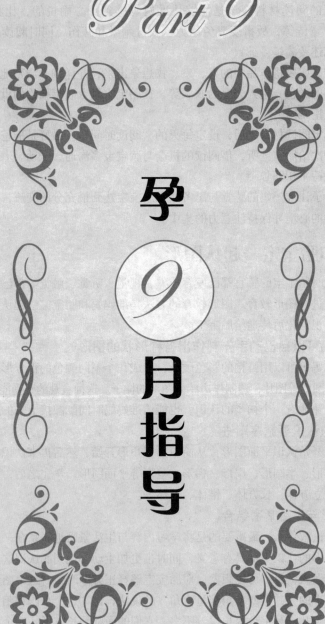

Part 9

孕 9 月指导

本月胎宝宝发育每周一查

第33周

33周时，胎宝宝身长约41.25厘米，体重约1900克。

这时胎宝宝皮下脂肪已较前大为增加，皱纹减少，身体开始变得圆润。胎宝宝的呼吸系统、消化系统发育已近成熟。有的胎宝宝头部已开始降入骨盆。胎宝宝的指甲已长到指尖，但一般不会超过指尖。

如果是个男宝宝，他的睾丸很可能已经从腹腔降入了阴囊，但是也有的胎宝宝的一个或两个睾丸在出生后当天才降入阴囊，别担心，绝大多数的男孩都会是正常的；如果是个女宝宝，她的大阴唇已明显隆起，左右紧贴。这说明胎宝宝的生殖器官发育也已近成熟。

有的胎宝宝已长出了一头胎发，也有的头发稀少。前者并不意味着将来宝宝头发就一定浓密，后者也不意味着将来宝宝头发就一定稀疏，所以准妈妈不必在意。

第34周

到了这周，胎宝宝身长约42.5厘米，体重在2100克左右。

胎宝宝的头骨现在还很柔软，而且每块头骨之间还留有空间，这是为了在分娩时使胎宝宝的头部能够顺利通过狭窄的产道。但是现在身体其他部分的骨骼已经变得结实起来。

胎宝宝的皮肤也已不再那么又红又皱了，看起来光滑多了，原本长满全身的胎毛逐渐消退。呼吸系统、消化系统继续发育，越来越接近成熟。

如果准妈妈是初产妇，那么这时胎宝宝的头部大多已降入骨盆，紧压在妈妈的子宫颈口；而经产妇的胎宝宝入盆时间会较晚一些，有的产妇胎宝宝在分娩前才会入盆。

第35周

现在的胎宝宝大约已有2300克重了，身长达到了43.75厘米左右。

胎宝宝越长越胖，变得圆滚滚的，皮肤呈现出光泽。指甲仍然在生长，已经接近指尖。胃和肾脏的功能更加发达，能分泌少量的消化液，并开始向羊水中排尿。体温调节能力未发育完全，还要依赖温度恒定的羊水及自身的脂肪等来保持自身的体温。绝大多数的胎宝宝如果在此时出生都能够成活，而且大多也不会发生什么大的问题，尽管胎宝宝的中枢神经系统尚未完全发育成熟，但是现在他的肺部发育已基本完成，存活的可能性为99%。

胎宝宝的听力已充分发育，准妈妈可以经常和胎宝宝说话了。

第36周

本周末的胎宝宝大约2500克重，身长为45厘米。现在子宫内的羊水比例减少，胎宝宝所占的体积增加，现在的胎宝宝已是当初胎芽体积的1000倍。而母体体重的增长也已达到最高峰。准妈妈会发现自己的肚脐已变得又大又突出。

胎宝宝的指甲又长长了，可能会超过指尖。

此时准妈妈的子宫壁和腹壁已变得很薄了，每当胎宝宝在活动时，他的手肘、小脚丫和头部可能会清楚地在准妈妈的腹部突显出来。而且，准妈妈的子宫壁和腹壁变薄后，会有更多的光亮透射进子宫，这些光亮会让胎宝宝逐步建立起自己每日的活动周期。

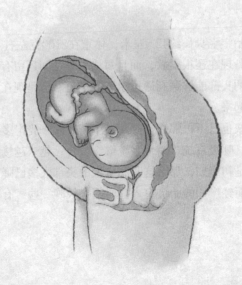

母体变化与保健

准妈妈身体有哪些微妙变化

怀孕第9个月时，准妈妈的肚子已经很大了，除了体形变化，准妈妈还会发生一些其他的变化。

体重增加快

孕晚期是准妈妈的体重增长最快的时期，提醒准妈妈尽量不要过量进食，以免胎宝宝长得过大，造成难产。

睡觉难受

孕晚期最头疼的问题就是睡觉了，似乎哪一种姿势都不够舒服。左侧卧胎宝宝会难受，可能会不时地踢妈妈的肚子表示不满；而右侧久了又会觉得身体酸麻；要是仰卧，准妈妈过不了多久就会觉得喘不过气来了。

身体容易疲惫

孕33周以后，准妈妈会发现自己身体明显沉重，动作显得更笨拙、迟缓，也更容易感到疲惫。此时腹部向前挺得更为厉害，身体的重心移到腹部下方，只要身体稍失衡就会感到腰酸背痛。

便秘

进入孕晚期，准妈妈活动减少，加上增大的子宫压迫肠道，导致胃肠蠕动缓慢，准妈妈或多或少会出现便秘的状况，只要情况不太严重，就不用过于担心。多喝水，多摄入高纤维的食物进行调节，安心地等待宝宝出世吧。

尿频、尿急

胎头下降，压迫膀胱，导致准妈妈的尿频现象加重，经常有尿意。

水肿

准妈妈此时手、脚、腿等都会出现水肿，因此要注意水的摄入量。对于水肿情况严重的准妈妈，要及时到医院看医生。

呼吸困难

孕9月初，子宫底的高度上升到肚脐之上，心脏负担逐渐加重，血压开始升高，心脏跳动次数增加，身体新陈代谢时消耗氧气量加大，准妈妈不仅呼吸变得急促起来，活动时也容易气喘吁吁。到9月底，随着胎宝宝入盆，呼吸困难会开始缓解。

🌸 本月产检注意事项 ☆☆☆☆☆☆☆☆☆☆☆

这个月的产检除了进行与上次一样的常规检查外，还需要配合医生做好分娩前的准备工作。

配合医生做好骨盆测量

分娩前准妈妈的骨盆状况决定了顺产与否，骨盆是产道的最重要的组成部分，宝宝从母体娩出必须通过骨盆，狭小或畸形骨盆均可引起难产。为了弄清骨盆的大小和形态，了解宝宝和骨盆之间的比例，产前检查时要测量骨盆，以便于医生准确判断生产的顺利程度。

特别提示：大多数医院会在妊娠28～34周进行骨盆测量，也有的医院在初次产检时就测量。

配合医生做好分娩前的准备工作

1 做好分娩前的心理准备：分娩是自然的生理过程，准妈妈要以轻松的、顺其自然的心理状态，有准备地迎接分娩。

2 要做好分娩前的知识准备：这也是克服心理障碍最好的办法，此外准妈妈还应该在医生的指导下做好相应的训练。

3 做好分娩地点的选择及物品准备：如果在家中分娩，首先联系好分娩医生，准备好临时产房的照明及取暖设备，以及分娩所需要的各种物质准备等。

贴心小提示

我们不建议准妈妈提早入院待产，虽然这看上去很保险，但是提早入院等待会有紧迫感，对准妈妈的情绪影响往往很不利。除非医生特别建议提前住院，一般情况下准妈妈不要提前入院等待。

🌑 孕晚期上火怎么办 ☆☆☆☆☆☆☆☆☆☆☆

"上火"是中医专有名词。如果准妈妈出现咽喉干痛、两眼红赤、鼻腔热烘、口干舌痛以及烂嘴角、流鼻血、牙痛等症状，中医就认为是上火。

上火的原因

引发上火的因素很多，情绪波动过大、中暑、受凉、伤风，嗜烟酒，过食葱、姜、蒜、辣椒等辛辣之品，贪食羊肉、狗肉等肥腻的食物，以及中毒、缺少睡眠等都会导致上火。

上火的预防和应对

干燥的天气要多喝水：干燥的天气容易上火，在秋季和冬季，准妈妈要多喝白开水，同时也应多吃一些维生素含量丰富的水果、蔬菜，像甘蓝菜、花椰菜和西瓜、苹果、葡萄等都很好。蔬果中的矿物质一般都具有宁神、降火的神奇功效。

适当运动：孕晚期的准妈妈容易上火，这多因行动不便、活动减少、营养过剩所致。准妈妈在条件允许的情况下应适量运动，防止冬季上火。

上火后可多吃些苦味食物：苦味食物中含有生物碱、尿素类等苦味物质，具有解热祛暑、消除疲劳的作用。最佳的苦味食物首推苦瓜，不管是凉拌、炒还是煲汤，都能达到"去火"的目的。除了苦瓜以外，苦菜、芥蓝也不错。

不要随便服药：准妈妈一旦上火，千万不能自己乱服药，尤其是一些含有黄连、牛黄等成分的降火药，它们很容易引起危险情况。

> **贴心小提示**
>
> 即便孕晚期上火了，准妈妈也不应因此而放弃饮用牛奶。牛奶并非人们所以为的那样会加重上火，相反牛奶还具有解热毒、去肝火的作用。

如何预防静脉曲张

孕晚期的准妈妈容易受静脉曲张的困扰，常发生在腿部。当准妈妈站立时通常会发现腿部出现明显的蓝色静脉曲线，它们也可能出现在腹股沟或肛门附近。

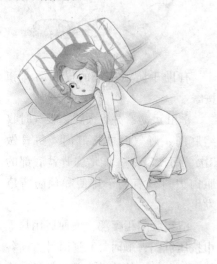

孕期静脉曲张的原因

血流量：怀孕时全身血流量增加，容易造成静脉血液的逆流。

胎宝宝和子宫增大：它们压迫骨盆腔静脉和下腔静脉，使得下肢血液回流受阻。

家族遗传：静脉曲张具有家族性。

孕期体重超标：超重会对下肢的血液循环造成影响。

如何预防和应对静脉曲张

1 每天适度温和地运动，帮助血液循环。

2 保持适当的体重，防止体重过度增加。

3 休息时将双腿抬高，帮助血液回流至心脏。

> **贴心小提示**
>
> 静脉曲张者不可以热敷或高温泡脚，否则会导致下肢动脉扩张，血流量增加，加重静脉瘀血，使静脉血管更突出。

4 避免长时间坐姿、站姿或双腿交叉压迫，建议睡觉时脚部用枕头垫高，不要提过重的物品，避免压迫下肢静脉。

5 睡觉时尽量左侧卧，避免压迫到腹部下腔静脉，减少双腿静脉的压力。

6 穿弹性袜。起床后穿上弹性袜可避免过多的血液堆积在双腿，刚开始可以试着穿强度20~30毫米汞柱的弹性袜，适应之后可以穿效果较佳的30~40毫米汞柱弹性袜，不过弹性袜最好是到药店或医院购买正规的。

准妈妈如何预防痔疮

准妈妈是痔疮的高发人群，发生率高达76%。痔疮其实也是一种静脉曲张，与肛门末端的静脉血管血流不畅有关。痔疮严重时，准妈妈坐、行走、排便时都会疼痛难忍，严重影响正常生活。

孕期痔疮的原因

为了保证胎宝宝的营养供应，准妈妈盆腔内动脉血流量增多，随着子宫日益增大，又会压迫盆腔，使痔血管内的血液回流受到阻碍；加上准妈妈常有排便费力或便秘，也可诱发痔疮或使其加重。痔疮发展到一定程度可脱出肛门，形成外痔，在行走、咳嗽等腹压增加的情况下，痔块就会脱出。

如何预防和应对痔疮

养成定时排便习惯：不要久忍大便，养成定时排便的习惯。每次蹲厕所的时间不要超过10分钟，以免引起肛管静脉扩张或曲张。排便后用温水清洗肛门，促进肛门处血液循环。

多吃纤维素丰富的食物：新鲜蔬果中纤维素较多，要适量多吃，平时注意多饮水，少喝饮料。排便困难时可多吃些芝麻、核桃等含丰富植物油脂的食物，以起到润肠的作用，不要吃辣椒、大蒜、大葱等刺激性食物。

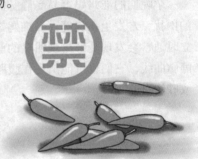

有助于防治痔疮的提肛运动和按摩：

提肛运动：并拢大腿，吸气时收缩肛门，呼气时放松肛门。每日做3次，每次30下，能增强骨盆底部的肌肉力量，有利于排便和预防痔疮发生。

按摩肛门和腹部：大便后用热毛巾按压肛门，顺时针和逆时针方向各按摩15分钟，能改善局部血循环。腹部按摩则取仰卧位，双手在下腹部顺时针和逆时针方向各按摩15次，每日早晚各进行一次，有利于防止便秘，也有利于痔疮的好转。

胎盘早剥及其发病因素

正常位置的胎盘，在胎宝宝还没出生以前，是紧贴子宫壁的，如果胎盘脱离子宫壁，则称为胎盘早剥，胎盘早剥的发生率为4.6‰～21‰。

胎盘早剥的危害

胎盘早剥会导致孕晚期流血，是妊娠晚期的一种严重并发症，起病急、进展快，若处理不及时，可能危及母儿生命。有些轻型胎盘早剥在临产前无明显症状，只在产后检查胎盘时，发现早剥处有凝血块压迹。

胎盘早剥发病的因素

血管病变：若准妈妈有血管病变，动脉痉挛或硬化引起远端毛细血管缺血坏死以致破裂出血，血液流至某处形成血肿，从而导致胎盘自子宫壁剥离。

机械性因素：外伤（特别是腹部直接受撞击等）、行外倒转术矫正胎位、脐带过短或脐带绕颈均可能促使胎盘早剥。

子宫静脉压突然升高：孕晚期准妈妈长时间取仰卧位时，会发生仰卧位低血压综合征。此时妊娠子宫压迫下腔静脉，回心血量减少，血压下降，而子宫静脉瘀血，静脉压升高，造成静脉床瘀血或破裂，导致部分或全部胎盘自子宫壁剥离。

胎盘早剥的处理

胎宝宝未娩出前，胎盘可能继续剥离，难以控制出血，持续时间越长，病情越严重，并发凝血功能障碍等合并症的可能性也越大。出现胎盘早剥时，原则上应争分夺秒地让胎宝宝产出，切忌拖拉，延误时机，只有在胎儿产出，胎盘跟着排出后，控制孕妈妈出血，子宫才能迅速收缩而止血。分娩的方法应根据胎次、早剥的严重程度、胎宝宝状况及宫口情况决定是经阴道分娩还是剖宫产。

孕晚期出现类早孕反应怎么办

孕晚期，有的准妈妈会有类似早孕反应的症状，比如恶心、进食不佳、反胃等。如果除了早孕反应以外感觉没有其他不良症状，一般属于正常生理现象，无须担心。

孕晚期类早孕反应的原因

随着怀孕月份增长，准妈妈体内激素会影响胃肠蠕动，另外增大的子宫也会压迫胃肠，使胃肠蠕动减弱，再加上孕晚期妈妈活动会减少许多，消化能力自然会有所降低，因而出现恶心、反胃的感觉，影响进食。

如何应对类早孕反应

正常情况下，准妈妈可采用饮食调整，如少量多餐，选择一些易消化并适合自己口味的食物。当孕晚期类早孕反应症状较重时，也可在医生指导下适当服用一些助消化药，如消化酶制剂。若准妈妈同时有便秘，可多喝水、多吃纤维素多的蔬果，通便后亦会使类早孕症状得到改善。

虽说孕晚期多数类早孕反应是一种正常生理现象，但仍然不能忽略急性肝炎或重度妊娠期高血压疾病等器质性病变的影响。出现类早孕反应后应密切细致观察日后的情况，在产检时准确地向医生提供相关信息，以便进一步确定诊断，以免延误治疗。

❦ 前置胎盘是怎么回事

胎盘的正常附着处在子宫体部的后壁、前壁或侧壁，如果胎盘附着于子宫下段或覆盖在子宫颈内口处，位置低于胎宝宝的先露部，称为前置胎盘。

前置胎盘的原因

1 子宫体部内膜病变。如产褥感染、多产、多次刮宫及剖宫产等，引起子宫内膜炎或子宫内膜受损，使子宫蜕膜血管生长不全，当受精卵植入时，血液供给不足，为了使胎儿摄取足够营养胎盘面积扩大，伸展到了子宫下段。

2 受精卵滋养层发育迟缓。当受精卵到达子宫腔时，尚未发育到能着床的阶段而继续下移植入子宫下段，并在该处生长发育形成前置胎盘。

3 胎盘面积过大。如双胎的胎盘面积较单胎为大而达到子宫下段。

4 胎盘异常如副胎盘，主要胎盘在子宫体部，而副胎盘则可达子宫下段近宫颈内口处。

前置胎盘的症状

妊娠晚期或临产时，发生无诱因的无痛性反复阴道流血是前置胎盘的主要症状，偶有发生于妊娠20周左右者。

随着子宫下段不断伸展，出血往往反复发生，且出血量亦越来越多。

> **❦ 贴心小提示 ❧**
>
> 孕中期，B超发现胎盘位置低而超过子宫颈内口者高达30%，但随着妊娠进展，子宫下段形成，子宫体升高，胎盘跟着上移，相当一部分准妈妈在孕晚期就不是前置胎盘了。所以，若无出血症状，在妊娠34周前B超发现胎盘位置低的准妈妈，一般不做前置胎盘诊断，也不需处理。

❦ 前置胎盘的危害与注意事项

前置胎盘是妊娠晚期出血的主要原因之一，如果出血反复发生，且出血量亦越来越多，则会导致很多严重并发症，如处理不当，能危及母婴生命安全。

前置胎盘对准妈妈的危害

1 产后出血。分娩后由于子宫下段肌肉组织菲薄收缩力较差，附着于此处的胎盘剥离后血窦一时不易缩紧闭合，故经常会发生产后出血。

2 产褥感染。前置胎盘的胎盘剥离面接近宫颈外口，细菌易从阴道侵入胎盘剥离面，加之产妇贫血，体质虚弱，故易发生感染。

前置胎盘对胎宝宝的危害

1 胎宝宝发育缓慢。因为前置胎盘会引起胎盘供血不足，使胎宝宝吸收不到充足的养分而发育受限。

2 胎位不正。如果胎盘堵住子宫口的话，胎宝宝就不能安稳地以头朝下的姿势固定住，容易引起横位或臀位。

3 早产。前置胎盘出血大多发生于妊娠晚期，容易引起早产。

前置胎盘的自我护理

1 减少活动，卧床休息，以左侧卧位为宜。

2 保持外阴清洁，勤换内裤，预防感染。

3 饮食应营养丰富、全面，多食含铁较高食物，如枣、瘦肉、动物肝脏等预防贫血。为避免便秘应增加蔬菜、水果的摄入，养成定时排便的习惯。

4 避免进行增加腹压的活动，如用力排便、频繁咳嗽、下蹲等；避免用手刺激腹部，变换体位时动作要轻缓。

5 如有腹痛、出血等不适症状，立即就医。

> **贴心小提示**
>
> 卧床时间太长的准妈妈应适当活动肢体，家属可协助给予下肢按摩，以预防肌肉萎缩，防止血栓形成。

❁ 孕晚期为什么要检查胎位

胎位是指胎宝宝在子宫内的位置与骨盆的关系。正常的胎位应该是胎宝宝的头部俯曲，枕骨在前，分娩时头部最先伸入骨盆，医学上称之为"头先露"，这种胎位分娩一般比较顺利。除此以外的其他胎位，就属于胎位不正了，包括臀位、横位及复合先露等。

异常胎位如果处理不及时或不恰当均会造成难产，危及母子安全。准妈妈在孕晚期产前检查时，必须注意检查胎位，以及时纠正胎位和采取有效的分娩方式。

一般来说，在28周之前发现胎儿臀位不必急于纠正，准妈妈更没有必要害怕惊慌。因为此时胎宝宝个体相

> **贴心小提示**
>
> 如果发现胎位异常，又不能有效纠正，准妈妈分娩前就应早几天入院，由医生检查，为安全分娩创造条件。

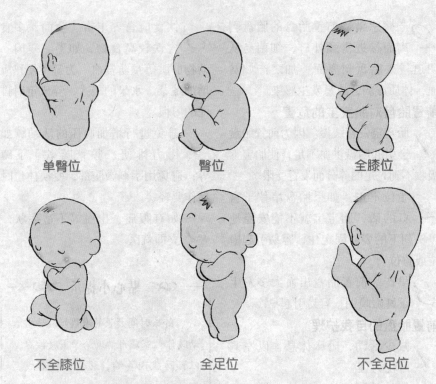

单臀位　　　　　　臀位　　　　　　全膝位

不全膝位　　　　　　全足位　　　　　　不全足位

对于子宫空间来说比较小，在子宫内的活动余地大，胎位往往不能固定，出现臀位也不能视为异常，而且，过早纠正有可能复发。但如果在怀孕28周之后持续呈臀位，就有必要及时采取措施进行纠正，过晚的话会使纠正难度增加，成功率降低。

❧ 胎儿臀位的原因和危害

胎儿臀位，也就是一般所说的"坐胎"，是异常胎位中较常见的一种，占分娩总数的3%～4%，尤其是妊娠28周之前，臀位非常常见。

胎儿臀位的原因

1　准妈妈腹壁过度松弛、羊水过多或胎宝宝较小、早产等导致子宫空间较大，胎宝宝在宫腔内活动过于自由。

2　准妈妈腹壁紧张，或者怀了双胎、羊水过少及子宫畸形等影响胎头不能自然下转。

3　胎头与骨盆衔接受阻，比如骨盆狭窄、头盆不称、前置胎盘、软产道阻塞及脐带过短、胎儿畸形（脑积水、无脑儿）、子宫畸形等。

胎儿臀位的危害

1　难产率高。胎宝宝臀部首先娩出，头部稍后，由于头部的周径大于臀部，加之臀部先出时不能使产道充分扩张，可能造成胎体娩出而胎头受阻的现象。胎头娩出过于延迟时，胎宝宝可能被憋死在母体产道中。

2脐带脱垂。臀位儿在生产时可将脐带冲带至宫口外，医学上称之为"脐带脱垂"。脐带，是胎宝宝的"生命带"，突然脱出在阴道里的脐带，被胎足、胎臀挤压，脐带中血液中断后，使胎宝宝在宫内突然断了氧气与营养的供应，只需几分钟，胎宝宝即可死于宫内。

3并发症多。臀位儿自然娩出的机会少，大多需助产人员用力

将其牵出，因此，在助产过程中，有可能发生胎宝宝肢体骨折、颈椎脱位、脊髓损伤、臀丛神经损伤、头颅骨折、颅内出血、新生儿窒息、吸入性肺炎等并发症。

贴心小提示

如果胎位是臀位，准妈妈也不要过于紧张，要按期进行产前检查，努力纠正。

🌸 胎儿臀位应该如何纠正

胸膝卧位纠正方法

1排空小便，解开腹带，使腹部不受束缚。

2胸部、双膝和小腿均贴在床上，且两腿分开，小腿与大腿呈90度直角。

3初期以5分钟为宜，可逐步加长至10~15分钟，每天早晚各做1次，结束后侧身于床上静休。

此法可使胎臀退出盆腔，并借胎宝宝重心改变，促使胎头位置滑向下方。

针灸法

用艾卷灸两脚小趾外侧的至阴穴位，每日艾灸1~2次，每次10~20分钟，7天一疗程。此法可增加胎动，使臀位转成头位。

外倒转术

外倒转术目前很少使用，一般在胸膝卧位纠正无效后采用。所谓外倒转术，简单讲就是依靠外力促使胎宝宝由臀位转为头位。由于外倒转术可能引起早产、胎膜早破、脐带缠绕等严重并发症，因此需在医院监护条件下由经验丰富的专业医生实行。

贴心小提示

如果经过上述处理，仍然是臀位，则需要进一步查找原因。准妈妈应放松精神，保证饮食和睡眠，提前入院，及早决定分娩方式。

🕳 胎宝宝缺氧有哪些信号

缺氧是导致胎死腹中、新生儿染疾或夭折及儿童智力低下的主要原因，由于无法时时刻刻看见胎宝宝，在过去总会出现少数胎宝宝缺氧而没有被及时发现和纠正的情况，准妈妈一定要注意留意胎宝宝缺氧的蛛丝马迹。

胎动改变

胎动情况因不同胎宝宝而有别，一般安静型胎宝宝比较柔和，次数较少；兴奋型胎宝宝胎动作大，次数多。如果一个原本活泼的胎宝宝突然安静，或一个原本安静的胎宝宝突然躁动不安，胎动低于10次/12小时或超过40次/12小时，则有可能是胎儿宫内缺氧，此乃胎宝宝为了降低氧的消耗或缺氧影响中枢神经所致。

胎心异常

正常的胎心120~160次/分，规律而有力，胎动减少前，若出现胎心过频，超过160次/分，则为胎宝宝早期缺氧的信号；胎动减少或停止，胎心少于120次/分，则为胎儿缺氧晚期。

听取胎心的位置应在医生指定处，但需注意：若胎心异常，则应间隔20分钟再听；如胎心快，还应在没有胎动时复听。

生长停滞

胎儿缺氧后生长也会迟缓，胎宝宝生长情况可以通过测量子宫底高度（耻骨联合上方到子宫底最高处距离）得知。正常情况下，孕28周以后应每周增加1厘米左右，孕妈妈可定时在家里或到医院测量，如果持续两周不增长，则应做进一步检查。

孕妈妈一旦捕捉到以上异常信号，应及时去医院就诊，以便明确诊断胎宝宝在宫内是否缺氧，从而针对病因给予纠正，保证胎宝宝顺利健康地生长。

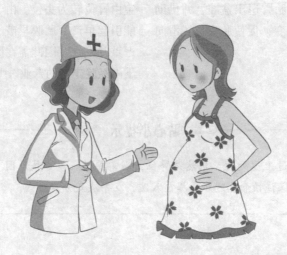

饮食营养跟进

🌢 孕晚期胃口不好怎么办

孕晚期可以算得上是整个孕期食欲最好的阶段，准妈妈通常会被医生告知要注意控制饮食和体重，这个阶段也是胎宝宝体重增长最快的时候。但也有的准妈妈什么东西都不是很想吃，也没什么胃口，每次吃饭的量变得很少，这是怎么回事呢？

胃容量变小

孕晚期胃口变差大部分时候并不是胃肠道有什么毛病，而是因为到了孕晚期，由于子宫膨大，压迫了胃，使胃的容量变小，吃了一点就会有饱腹感，导致准妈妈感觉胃口不佳。

给准妈妈的建议

1 准妈妈要记得少量多餐，最好一天吃6顿，3大餐3小餐。

2 如果准妈妈每周体重增加低于0.4千克，需特别注意营养的摄入。

孕晚期胃灼热

孕晚期，有些准妈妈吃一会儿后就觉得胃部有烧灼感，尤其在晚上，胃灼热很难受，影响食欲，这主要是因内分泌发生变化，胃酸返流，刺激食管下段黏膜而引起。此外，妊娠时巨大的子宫、胎宝宝对胃的压迫，使胃排空的速度减慢，胃液在胃内滞留时间较长，也容易使胃酸返流到食管下段。

给准妈妈的建议

1 这种胃灼热在分娩后会自行消失，未经医生同意不要服用治疗消化不良的药物。

2 平时应在轻松的环境中慢慢进食，每次避免吃得过饱。

3 吃完饭后，慢慢地做直立的姿势，对缓解胃灼热有帮助。

4 饭后适当散步。

❧ 贴心小提示 ❧

准爸爸应为准妈妈妥当安排合理的饮食结构，多烹制一些清淡可口的饭菜，让准妈妈有个好胃口。

🔥 孕晚期如何补锌帮助顺产

对于孕晚期的准妈妈来说，锌有着非常重要的作用，准妈妈缺锌，会增加分娩的痛苦。

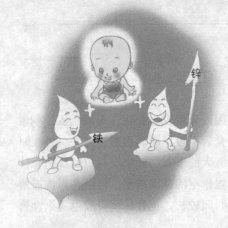

锌对于顺产的重要作用

锌对分娩的主要影响是可增强子宫有关酶的活性，促进子宫肌收缩，把胎宝宝"驱逐出宫"。如果母体缺锌，子宫肌收缩力弱，无法自行驱出胎宝宝，就需要借助产钳、吸引等外力，才能娩出胎宝宝，严重缺锌则需剖宫产。此外，子宫肌收缩力弱，还有导致产后出血过多及并发其他妇科疾病的可能，影响准妈妈的健康。

准妈妈要注意补锌

在正常情况下，准妈妈对锌的需要量比一般人多。这是因为准妈妈除自身需要锌外，还得供给发育中的胎宝宝，如不注意补充，就极容易缺乏。

食补是最安全的方法

准妈妈可以经常吃一些含锌比较丰富的食物，如动物肝脏、肉、蛋、鱼、粗粮、干豆等。

小零食中的核桃、瓜子、花生含锌也较多，每天适量吃些，能起到较好的补锌作用。

水果中苹果是补充锌非常好的来源，它不仅富含锌等微量元素，还富含脂质、碳水化合物、多种维生素等营养成分，有助于胎宝宝大脑皮层边缘部海马区的发育。准妈妈每天吃1～2个苹果就可以满足锌的需要量。

药补需经医生允许

通过药物补锌要经过科学的检查和诊断，确实需要补锌才补，而且要在医生指导下进行。此外，不要过量补充，否则会抑制机体对铜和铁的吸收，补锌产品不要与牛奶同服，也不能空腹服用。

⊰ 贴心小提示 ⊱

准妈妈要尽量少吃或不吃过于精制的米、面。小麦磨去了麦芽和麦麸，成为精面粉时，锌已只剩下五分之一了。

❀ 如何补充维生素K，预防出血病

维生素K是人正常凝血过程中必需的物质，它有"止血功臣"的美称，因为维生素K的缺乏与机体出血或出血不止有关。

维生素K对准妈妈和胎宝宝的重要作用

维生素K是合成凝血因子所必需的。若维生素K吸收不足，血液中凝血酶原减少，易引起凝血障碍，发生出血症。准妈妈如果缺乏维生素K，会增加流产率，即使宝宝存活，由于其体内凝血酶低下，也容易出血。在怀孕最后数周，准妈妈可以补充维生素K，以防止凝血机能障碍。

维生素K缺乏的原因

对于胎宝宝或新生儿来说，其维生素K水平直接与母亲的维生素K水平有关，而母乳中维生素K含量很低，新生婴儿在出生头几天，维生素K营养水平容易不足。此外，新生婴儿的肠道在出生几天之内处于无菌状态，不能由微生物合成维生素K，且初生儿血浆中的凝血酶原水平很低，在正常条件下，出生数周以后才升高到成人的水平。

该怎么补充维生素K

为保证新生儿有充足的维生素K水平，保证准妈妈分娩时顺利、健康，在孕晚期及月子里，准妈妈应注意适当摄入动物肝脏及绿叶蔬菜等富含维生素K的食物，还可以在医生的指导下使用口服和肌肉注射的方式来补充维生素K。

> **❀ 贴心小提示 ❀**
>
> 常吃花菜可防治坏血病，增强抵抗力。用花菜叶榨汁，煮沸后加入蜂蜜制成糖浆，有止血止咳、消炎祛痰、润嗓开音的功效，也是预防新生儿颅内出血、皮下出血、上呼吸道感染的药膳。

❀ 准妈妈可以吃中药类补品吗

我们建议，准妈妈不要滥用补药，过多服用补药弊多利少，准妈妈只要消化功能正常，就不必在补品补药上下功夫，顺其自然就好。

但由于准妈妈营养的需求量大，再加上孕期难免生个小病，为了营养和健康着想，准妈妈也可以在医生的指导下适当吃中药类补品，此外，准妈妈还需要了解一定的重要补品常识。

要弄清补药的特性

任何滋补性药品都具有药的属性，都要经过人体内分解、代谢，都会有一定的副作用，包括毒性作用和过敏反应。

通俗地说，也就是没有一种药物对人体是绝对安全的，如人参、蜂王浆是名贵补品，也有很强的滋补作用，但它们并不适合准妈妈食用。

人参以补气为主，又具有兴奋作用，可能导致失眠；蜂王浆有刺激子宫收缩作用，会干扰胎宝宝在宫内的正常生长发育。这些都属于甘温补品，甘温极易助火，而准妈妈本来就阴虚内热，进补这些补品无异于火上加油，易出现先兆流产或是早产。

因此，准妈妈进补时一定要弄清补药的特性，要针对自己的体质和实际需要，在医生的指导下进补。

不适合准妈妈服用的药材

牛黄	泻下力强，易导致准妈妈流产
红花、川七	祛瘀活血力强，易导致流产与早产
牛膝	有损胎宝宝健康
车前子	过度食用会影响胎盘循环
薏仁	内含薏苡仁油，会降低横纹肌收缩作用，对子宫产生兴奋作用，也会造成羊水过少的现象
通草	会造成准妈妈羊水过少

孕晚期可以吃黄芪炖母鸡吗

准妈妈孕晚期不宜吃黄芪炖母鸡，尤其是临产前，否则容易引起过期妊娠，可因胎宝宝过大而造成难产，可能不得不会阴侧切、产钳助产，甚至要剖宫产，给准妈妈带来不必要的痛苦，同时也可能造成胎宝宝损伤。

为什么黄芪炖母鸡会造成难产

黄芪是人们较为熟悉的补益肺脾之气的中药，鸡的营养价值也很高，两者合用炖食，其补养身体的效果更强，这也是一些准妈妈喜欢吃黄芪炖鸡的原因所在。但这同时也干扰了孕晚期胎宝宝正常下降的生理规律，再加之黄芪有"助气壮筋骨，长肉补血"的功能，母鸡本身是高蛋白食品，两者起滋补协同作用，使胎宝宝骨肉发育长势过猛，易造成难产。还有，黄芪有利尿作用，可能使羊水相对减少，以致延长产程。

❀❀ 贴心小提示 ❀❀

临产前一周，准妈妈应禁吃人参、黄芪等补品。人参、黄芪属温热性质的中药，自然产前单独服用人参或黄芪，会因为补气提升的效果而造成产程迟滞，甚至阵痛暂停的现象。

孕晚期准妈妈可多吃菌类

菌类属于山珍，营养丰富，准妈妈多吃一些菌类可以增加免疫力，常见的菌类有平菇、香菇、茶树菇、牛肝菌、杏鲍菇等，它们都适合准妈妈食用。

菌类能为准妈妈提供什么样的营养

1 菌类含有丰富的单糖、双糖和多糖，其中的某些多糖可以显著提高机体免疫系统的功能。

2 菌类的蛋白质含量占干重的30%~45%，大大高于其他普通蔬菜。通过吃菌类摄入蛋白质还避免了动物性食品的高脂肪、高胆固醇危险。

3 菌类含有多种维生素，尤其是水溶性的B族维生素和维生素C，脂溶性的维生素D含量也较高。

4 菌类中的铁、锌、铜、硒、铬含量较多，经常食用野山菌可补充矿物质的不足。

5 菌类含有丰富的食物纤维，能帮助准妈妈缓解便秘，防止肥胖。

怎样烹饪菌类可以获得最好的营养

菌类食物口感好，适合做菜或做汤，常见的菌类食物，随意与肉类搭配，炖鸡、炒鱿鱼、炒肉丝等均可；个头小、味道甜的茶树菇、杏鲍菇、袖珍菇等最适合炒制；个大、肉厚、味道清淡的菇类则适合炖制，如平菇、百灵菇。

贴心小提示

菌类清洗前一定要把硬蒂去掉，这个部位用盐水泡过也不易洗净。清洗时可在水里先放点食盐搅拌使菌中的泥沙溶解，然后将菌类放在水里泡一会儿再洗，或者放在淘米水中洗，这样泥沙就很容易洗掉。

🖤 孕晚期发生水肿宜用的食疗方

孕晚期水肿是很常见的现象，有40%以上的准妈妈都会出现轻度的下肢水肿，一般在午后会比较明显，经常站立的准妈妈肿胀的情况更为突出。下面是我们为准妈妈推荐的几款消水肿食疗方。

腐竹银芽黑木耳

腐竹用开水浸泡至无硬心时捞出，切成3～4厘米长的段；绿豆芽、黑木耳择洗干净，分别放开水内烫一下捞出；炒锅上火，放油烧热，下姜末略炸，放入绿豆芽、黑木耳煸炒几下，加黄豆芽汤、精盐、味精，倒入腐竹，用小火慢烧3分钟，转大火收汁，用水淀粉勾芡，淋入香油即成。

眉豆煲猪脬

将猪膀胱放入滚水中煮5分钟，捞起，刮净，用清水洗干净；眉豆、红枣洗净，红枣去核；把适量清水煲滚，放入全部材料煲滚，慢火煲至眉豆稔烂，下盐调味即可。

鲇鱼鸡蛋羹

将鲇鱼去内脏，收拾干净，洗净；锅置火上，加入适量清水、鲇鱼，煮至鱼熟时，卧鸡蛋2个，再加入葱、姜、精盐、味精、香油即可饮汤、食鱼和鸡蛋。

鸭块白菜

将鸭肉洗净切成块，加水略超过鸭块，煮沸去血沫，加入料酒、姜片及花椒，用文火炖酥；将白菜洗净，切成4厘米长的段，待鸭块煮至八分烂时，将白菜倒入，一起煮烂，加入盐调味即成。

> **🌀 贴心小提示**
>
> 利水消肿的食材除上述外，还有冬瓜、红豆等，准妈妈可以变换做法品尝多种口味。此外，孕妈妈不可因为身体浮肿就拒绝喝水，事实上，每天喝适量的水能够减轻水肿。

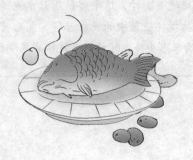

日常起居与运动

🌱 准妈妈如何使用托腹带

一般情况下最好不要使用托腹带，以避免使用不当造成的伤害，但如果准妈妈羊水过多、双胎或身材矮小致腹部过大，以至形成了悬垂腹，身体重心明显前移，脊柱负担过大，活动不便或疲劳感增加时，则可以考虑使用托腹带托起下垂的腹部。这种支托有利于下肢血液循环通畅，减少下肢浮肿与下肢静脉曲张的发生或减轻程度。

腹带的挑选

准妈妈所用的托腹带最好是在医生指导下挑选的，因为医生的建议更专业。选择的托腹带中间和边缘要适当加厚，以免卷起，影响效果。

托腹带的系法

1 取仰卧位，先将托腹带反折一次，由左至右卷起。

2 由左腹处开始卷，左手紧捏布的下端，置于左腰骨处，卷一圈。

3 再用右手握住布的中央，布的下方紧贴腹部，上方稍稍放松，再缠第二圈。第二圈缠完后，从左边置放在腹腰骨上，让布往上反折。

4 最后以安全别针固定，或把布尾折入内部，也可用绳子束缚。

使用托腹带的注意事项

1 布料要选用柔软的纯棉制品。

2 选购托腹带时最好注意尺码，最好选能调整尺码的。松紧要适度，太松不起作用，太紧会妨碍准妈妈的呼吸与消化功能，且对宝宝发育极为不利。

3 最少准备两条方便换洗，新买的托腹带最好洗过再穿用。

4 托腹带位置应稍低一点，要完全包住髋部，将下垂的腹部向上兜起，发挥支托作用。

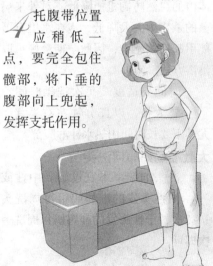

大肚准妈妈如何洗头、洗澡

准妈妈汗腺及皮脂腺分泌旺盛，比常人更需要洗澡和洗头，以保持皮肤清洁，预防皮肤、尿路感染。不过准妈妈肚子大了以后洗澡更应注意方法，否则可能对自身和胎宝宝的健康造成影响。

大肚准妈妈如何洗澡

1. 在家洗澡时不要锁浴室门。在洗澡时要注意室内的通风，避免晕厥，如果是在家里洗澡的话，最好不要锁门，万一晕倒、摔倒可得到及时救护。

2. 洗澡的水温应适中，控制在38℃左右，不宜过冷也不宜过热，不能蒸桑拿。水温过热可使母体体温暂时升高，破坏羊水的恒温，可能对胎宝宝的脑细胞造成危害，水温过凉也会有早产的危险。

3. 最好淋浴。准妈妈阴道内具有灭菌作用的酸性分泌物减少，体内的自然防御机能降低，对外来病菌的杀伤力大大降低，泡在水里有可能引起病菌感染，因此孕期最好采取淋浴方式洗澡。

4. 时间要适度。每次洗澡时间不要太长，以15分钟左右为宜，尤其不要长时间用热水冲淋腹部。

大肚准妈妈如何洗头

1. 洗头的频率不宜过勤。中性或油性头发的准妈妈可每周洗头1~2次，干性头发的准妈妈每周洗一次即可。

2. 最好是白天洗头，如果是晚上洗头，则要早洗，等头发干后再入睡。

3. 注意洗发的姿势。短发的准妈妈头发比较好洗，可坐在高度适宜、可让膝盖弯成90度的椅子上，头往前倾，慢慢地清洗；长发的准妈妈最好坐在有靠背的椅子上，请准爸爸帮忙冲洗。

4. 洗头后，准妈妈可以利用干发帽、干发巾将头发吸干。干发帽和干发巾的吸水性强、透气性佳，很快就能弄干头发，不过要注意选用抑菌又卫生、质地柔软的干发帽、干发巾。最好不要使用吹风机，即使要用，也应调到低温挡，不要紧贴着头皮吹。

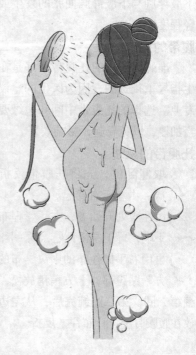

⚫ 上下楼梯时需要注意什么

爬楼梯是一项很好的有氧运动，危险性比较低，对于孕早期和孕中期的准妈妈来说，能轻松做到，但孕晚期的准妈妈则需要注意。临近分娩的准妈妈行动不便，要相应减少运动量，尤其是爬楼梯。

孕晚期准妈妈爬楼梯对膝关节的压力大

爬楼梯时，准妈妈的膝关节要负担体重的3～4倍，身体越重，对膝关节的压力越大。由于爬楼梯时膝关节弯曲度增加，髌骨与股骨之间的压力也相应增加，会加重膝关节疼痛。

因此准妈妈爬楼梯锻炼要结合自己的实际情况，偶尔爬几次楼梯也一定要掌握好速度与持续时间的关系。开始时，应慢速，坚持一段时间，可以逐步加快速度或延长时间，但是不能过于剧烈，否则会增加心肺负担。

必须爬楼梯时怎么办

如果准妈妈住在没有电梯的楼房，每天必须爬楼梯的话，上下楼梯要多注意：

上楼梯时一定要注意脚下要踩稳当，不要着急，上下楼梯都要慢一点。上楼梯相对来说要吃力一些，可以手扶楼梯扶手，将向身体的一部分重量转移给扶手，每上一步都要踏实了再移动另外一条腿。

下楼梯时，为了防止膝关节承受压力增大，应前脚掌先着地，再过渡到全脚掌着地，以缓冲膝关节的压力。此外，隆起的腹部会遮到视线，所以一定要确定是否踩实，手仍需攀着扶手，但不要过于弯腰或挺胸凸肚，看准阶梯再跨步，看得准自然就走得稳。

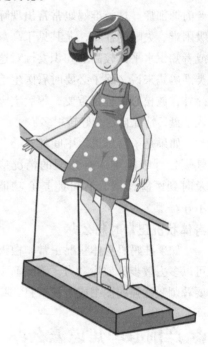

⚬⚭ 贴心小提示 ⚮⚬

爬楼梯后可对膝关节局部按摩，防止其僵硬强直。

🖤 孕晚期睡眠不好怎么办 ☆★☆★☆★☆★☆★☆★☆★☆★

孕晚期，由于子宫压迫腹部，有些准妈妈经常出现睡眠不好的症状。另外，临近分娩，准妈妈难免有这样那样的一些担心和焦虑，从而影响睡眠。准妈妈一天至少需要保证8小时的睡眠，睡眠不好时该怎么办呢？

首先应该排除疾病的可能

如果焦虑不安很严重，可能患有产前抑郁症。这类准妈妈常常出现呼吸困难、失眠的症状，尤其见于高龄或者知识水平比较高的知识女性对这类准妈妈来说，除了必要时看医生治疗外，放松心情也很重要，等胎宝宝入了盘，情况自然会好转很多。

如果是子宫压迫，中间伴有心急气短、呼吸困难、有憋醒的情况应及时到医院诊治，有可能是心功能不好。

身体状况正常时怎么办

如果准妈妈身体状况正常，白天可以多去散步分散注意力，临睡前不要看刺激性强的图书或电视节目，睡前半小时内要避免过分劳心或劳力的工作。即使明天要参加考试，也绝不带着思考中的难题上床。临睡前听听轻音乐，有助于睡眠。

最好能做到定时入睡，建立身体生物钟的正常节律。建议妈妈每天晚上保证在11点之前进入睡眠。

注意正确的睡姿

不正确的睡眠姿势也会降低睡眠的质量。最好的睡觉姿势是侧卧，左侧卧尤佳。这种姿势可以令更多的血液和养分送达胎盘处，保持腿和膝盖弯曲，可以在两腿之间垫一个枕头。避免仰睡或俯睡。

贴心小提示

恐惧失眠也会导致失眠，而且这种恐惧心理会使失眠的治疗更困难。准妈妈不要把失眠看得太重，毕竟它只是一种症状。

🖤 产前心理焦虑怎么办 ☆★☆★☆★☆★☆★☆★☆★☆★

大约98%的准妈妈在妊娠晚期会产生焦虑心理，如果不善于调节，心理焦虑会越来越重。因为大部分准妈妈都没有生产经验，害怕疼痛、担心胎宝宝畸形、身体不适，这些因素是引起焦虑的原因。

产前焦虑的影响

1 产前严重焦虑的准妈妈剖宫产及阴道助产率比正常妈妈高一倍。

2 严重焦虑的准妈妈常伴有恶性妊娠呕吐，并可导致早产、流产的情况。

3 准妈妈的心理状态会直接影响分娩过程和胎宝宝状况，比如易造成产程延长，新生儿窒息，产后易发生围产期并发症等。

4 焦虑会使准妈妈肾上腺素分泌增加，导致代谢性酸中毒引起胎儿宫内缺氧。

5 焦虑还可引起植物神经紊乱，导致产时宫缩无力，造成难产；由于焦虑，准妈妈得不到充分的休息和营养，生产时会造成滞产。

如何减轻产前焦虑

纠正对生产的不正确认识：生育能力是准妈妈与生俱来的能力，生产也是正常的生理现象，绝大多数妈妈都能顺利自然地完成。如存在一些胎位不正、骨盆狭窄等问题，现代的医疗技术也能顺利地采取剖宫产的方式将胎宝宝取出，最大限度地保证母婴安全。

学习有关知识：对分娩知识的学习能增加对自身的了解，增强生育健康胎宝宝的自信心。

积极治疗并发症：有产前并发症的准妈妈应积极治疗并发症，与医生保持密切联系，有问题时及时请教，保持良好情绪。

多活动和交流：临产前做一些有利健康的活动，如编织、绘画、唱歌、散步等，不要闭门在家，以免胡思乱想，还可以多和其他准妈妈们交流，讨教经验，消除紧张感。

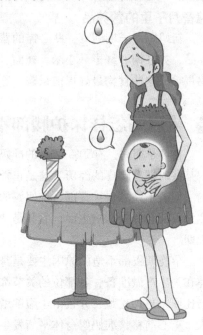

🖤 如何提前安排好月子里的那些琐碎事

月子里宝宝需要喂养，妈妈需要调养，事情会很繁杂，一旦到了那个时候，很容易因为准备不足而手忙脚乱。因此准爸爸准妈妈现在就应该开始安排月子里的琐事，以便新妈妈能顺利地坐月子。

提前定好在哪里坐月子

坐月子的地点要提前和家人商量好，是在婆婆或妈妈家，还是就在自己家。决定之后就提前收拾出一间干净的房间，将月子里需要用到的物品都准备好，以免出院之后再临时布置，手忙脚乱。

准备坐月子的衣物

新妈妈坐月子多半时间在室内，要为自己准备几套棉质睡衣和软底鞋，方便在家穿着。为了防止寒从脚入，还要准备几双棉袜，做足保暖的工作。当然还要为宝宝的哺乳做准备了。准妈妈这时要多备几只新胸罩，还可以买几个乳垫。如果是夏天坐月子，记得为自己也备上一瓶爽身粉，让夏天过得更清凉舒适。

特别提示：生产以后为了防止内脏下垂，也为了防止小腹突出，并及早恢复产前的身材，可以准备两三条腹带。

储备月子里的营养品

新妈妈月子期间有一些必需的营养品，如红糖、红枣、小米、挂面、鸡蛋等，这些食物最好提前采购，这样一出院就可以马上做来吃，省得还要临时购买。

确定照顾衣食起居的人

新妈妈体虚，在坐月子时一定要好好休息，这一段时间内不要进行体力劳动，也不要过于操心费神。这就需要早点确定能够照顾新妈妈的人，可以是自己的婆婆或妈妈，也可以请月嫂。

🖤 孕后期怎样保护腰部不受伤害

在怀孕期间，有50%~75%的准妈妈某些时期有腰疼的经历，这是正常的。但若不注意保护腰部，准妈妈的腰疼可能会严重影响生活，尤其是孕晚期。

孕晚期腰部不适的原因主要是身体在为生产做准备，各部位的关节都会比原来更加松弛，并且由于腹部增大，重心前移，准妈妈身体平衡发生变化，加重了腰部的负担。

如果能在日常的生活中注意以下几点，可以更好地保护腰部，缓解腰部不适的症状：

1 站立的时候要调整姿势以代偿重心的改变，双肩收紧，收紧腹部，将骨盆轻微前移。

2 坐着的时候后背要有好的支撑，并且膝盖的高度要略微高于大腿，如果椅背可以调整，最好将靠背向后倾斜20度，腰部也随之后倾，那么腰部负担就可减半。

3 睡觉时最好侧卧，选择硬一点的床垫，在两腿之间和肚子下面垫上枕头或靠垫以支撑背部。

4 搬东西时将双脚分开同肩宽，将膝盖弯曲而不是将腰弯曲，站立时大腿用力而不是腰用力。

5 尽量避免穿有跟的鞋。如果出现腰部不适，可以在局部疼痛的地方热敷或者按摩。

6 变动姿势时，最好能用双手支撑，减轻腰部的负荷，要特别注意不要立即站起来，以免受伤。

❧ 贴心小提示 ❧

腰背部不适在孕期难以完全避免，也无法完全预防，准妈妈应做的是尽量避免。如果酸痛严重，可以借助药物治疗迅速地获得缓解，但这并不是我们提倡的，必要时应在医生指导下进行。

🔴 如何练习顺产分娩操

顺产是准妈妈最好的选择，为了顺利分娩，准妈妈可以多练习以下的顺产分娩操。

呼吸练习：加强腹肌和骨盆底部的收缩功能

吸气，尽量让肋骨感觉向两侧扩张，感觉两侧已经到极限了，开始吐气，吐气时让肚脐向背部靠拢。

这种呼吸方法除了锻炼身体深层的肌肉外，同时也锻炼了肺活量，可使准妈妈生产时呼吸得更加均匀平稳。

蹲举动作：锻炼腿部耐力，增强呼吸功能

两手自然下垂，两脚与肩同宽，脚尖正对前方。吸气，往下蹲，直到大腿与地面呈水平，然后吐气站立。每个动作重复12~15次，一周做3~4次。

特别注意：下蹲时，膝盖不能超过脚尖，鼻尖不能超过膝盖，站立时要放松，不要过于用力，以免对腹部造成伤害。

柔韧性训练：增强腹肌收缩功能和腰部肌肉的柔软性

选择小重量的哑铃和杠铃，一边双臂托举，一边配合均匀呼吸。

针对性训练：增强腰部和背部的力量

坐姿划船：平坐在椅子上，双手向后拉动固定在前方的橡皮筋，来回水平运动。

坐姿拉背：平坐在椅子上，双手向下拉动固定在头顶的橡皮筋。

以上每个动作重复15次左右，每周3~4次。

🔴 如何利用健身球锻炼骨盆底肌肉

健身球的健身效果很好，对脊柱和骨盆的锻炼特别有效。骨盆底的肌肉是支撑肠、膀胱以及子宫的肌肉，怀孕后这些肌肉会变得柔软且有弹性，并且在孕晚期会感到沉重并且不舒服，甚至可能会漏尿，如果能经常锻炼骨盆底肌肉，那么这些情况都能缓解。

健身球适合准妈妈使用

健身球能训练人体平衡能力，增强人体对肌肉的控制能力，提高身体柔韧性和协调性，锻炼时也比较安全，不容易出现损伤，很适合准妈妈使用。

健身球的材质和规格

健身球一般采用对身体无害的PVC材料制成，直径在65～75厘米，准妈妈可以根据自己的身高选择健身球的尺寸，1.6米以上的选择直径75厘

>>> 贴心小提示 <<<

准妈妈仰卧，两膝弯曲、双脚平放，好像要控制排尿那样用力地收紧盆底肌肉，然后停顿片刻，再重复收紧，每次重复做10次，该运动对锻炼骨盆底肌肉也特别有效。

米的健身球，1.6米以下的则适合选择直径65厘米的健身球。

怎样正确使用健身球

准妈妈利用健身球可以做一些伸展运动，预防肌肉酸痛受伤，促进身心松弛。健身球还有按摩作用，当人体与球接触时，健身球就会均匀地给人体进行按摩。

准妈妈要充分利用健身球的这两个特质，一边玩球，一边健身，迅速掌握球操的技巧，做球操时让心率保持在每分钟115～130次，这个强度不会让人感到气喘。另外，做球操时注意不要过分伸展，保证身边有人陪护，防止出现意外。

准妈妈练爬有利生产 ☆☆☆☆☆☆☆☆☆☆☆☆

接近分娩，准妈妈应该趁着还可以适当活动的机会多锻炼，争取让自己获得更多顺产的机会。与健身球锻炼有异曲同工之处的运动——爬行，同样有助于准妈妈生产。

准妈妈练爬有利于自然生产

准妈妈怀孕时，腹部的负重增加，连带盆骨向前倾，造成背肌压力及折腰弯度增加，加上髋底骨关节放松，拉紧了底骨的韧带，此外，体内激素改变也会导致盆骨及韧带放松，这令生产时容易引起痛楚。

如果准妈妈产前练习爬行，不仅可以平衡脊骨、上身及新受力点的活动，使生产时受力位置不会集中在一处地方，而且可以平衡整体关节及韧带的松紧，使盆体功能变佳，有利于自然生产。

另外，适度的爬行可增强腹肌力量，预防难产，产后爬行则有利于子宫复位。

练爬需要注意的事项

1 爬行时穿一些宽松、舒适的衣物。

2 可以给你的膝盖戴上护膝。

3 爬速宜慢，爬幅宜小，重复2~3次，间歇20~30秒。

延伸：产前运动有利生产

勤做产前及产后运动（也可是爬以外的其他运动，比如散步等）可帮助准妈妈减轻肚皮下坠力，减少腰背受压，其中产前运动可以平衡整体关节及韧带的松紧度，令生产时更容易。

而产后运动亦与产前运动同样重要，因新妈妈的腹肌比较无力，肚皮松开，容易出现背痛，运动则可改善这类问题。

避免分娩时会阴侧切的小运动

有的医生会建议准妈妈从怀孕第9个月后期开始进行会阴按摩和锻炼，以增加会阴肌肉组织的柔韧性和弹性，帮助自然分娩的顺利进行，同时减少会阴侧切手术的发生。如果准妈妈心理上准备好了，而且事先得到医生的允许和建议，现在可以开始进行会阴按摩和锻炼了。

会阴锻炼的一般步骤

1 修剪指甲，洗净双手，坐在一个温暖舒适的地方，把你的腿伸展开，呈一个半坐着的分娩姿势。然后把一面镜子放在会阴的前面，面朝会阴部。这样你就可以清楚地看见会阴周围肌肉组织的情况了。

2 选择一些按摩油，例如纯的甘油，或者水溶性的润滑剂，用拇指和食指把按摩油涂在会阴周围。

3 前后轻柔按摩拇指和食指之间的肌肉组织大约1分钟。

> **贴心小提示**
>
> 按摩期间不要用力按压尿道，过于用力会引起会阴部敏感的肌肤出现瘀伤和刺痛，引起感染和发炎。

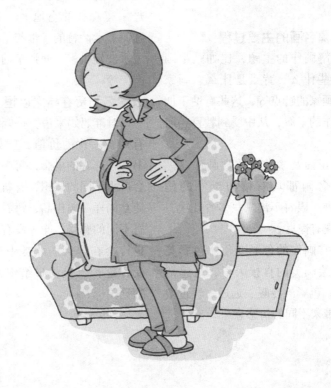

成功胎教与情绪调节

● 如何鉴赏名画培养胎宝宝艺术气质

还有一个月胎宝宝就要降临人世了，此时胎教也应有所提升，可以让胎宝宝接触一些艺术，比如欣赏绘画，一幅名画能给人极大的精神享受，从中得到美的感受，能培养艺术气质。那么，准妈妈该如何欣赏名画呢？

欣赏一幅名画的主要过程

1 了解画作的主题，比如画中画了些什么、背景是什么、画家是谁、画家的特点等，这些有助于加深对画作的了解，从中受到教育、启迪。

2 从正面及多角度欣赏画作。一般名画都具有精巧奇妙的构图，也许一眼看不出来，多看几次，就会发现有惊喜。

3 欣赏画作的色彩变化。色彩美是绘画美的直接因素，是感情的语言，色彩的冷暖、远近、轻重差别，会带来不同的情感意味。

4 欣赏画作的光暗变化。光暗与色彩搭配，巧妙调色，会产生感染力，给人带来美感。

适合用来做胎教的名画

适合用来做胎教的名画包括：康斯坦布尔的《麦田》、柯罗的《枫丹白露森林的空地》、莫奈的《睡莲》、卡萨特的《母与子》、佐恩的《水波轻拍》、西斯莱的《春天的果园》等

欣赏名画贵在持之以恒

对准妈妈来说，一幅画作并不只有观赏一次的价值，就如同一本好书、一部好的电影，每一次的温习都会产生不同的认识，有新的收获。即使是同样一幅作品，每看一次都可能有不同的感受，昨天没有领悟的内涵也许会在今天的欣赏中产生新的感受，这种体验将带给你无比喜悦的感觉。

想发怒时，如何克制自己 ☆☆☆☆☆☆☆☆☆

孕期准妈妈的情绪变化大，可能因为一点小事就会发脾气，这可以理解，但愤怒的情绪对准妈妈自己和胎宝宝的身体健康都是不利的，准妈妈应该采取积极的方法应对和控制这种不良情绪。

下一次当你濒临愤怒边缘，内心的怒火噌噌地往上冒时，不妨尝试一下这些方法：

躲避刺激法

如果遇到一件使你生气的事，要尽量躲开，或暂时回避一下，以免使矛盾激化。这是一种消极的制怒方法。

转移刺激法

发怒时，在大脑皮层有一个较强烈的兴奋中心，如果这时我们转移一下目标，即在大脑皮层建立另一个兴奋中心，以便减弱或抵消原发兴奋中心，比如听听音乐、唱唱歌、看看报纸、逗逗孩子等，往往怒气就会烟消云散。这是一种积极的制怒办法。

释放法

在日常生活或工作中，经常会产生一些矛盾或意见，这很容易使人发怒，如果能把心中的不满或意见坦率地讲出来，即可泄怒。

意识控制法

人在发怒时很容易失去理智，意识控制法就是利用好的道德修养和意志锻炼，尽量杜绝或减低发怒时的情绪反应。

意识控制法的表现形式是以内部语言或文字来协助，如有的人在自己的床头或工作岗位上写上"息怒"字样，当遇到发怒的事情时，一看到"息怒"二字便会冷静下来。这种办法也会收到好的效果。

升华法

这是把怒气转化成为人生、宝宝、未来的奋斗力量。

学会正确地发泄 ☆☆☆☆☆☆☆☆☆☆

每个人都会有不痛快，有的准妈妈能很快调整自己，并克制不良情绪，可并不是每个准妈妈都能这样好运。当心里积压了痛苦时，准妈妈该怎么办呢？

发泄是必要的

在现实生活中，我们看到有些心胸开阔、性情爽朗的人，他们心直口快把自己的不愉快情绪或心中的烦闷诉说出来，这种人的心理矛盾能获得及时解决。可是我们也常看到一些内向不善言谈的人，生气时总是闷闷不乐，很少与周围人沟通，这样心理冲突长期得不到解决，就会引发心理问题。所以，当心里不痛快时，不妨选择宣泄出来，这样心里感觉会好很多。

选用无害的发泄方式

发泄是必要的，但要注意发泄方式，如果发泄的同时伤害到自己或别人，就不一定能起到发泄的作用了。准妈妈可以用的无害发泄方式有很多，比如：

1 打扮自己。美化自己也会让心情变得更好，准妈妈实在是很愤怒时不如去为自己添一件衣服吧，买一束鲜花送给自己，心情自然就好起来啦。

2 写信或写日记。文字具有镇静作用，情绪很激动的时候坐下来，拿一支笔，给你的朋友写信吧，写日记也可以。把自己的不满和愤怒

一字不落地写下来，写到最后你会突然发现，那些愤怒早已不见了。

贴心小提示

当准妈妈内心的烦闷累积到发泄也无法解决痛苦时，可以考虑向专业的心理医生求助，而不应一直愁闷，否则情况可能会越来越糟。

如何教胎宝宝认一些简单的字

分娩前一个月，准妈妈可以教胎宝宝认一些简单的字。学习认字能够更好地促进胎宝宝大脑发育，而且这个时期胎宝宝学习能力比较强，正是教认字的好时机。

制作汉字卡片

准妈妈可以选择一些带有底色的纸片，用不同颜色将各种字写在纸片上。卡片的底色与卡片上的字分别要用对比度鲜明的颜色如黑与白或红和绿等，一开始可以教一些笔画简单的汉字，如"人""山""大""日""月"等，以便于胎宝宝记忆。

然后教宝宝读和理解卡片上的汉字

准妈妈可一边想这个字，一边写下来，然后念给胎宝宝听，并且详细地为他解释这个字，最好能举一反三，比如，先教胎宝宝认"人"字，告诉他这个字指的就是像爸爸妈妈这样的直立行走能运用工具的高等动物。然后在"人"字上加一横，就是"大"。等胎宝宝认识了"大"字，还

能教他认识大的反义词——"小"。

教胎宝宝认字宜久不宜多

准妈妈教胎宝宝认字的时候不要贪多，一次认识一组或者半组就可以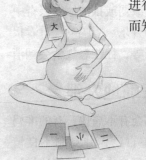了，重要的是坚持，并且不时地进行温习，温故而知新。

准妈妈态度应积极

准妈妈在教授时应该集中注意力，就像教小学生识字一样。如果准妈妈自己都觉得枯燥，或是感到自己在某些方面不行，那么，这种心情就会直接影响到胎宝宝。因此每天抽时间定时并反复地练习，久而久之对胎宝宝识字能力的培养很有帮助。

🌰 教胎宝宝学算术

相信胎宝宝现在已经能认识不少数字了，在最后一个多月时间里，准妈妈不妨进一步帮助他加深对数字的理解，教胎宝宝学习算术。

方法一：准备纸笔，列出算式

准妈妈应先将要教给胎宝宝的算式写在图画纸上，由易到难，例如：1+1=2，1+2=3，3+2=5，4+4=8，5+3=8。一张图画纸只写一个算式，每个数字都用不同颜色写上去。把写好的几张图画纸排列起来构成一幅丰富多彩的图案。

按照这种方法，每天教5个，教到30以后，再回到0，这回把乘除运算写在图画纸上，到了30以后，不同颜色的"算式设计图"就能装满一个纸箱了。

方法二：实物与闪卡

准妈妈可以将实物与闪卡对照起来运用。例如，在一个苹果的旁边再放一个苹果，就变成两个苹果，用算式表示就得出"1+1=2"这个式子，再通过视觉将其印在脑子里，同时出声地对胎宝宝讲："这里有一个苹果，我再从筐里拿一个摆在这里，现在变成几个了？"用于算式的实物可以选一些你喜欢吃的东西，像小熊饼、梅子、李子等，也可以是一些好玩的，像台球、折叠的小动物等。

> **❄️ 贴心小提示 ❄️**
>
> 准妈妈在教的过程中要集中注意力，但也不应过于紧张，学算术的目的并非真的要求胎宝宝会计算，要知道宝宝会认字前早就学会了说话。此外，使用过的卡片、字母、数字、算式等都可以保留着做幼儿期的材料。

🌰 和胎宝宝一起看画册

画册的特点是图案、色彩丰富，能够引发人无限的想象力，如果准妈妈用自己丰富的想象力将大脑中的世界传递给胎宝宝，将能够很好地促进他的身心发展。

如何选择一本好的画册

一本好的画册应该是色彩丰富、内容愉快、富于幻想、情节独特的，可以是提倡勇敢、理想、幸福的，也可以是赞美爱情的，总之是能让人产生幸福感和希望的。也可以选一些反映自然、动植物生态、科学进步的附有彩色插图和照片的书，以及有关世界上各民族风情或风景、陆海空交通工具等内容的书，等等。

此外，准妈妈的亲笔画也很好。如果准妈妈喜欢，可以每天画一些东西，或者可以把杂志上的照片、插图剪下来，拼成风景和人物图等。

如何欣赏一本画册

有感情地展开：准妈妈在欣赏和讲解画册时，一定要注意把感情倾注于故事的情节中，通过语气声调的变化使胎宝宝了解故事展开的过程。要知道，单调和毫无生气的声音绝不可能唤起胎宝宝的美感，胎宝宝是可以感受准妈妈的喜怒哀乐的。

着重于熟悉的内容：看画册的时候，既要欣赏画册的美，又要把画册的内容讲给胎宝宝听。从这个角度上来说，可以将重点放在准妈妈熟悉的内容上，比如：准妈妈对植物了如指掌，可以着重讲植物；擅长绘画，则可以自己发挥。

将语言形象化：朗读的目的最终并不是让胎宝宝听见，事实上即使胎

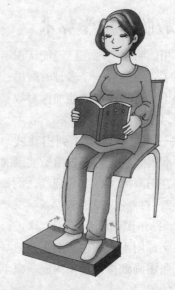

宝宝听见了也还无法理解。准妈妈应通过朗读使语言形象化，用自己的五官去表现语言，再通过神经传递给胎宝宝。

妈妈勤用脑，宝宝更聪明

准妈妈有空闲的时间就做做益智题吧，妈妈多动脑，发展思维，也是在带动胎宝宝思考，可以使胎宝宝更聪明。

流行的脑筋急转弯

❶报纸上登的消息不一定百分之百是真的，但什么消息绝对假不了？

❷每对夫妻在生活中都有一个绝对的共同点，那是什么？

❸ 什么东西往上升永远掉不下来？

❹ 王先生在打太极拳时金鸡独立，站多久看上去都那么轻松，为什么？

答案

❶报纸上的日期。

❷同一天结婚。

❸年龄。

❹在照片里。

─────◆ 贴心小提示 ◆─────

除了以上脑筋急转弯以外，准妈妈还可以找一些数学题来做，难度不用太高，中学的就可以，对提高逻辑思维能力也很有帮助。

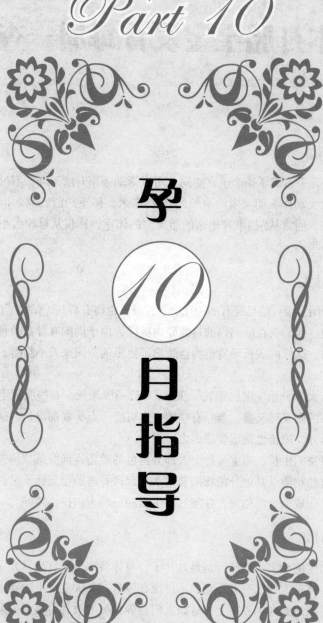

Part 10

孕 10 月指导

本月胎宝宝发育每周一查

第37周

胎宝宝几乎占满了整个子宫空间，所以活动频率有所下降，不过，仍可以感觉到他的大动作。胎宝宝的身长约46.25厘米，体重约2725克。但是也不必太在意体重，通常从B超推算出来的胎宝宝的体重，比仅从母腹大小判断出来的要准确一些。

第38周

这一周胎宝宝可能已经有2950克重了，身长也得有47.5厘米左右了，成为一个大宝宝啦。他的头在准妈妈的骨盆腔内摇摆，由于周围有骨盆的骨架保护，是很安全的。这样的成长环境也为他腾出了更多的空间来长小胳膊、小腿、小屁股。

这时，大部分胎宝宝已经长了头发，有1~3厘米长。有些胎宝宝的头发又黑又多，有的则又稀又黄。当然有些胎宝宝可能一点头发都没长，这种情况除了营养因素外，遗传也是重要原因之一。

随着自身的生长，胎宝宝身上大部分白色的胎脂逐渐脱落、消失，皮肤变得光滑。这些物质及其他分泌物随着羊水一起被吞进胎宝宝肚子里，贮存在他的肠道中，变成黑色的胎便，在宝宝出生后的一两天内排出体外。

第39周

这周出生的胎宝宝就已经是足月儿了，身体各部分器官已发育完成，生长趋近完备。体重大约已有3175克，不过现在体重在3500克以上的新生儿也很常见，有些甚至达到4000克以上。这跟人们营养状况的改善有很大关系。而且，通常情况男孩比女孩要略重一些。

不过这时的胎宝宝仍然抓紧在准妈妈肚子里的最后时间继续长肉，因为这些储备的脂肪可以帮助他出生后调节体温。而在所有的器官中，胎宝宝的肺部是最后一个成熟的器官，要在出生后几小时内才能建立起正常的呼吸模式。

此外，准妈妈还会发现此时的胎宝宝在肚子里不太爱活动了。这是因为，此时胎宝宝的头部已固定在骨盆中，他更多的运动是向下的，以便压迫准妈妈的子宫颈，把小脑袋伸出来。

第40周

这周末胎宝宝的身体显得更大了，身长约50厘米，体重约3400克，子宫内的空间显得越来越小。胎宝宝大脑发育已经完善；眼睛活动协调、视力增加；胸廓饱满、皮下脂肪沉积、肢体强壮；皮肤变得柔软光滑，大部分胎脂脱落，胎毛几乎完全脱落。

胎宝宝的小肠中有一些消化道的分泌物，加上胎毛、色素及一些脱落的细胞，称之为胎便，会在胎宝宝出生后的24小时内排出体外。而肾上腺素会在最后的几周内分泌大量的激素来帮助肺泡发育，为出生做准备。胎宝宝们的生殖器也已长成了。女宝宝外生殖器发育良好，男宝宝的睾丸已经下降至阴囊内。

理论上说，这一周是大多数胎宝宝降生的时刻，不过真正能准确地在预产期出生的宝宝却只有5%，提前两周或推迟两周都是正常的，准爸爸妈妈对此不要过多地担心。

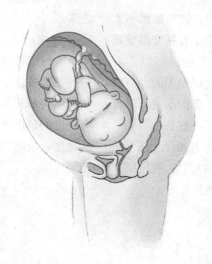

母体变化与保健

🖤 准妈妈身心的微妙变化

十月怀胎的准妈妈每月都在发生着一定的变化，而在孕晚期这种变化更值得我们注意。随着怀孕的月份越来越大，准妈妈的身体也越来越重了。准妈妈的身体变化还在继续着，随之而来的内心焦虑感也会增强。会出现以下几种状况：

体重仍在增长

准妈妈在怀孕最后一个月时体重还在继续增长，这是准妈妈在为胎宝宝提供营养和为自己的分娩积蓄力量，但也不要让这种增长失控。

皮肤变得粗糙

大多数的准妈妈在这时候都不太愿意照镜子了，一来是身材变得更臃肿了，二来皮肤似乎也没有以前好了。准妈妈的脸会变得黑黑的，有些还会发黄，早没了以前的水灵。不仅如此，毛孔也变大了，皮肤变得粗糙起来。有些准妈妈脸上和背上还会长痘痘。不过不用过多担心，妊娠结束后这些现象都会自动消失的。

妊娠线更明显

准妈妈肚子上的妊娠线会越来越明显，其实这条线就是一道颜色比较深的汗毛。不过不仅是这一条线，准妈妈全身的汗毛都会比以前要更深更长。

手指肿胀

几乎所有的准妈妈在妊娠期都会出现手指肿胀的现象，这是妊娠期特有的现象，不用过于担心。

乳房的腺体明显扩张

乳房的腺体明显扩张，大量新生的乳管和腺泡形成，以供胎宝宝哺乳之需。

耻骨疼痛

准妈妈骨盆关节、韧带已为分娩做好了准备，原来固定的骨盆关节，如骶髂关节和耻骨联合变得松动，并有轻度的延展性，骶尾关节也有少许活动度。这时，准妈妈的耻骨可能会比较疼痛。

❀ 本月产检项目及注意事项

越到临产，产检越来越频繁，36周以后大约达到每周一次。这时准妈妈要密切留意自己的身体，随时注意身体的细微变化。

产检项目

一般从32周开始，产检时便会加入胎心监护，每次20分钟左右。从怀孕第37周开始，每周要做一次胎心监护，借助仪器记录下胎宝宝心率的瞬间变化，这是了解胎动、宫缩时胎心反应的依据，同时可以推测出宫内宝宝有无缺氧。此外，血压、体重、宫高、腹围、血常规、尿常规、B超等仍是例行检查项目。

本月产检注意事项

1 防治妊娠并发症。怀孕期间，常见的并发症有妊娠期高血压疾病和妊娠期糖尿病。若病情控制不当，容易导致准妈妈及胎宝宝围产期死亡率与罹病率增加。唯有及早诊断，控制病情，才能母子平安。

2 预防早产。定期产检可了解怀孕期间的各种状况，且医生会根据准妈妈的怀孕情况给予最适当的建议和处理。

3 监测胎宝宝宫内缺氧情况。医生可通过胎宝宝心电图检查、胎心率电子监护、B超生物物理评分、多普勒超声脐血流检查等及时发现可能引起胎宝宝宫内缺氧的各种母源性因素，并及时诊治。

4 做好孕晚期自我保健。重视产前检查有利于对妊娠情况的掌握，并能及时接受医生指导。发现问题及时得到解决是优生的关键。

❈ 贴心小提示 ❈

一般在9个月的时候，开始进行骨盆测量，以及胎宝宝大小的预测，以确定小宝宝是否能从骨盆中顺利分娩。所以确认胎位是临产前很重要的一项检查。医生会告诉准妈妈宝宝是头先露、臀先露，看胎位是否正常。这是确定准妈妈在分娩时选择自然分娩还是手术助产的重要依据。

❀ 胎心监护要注意些什么

胎心监护是胎心胎动宫缩图的简称，是应用胎心率电子监护仪将胎心率曲线和宫缩压力波形记下来供临床分析的图形，是正确评估胎宝宝宫内状况的主要检测手段。

检查时间

准妈妈应该从怀孕第37周开始每周做一次胎心监护，如有合并症或并发症，可以从怀孕第28～30周开始做。应注意胎心音的节律性是否忽快忽慢等，正常胎心音120～160次/分，如果胎心音达160次/分以上或持续100次/分都表示胎宝宝宫内缺氧，应及时治疗。

怎样读懂胎心仪器

胎心监护仪上主要是两条线，上面一条是胎心率，正常情况下波动在120～160，一般基础心率线表现为一条波形直线，出现胎动时心率会上升，出现一个向上突起的曲线，胎动结束后会慢慢下降，胎动计数大于30次/12小时为正常，小于10次/12小时提示胎儿缺氧；下面一条表示宫内压力，只有在宫缩时会增高，随后会保持在20毫米汞柱上下。

胎心监护要做哪些准备

胎心监护不用特别准备，准妈妈只要保证胎宝宝在做胎心监护时处于清醒状态就好了。对胎宝宝而言，如果他睡着了，是不能进行胎心监护的，否则结果会不准确。

❧ 贴心小提示 ❧

如果做一次胎心监护的结果不太理想，可以适当延长检测时间，或者让准妈妈吸一下氧后再做一次。另外，做胎心监护前准妈妈一定要适当吃点东西，这样才能保持体力，以维持正常的胎动。

❧ 准妈妈如何选择分娩方式

在选择分娩方式时，有大约40%的准妈妈错误地认为剖宫产比较好，或认为自然产比较好，痛苦低还可以保持身材。但事实上并没有哪一种生产方式比较好，要看准妈妈的个人状况来决定适合用哪一种生产方式。常见的三种分娩方式：自然阴道分娩、人工辅助阴道分娩和剖宫分娩。那么它们各自的利弊是什么，准妈妈要如何加以选择呢？

如何选择分娩方式

在选择分娩方式前，医院会为准妈妈做详细的全身检查，检查胎位是否正常，估计分娩时胎宝宝有多大，测量骨盆大小是否正常等。如果一切正常，自然阴道分娩是最为理想的分娩方式，对准妈妈和胎宝宝都没有多大的损伤，而且准妈妈产后很快能得

❧ 贴心小提示 ❧

剖宫产属非正常生产，是对正常生理现象的一种损害。剖宫产之后，为了避免感染，产妇需要用一些抗生素，还有部分产妇可能并发妇科炎症，且准妈妈三年之内不可怀孕，否则会产生并发症。所以，若非情况特殊，最好不要采用。

以恢复。但这种分娩对母婴的要求都较高。如果在自然分娩过程中出现子宫收缩无力或待产时间拖得过长时，可以通过人工辅助阴道分娩适当加一些加速分娩的药物来增加子宫收缩力，缩短产程。如果胎宝宝太大、骨盆太小、前置胎盘、胎位不正的话，就需要采取剖宫产了。

临产的征兆有哪些 ☆☆☆☆☆☆☆☆☆☆☆☆☆

了解了临产征兆，准妈妈便可迅速地掌握生产动向，以便第一时间进产室，避免耽误时间。那么接近临产时，准妈妈的身体会有哪些征兆呢？

1 腹坠腰酸。胎头下降使骨盆受到的压力增加，腹坠腰酸的感觉会越来越明显。

2 大小便次数增多。胎宝宝下降，压迫膀胱和直肠，使小便之后仍感有尿意，大便之后也不觉舒畅痛快。

3 胎动减少。胎动此时不那么明显，不要为此感到不安，这是由于胎位已相对固定的缘故。但如持续12小时仍然感觉不到胎动，应马上接受医生诊断。

4 体重增加停止。有时甚至有体重减轻现象，这标志着胎宝宝已发育成熟。

5 宫缩。子宫收缩，简称为宫缩。开始时好像是钝性背痛，或者刺痛，向下放射到大腿。随着时间的进展，宫缩可能发生在腹部，更像剧烈的周期性疼痛。

6 子宫发生频繁的、不规则的阵痛，即假宫缩。从孕28周开始，腹部会时常出现假宫缩。如果准妈妈较长时间地用同一个姿势站或坐，会感到腹部一阵阵地变硬，这就是假宫缩，其特点是出现的时间无规律，程度也时强时弱。临产前，由于子宫下段受胎头下降所致的牵拉刺激，假宫缩的情况会越来越频繁。

7 见红。从阴道排出含有血液的黏液白带称为"见红"。一般在见红几小时内应去医院检查。但有时见红后仍要等1~2天，有时是数天之后才开始出现有规律的子宫收缩。一般来说，见红后的24小时内就会开始阵痛，进入分娩阶段。但是实际情况是很多人见红后几天甚至一周后才分娩。所以关键在于见红后要观察它的形状、颜色、量等再做判断。

对临产征兆的认识误区 ☆☆☆☆☆☆☆☆☆☆☆☆

在妊娠后期，大多数准妈妈的身体都会出现或多或少的产前反应。有些我们对其重视有加，有些则被我们忽略掉了。让我们来好好地辨别一下吧。

假阵缩

假阵缩是一种最常出现的临产假象。妊娠最后三个月，子宫出现间歇性收缩，这种宫缩有时变得较强烈，所以准妈妈可能误认为已进入临产。但是，真正的分娩宫缩发生得很规律，并且逐渐增强，也更加频繁，准妈妈应该能够加以辨别。

易被忽略的产前征兆

1. "胎宝宝要掉下来了。"准妈妈感觉好像胎宝宝要掉下来一样，这时胎宝宝的头部已经沉入产妇骨盆。这种情况多发生在分娩前的一周或数小时。

2. 阴道流出物增加。这是由于孕期黏稠的分泌物累积在子宫颈口，由于黏稠的原因，平时就像塞子一样，将分泌物堵住。当临产时，子宫颈胀大，这个塞子就不起作用了，所以分泌物就会流出来。这种现象多在分娩前数日或在即将分娩前发生。

3. 水样液体涓涓细流或呈喷射状自阴道流出。这叫作羊膜破裂或破水。这种现象多发生在分娩前数小时或临近分娩时。羊膜是环绕在胎宝宝周围充满液体的囊袋，在分娩期间的任何时候囊膜都可能破裂，于是囊内液体可能突然大量涌出，但因为胎宝宝的头部已经进入骨盆腔，阻塞了它的涌出，所以更多见的是液体一滴滴地流出来。

4. 有规律的痉挛或后背痛。这是子宫交替收缩和松弛所致。随着分娩的临近，这种收缩会加剧。由于子宫颈的胀大和胎宝宝自生殖道中产出，疼痛是必然的。这种现象只是发生在分娩开始时。

🌢 胎膜早破怎么办 ☆☆☆☆☆☆☆☆☆☆☆☆

胎膜早破多发生在临产前，对胎宝宝及准妈妈有极其严重的影响，据统计其发病率占分娩总数的10%左右。准妈妈应该高度警惕，正确的处理方法就是去医院尽快地处理。

未足月的胎膜早破征兆及症状是阴道中分泌液体的涌漏，当准妈妈躺下时这种状况相对明显。对阴道分泌液进行检测发现宫颈呈碱性，而不是酸性，这可能是阴道分泌物或尿道中尿液病情的体现。

胎膜早破必须住院，卧床休息，抬高床尾，以防脐带脱垂；严密观察羊水性状及胎心情况，防止胎宝宝窘迫的发生；破膜超过12小时的，医生会酌情给予抗生素预防感染。还应根

❀❀ 贴心小提示 ❀❀

研究表明，早期未发育完全的膜破裂有时是由营养缺乏所导致，因此营养膳食能帮助避免该状况的发生。阴道感染，特别是细菌性阴道炎，也能导致未足月胎膜早破的发生，因此，注意提防并治疗此类感染能有效地预防胎膜早破的发生。

据具体情况，进行相应处理：

1. 胎膜早破接近预产期，胎宝宝已成熟，如果无胎位异常、骨盆狭窄、脐带脱垂，胎宝宝先露部较低者，多不影响产程进展，可自然经阴道分娩。

2. 破膜24小时尚未临产者，如果无胎位不正及头盆不称，可行引产，如服用蓖麻油炒鸡蛋等；如果感染情况不能完全排除，胎位不正，有胎宝宝窘迫等情况存在，应立即剖宫产，手术后使用抗生素预防感染。

3. 胎膜破裂距预产期尚远，胎宝宝不成熟，准妈妈迫切要求保胎者，医生可在排除感染的情况下进行保胎治疗。一旦发现胎心不规律，或有感染可能，应听从医生的建议终止妊娠。

❧ 发生急产时怎么办 ☆☆☆☆☆☆☆☆☆☆☆☆

医学上对急产的界定为：初产妇，每小时子宫颈扩张的速度大于5厘米；经产妇，每小时子宫颈扩张速度大于10厘米；或从有产前阵痛到完成分娩，只用了少于3小时就是急产。

急产的危害

对准妈妈的危害：急产时子宫急而快的收缩容易引起产道撕裂、产后出血和产后感染等，如果破裂的程度严重，对准妈妈会有很大影响。

对胎宝宝的危害：由于急产时宫缩过强、过快，准妈妈没有间隔的子宫收缩，会使胎盘血液循环受阻，胎宝宝在子宫内缺氧，很容易造成窘迫，甚至窒息死亡。胎宝宝过快出生，还可导致其不能及时适应外界的突然变化，造成颅内血管破裂出血，影响孩子日后的智力发育。

急产的诱因

1. 早产。孕29～36周，多见于18岁以下或40岁以上的准妈妈。

2. 准妈妈患有贫血、甲亢、高血压等疾病。

3. 胎宝宝过小、双胎、胎位不正、胎盘异常，没有遵循常规产前检查等。

4. 接近临产时乘坐车船，过度劳累，运动量大等。

发生急产时怎么办

在非医疗场所发生急产来不及去医院时，准妈妈及家人要谨记以下几点：

1. 叮嘱准妈妈不要用力屏气，要张口呼吸。

2. 因地制宜准备接生用具，包括干净的布、用打火机烧过消毒的剪刀、酒精等。

3. 胎宝宝头部露出时，用双手托住头部，注意千万不能硬拉或扭动；当肩部露出时，用两手托着头和身体，慢慢地向外提出，等待胎盘自然娩出。

4. 胎宝宝出生后，做好保暖工作，并用干净柔软的布擦净婴儿口鼻内的羊水。不要剪断脐带，将胎盘放在高于宝宝或与宝宝高度相同的地方，然后尽快将准妈妈和宝宝送往医院。

🍯 高龄初产准妈妈的产前保健

所谓高龄初产准妈妈，指的是怀孕时超过34岁的初产准妈妈。高龄准妈妈孕期容易并发高血压、心脏病、肾脏病、糖尿病等疾病，并且容易产生早产、胎盘早期剥离等现象，所以，高龄初产的准妈妈一定要在孕期做好保健。

食物

高龄初产准妈妈容易发胖，体重过度增加容易并发妊娠糖尿病等，也给分娩带来困难，所以高龄准妈妈要控制好饮食，在保证母婴所需的热量供给的同时，避免过高热量补充。日常多吃绿色蔬菜，注意蛋奶、肉类的摄入量。饮食以清淡均衡为主。

运动

高龄准妈妈不宜做过于激烈的运动，也不能抬重物。走路散步是最好的运动，孕妇体操也是不错的选择。能不爬楼梯就不爬楼梯。

休息

高龄初产准妈妈因年龄关系容易疲劳，所以要注意充分休息，保证足够的睡眠时间，同时要注意保持心情舒畅，情绪稳定。

产检

定期做产前检查，做到早预防，早诊断，早治疗，比如在孕早期应及时做产前筛查或产前诊断，在孕晚期应遵医嘱增加产科检查的次数等。必要的时候，还应遵医嘱做羊膜穿刺检查、糖尿病筛查等体检。

最后，建议高龄初产准妈妈选择设备完善、条件好的医院进行分娩。

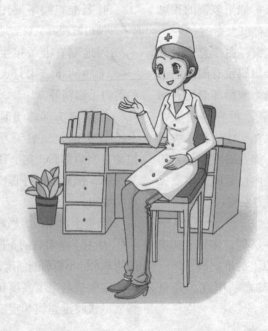

饮食营养跟进

🔹 孕晚期需要刻意增加饮食量吗

从怀孕第8个月开始到临产前，胎宝宝的身体长得特别快，他的体重通常主要是在这个时期增加的，所以准妈妈一定要合理地安排好饮食。这个时期不宜刻意增加饮食量，否则会使胎宝宝长得太大，容易导致巨大儿，在出生时造成难产。

多吃体积小、营养高的食物

准妈妈应选择体积小、营养价值高的食物，避免吃体积大、营养价值低的食物，以减轻胃部的胀满感。

多吃含有优质蛋白质的蛋、牛奶、肉类以及大豆制品等，注意营养均衡。饮食量不需要刻意地增加，按照以前的饮食结构就已经足以为胎宝宝提供足够的营养，不用担心会营养不足。

多吃含纤维素的食物

孕晚期，逐渐增大的胎宝宝给准妈妈带来负担，准妈妈很容易发生便秘。由于便秘，又可发生内外痔。为了缓解便秘带来的痛苦，准妈妈应该注意摄取足够量的膳食纤维，以促进肠道蠕动。芹菜、胡萝卜、白薯、土豆、豆芽、菜花等各种新鲜蔬菜、水果中都含有丰富的膳食纤维，准妈妈可在这个月适当地多摄入这些食物。

❧ 贴心小提示 ❧

这阶段准妈妈往往因为心理紧张而忽略饮食，不少准妈妈会对分娩过程产生恐惧心理，觉得等待的日子格外漫长。这时准爸爸要帮助准妈妈调节心绪，做一些准妈妈爱吃的食物，以减轻心理压力，合理地摄取营养。

♨ 临近预产期如何补铁

接近预产期，准妈妈和胎宝宝的营养需求量都在猛增，许多准妈妈开始出现贫血症状。铁是组成红细胞的重要元素之一，所以，越临近预产期，越要注意铁元素的摄入。准妈妈可以常吃以下几道菜来补铁：

🍜 红白豆腐

材料：猪血（或鸭血）200克，豆腐（约200克），葱、姜适量，高汤1碗，水淀粉2大匙。

调料：盐、味精适量。

做法：

❶将猪血、豆腐洗净，切块。

❷起锅热油，放入葱段和姜片煸炒，加入高汤。

❸放入豆腐、猪血炖煮，汤汁渐浓的时候加入盐、味精，再用淀粉水勾芡即可。

🍜 胡萝卜鸡肝汤

材料：鸡肝1副，胡萝卜1根。

调料：盐少许。

做法：

❶将胡萝卜洗净切片，放入清水锅内煮沸。

❷投入洗净的鸡肝煮熟，以盐调味即成。

🍜 猪血菠菜汤

材料：猪血1条，菠菜250克，葱1根。

调料：盐、香油适量。

做法：

❶猪血洗净、切块；葱洗净，葱叶切段，葱白切丝；菠菜洗净，切段。

❷锅中倒1小匙油烧热，爆香葱段，倒入清水煮开。

❸放入猪血、菠菜，煮至水滚，加盐调味，熄火后淋少许香油，撒上葱白即可。

✎ 贴心小提示 ✎

烹饪时使用铁锅铁铲有利于补铁，而且使用铁锅烹饪时，加入酸味食物能够使活性铁的吸收率增加10倍。因此，用铁锅烹饪食物时，西红柿酱、醋都是很好的调料。

入院待产时的饮食要点有哪些

分娩相当于一次重体力劳动，能量消耗大，准妈妈一定要有足够的能量供应才行。如果准妈妈营养不足，就会影响宫缩，使产程进展缓慢，甚至造成难产，还可能因体力消耗，出现酸中毒，造成胎宝宝宫内窘迫。那么入院待产时准妈妈要怎么安排自己的饮食呢？

摄取易消化，高热量食物

临近分娩，准妈妈消化功能减弱，能量消耗增加，加之宫缩的影响，容易食欲不振，所以宜摄取易消化、高热量、少脂肪、有丰富碳水化合物的流食或半流质饮食。碳水化合物在胃中停留时间比蛋白质和脂肪短，不会引起准妈妈的不适感，而且这类食物容易消化吸收，在体内的供能速度快，这类食物有稀饭、面条、糖粥等。此外，要注意补充足够的水分，以免引起脱水。

吃一些含糖水果

待产时由于阵痛频发，准妈妈出汗多，体力消耗大，如果不好好进食，容易引起脱水。这时准妈妈可以吃一些水分多的含糖水果，如西瓜、葡萄等，一方面解渴，另一方面其中的糖分可直接供应能量。如果这些准妈妈不愿意吃，为了补充水分和能量，还可以通过输入葡萄糖、维生素来补充能量。

> **贴心小提示**
>
> 待产的过程中，吃得少没有力气承受频繁的宫缩；吃得太多又会加重胃肠道的负担，引起消化不良等，因此要少量多餐，这样才能一直保持着较好的体力。

吃哪些食物有助于自然分娩

临产前正常子宫每分钟收缩3~5次，正常产程需12~16小时，总共约需消耗热量2.6万焦耳，相当于跑完1万米所需要的能量。这些被消耗的能量必须在产程中加以补充，分娩才能顺利进行。

> **贴心小提示**
>
> 最后一个月里，准妈妈可以补充维生素B_1。如果维生素B_1不足，容易引起准妈妈呕吐、倦怠、体乏，影响分娩时子宫收缩，使产程延长，分娩困难。谷类、豆类、花生、畜肉及动物内脏含维生素B_1较多，可以作为准妈妈维生素B_1的补充来源。

吃高蛋白、半流质、新鲜而且味美的食品

临产前，准妈妈一般心情比较紧张，不想吃东西，或吃得不多，所以，要求食品的营养价值高和热量高，这类食物有鸡蛋、牛奶、瘦肉、鱼虾和大豆制品等。同时，要求食物应少而精，防止胃肠道充盈过度或胀气，以便顺利分娩。分娩过程中消耗水分较多，因此，临产前应吃含水分较多的半流质软食，如面条、大米粥等。

巧克力适合准妈妈产前食用

巧克力体积小，发热多，很符合准妈妈产前的生理需要。它含有能很快被吸收利用的优质碳水化合物，其被吸收利用的速度是鸡蛋的5倍；而且，它富含准妈妈产前十分需要的维生素、铁及钙等，可以加速产道创伤的恢复，还能促进母乳的分泌、增加母乳的营养成分。

❀ 准妈妈孕晚期补充营养易走哪些误区

由于传统观念和营养知识不足等多种原因，准妈妈补充营养的过程中，常常会不经意地走入一些误区，导致了不必要的麻烦。

以保健品代替正常饮食

为了加强营养，有些准妈妈每天要补充很多营养品，如综合维生素、钙片、铁剂等。营养品大都是强化某种营养素或改善某一种功能的产品，单纯使用无法替代普通膳食的均衡营养。

一人补充两人的营养

不少准妈妈怀孕后，就开始努力增加食量，希望借此来满足胎宝宝的营养需要。其实，怀孕的准妈妈即使进食量加倍，也不等于胎宝宝在准妈妈的肚子里就可以吸收所有准妈妈比以前多吃的那些食物的全部营养，准妈妈多吃的那部分，很可能大都变成了自己身上的肥肉。胎宝宝的营养是否充足，关键在于准妈妈对食物的科学性选择，而不是靠盲目多吃来实现。

多吃菜，少吃饭

有的准妈妈认为菜比米饭更有营养，就多吃菜少吃饭。这种观点是极其错误的。米饭、面等主食是准妈妈能量的主要来源，一个孕中、晚期的准妈妈一天应摄入400~500克的米面及其制品。

--- ✃ 贴心小提示 ✃ ---

准妈妈在选择营养品时，主要该考虑的是自己的身体是否需要进补，最好先咨询一下有经验的产科医生。如果准妈妈服用了不适合的营养品，会带来一定的危害。

多喝骨头汤补钙

为了补钙，有的准妈妈便按照老人的指点猛喝骨头汤。其实，喝骨头汤补钙的效果并不理想。骨头中的钙不容易溶解在汤中，也不容易被人体的肠胃吸收，而喝了过多骨头汤，反而可能因为油腻，引起不适。

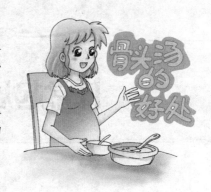

◆ 准妈妈吃加餐需要注意什么

进入孕晚期之后，准妈妈的食欲会大增，很多准妈妈在正餐的时候吃得不多，剩下的一部分就只能放在加餐的时候吃。准妈妈在加餐的时候，一定要注意安排好加餐时间、摄入量及食物的选择。

准妈妈一般在正餐后两个半小时到三个小时就可以加餐了。加餐的食物可以稍微丰富一点，一定要稍微有一点主食即粮食类的东西，如全麦面包或者燕麦片等，这是加餐的基础。另外，再加一些奶类、水果以及坚果。

牛奶或酸奶

准妈妈每天可以饮用500毫升牛奶，建议分两次喝完，早上喝一杯，临睡之前喝一杯。

新鲜水果

准妈妈每天可食用的水果量以不超过500克为宜，并且应尽量少吃含糖量丰富的水果，以免导致肥胖。不少准妈妈吃不下那么多水果，可以用榨汁机将水果榨汁，喝起来美味又轻松。

坚果

坚果是准妈妈补充微量元素的良好食物，但不论哪种坚果，每天的进食量也不易过多，建议一天吃上3次，每次一小把即可。需要注意的是，加餐时不要选择琥珀核桃或者糖醮花生米这类添加了很多糖分的食品。

其他食品

除上述食物外，准妈妈还可以将煮鸡蛋、牛肉干、鱼片干、豆腐干、全麦饼干、青稞粉、藕粉都增添到加餐的食谱中。

> **◆ 贴心小提示 ◆**
>
> 准妈妈不要选择市售含添加剂的饮料、膨化食品、腌制食品作为加餐食物（如薯片、豌豆脆、腌制的火腿、香肠等），这些食物中含有对胎宝宝不利的有害成分。

日常起居与运动

🕮 临产前准父母要做哪些准备

准妈妈在预产期前后的两星期分娩，都属于正常情况。在这个日期临近前，孕晚期的准父母一定要做好充分的准备，全面进入备战状态。

做好精神准备

由于现在的准妈妈多是初次生产，在生产前后都没有经验，因此都会自然而然地产生紧张、焦虑等情绪；不少准爸爸也觉得自己无所适从，比准妈妈更紧张。这就要求准父母多阅读孕产相关图书或参加产前培训班，对分娩过程有一定的认识，不应有过多的害怕和恐惧，要相信只要与医院、助产人员密切配合，这个过程是并不太难的。

联系好住院事宜

医院妇产科的床位通常比较紧张，准妈妈必须提前联系好住院事宜。此外，由于分娩的时间很难预测，最好要在预产期到来之前就设计好去医院的几种方案，以便在要紧关头保证准妈妈能顺利平安地抵达医院。

按时产检

一般到了孕晚期，体检的次数会变得频繁，准妈妈一定要坚持按时去体检，关注每一次检查的结果，以便及时发现异常，及时解决。

经常按摩身体

按摩可以刺激身体皮肤内的神经末梢，增进血液循环，缓解肌肉疲劳。对于按不到的地方可以请准爸爸帮忙。

准备好待产包

准妈妈要把之前准备好的物品装包，放在随取随用的地方，方便入院后取用。

❧ 贴心小提示 ❧

准妈妈孕晚期不要单独一个人外出。如果一定要单独外出，手机一定要随身携带，以防有紧急情况出现的时候好与家人取得联系。

❀ 待产包里要准备哪些用品

在即将到来的这一个月里，分娩可能随时发生，准妈妈的待产包需要提前做好准备，那样无论什么时候临产，都可以立刻拎起包包去医院。

待产包里的妈妈用品

1. 梳洗用具：尽量备一些小型的、便于携带的洗漱用具：牙膏、牙刷、漱口杯、香皂、洗面奶；洗脸毛巾3条（分擦脸、擦身体和擦下身），擦洗乳房的方巾2条；小脸盆2个，洗下身的脸盆1个；梳子、镜子、发夹。

2. 衣物：一般从待产到生产后出院有好几天，要准备好妈妈的衣裤、帽子和哺乳内衣。

3. 卫生用品：卫生纸最少2卷，产妇卫生巾1包。

4. 笔记本和笔：记录阵发性腹痛情况，包括阵发性腹痛时的状况和时间间隔。

5. 点心及巧克力：准妈妈在宫缩较弱的时候，可以吃一些自己喜欢吃的点心，以补充体力。

待产包里的宝宝用品

1. 衣物：抱被、婴儿服、围嘴，这些是最基本的。

2. 哺乳用品：奶粉、奶瓶、奶瓶消毒器以及供宝宝吃奶、喝水时垫在下巴底下的小方巾等。

3. 清洁用品：纸尿裤1包、湿纸巾2包、大浴巾和小毛巾各1条、护臀霜1支。

其他物品

1. 证件：一般办理入院所需的证件包括：准生证、孕妇围产保健手册、医保卡、围产期保健卡、献血证（如果准妈妈以前曾献过血）以及夫妻双方的身份证等。

2. 现金、银行卡：两者都需要准备，并提前了解医院的支付方式。

3. 记录用品：数码相机、摄像机可以为妈妈、宝宝拍照、摄像留念，这些都是最有纪念意义的。

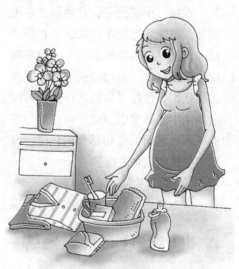

❀❀ 贴心小提示 ❀❀

准妈妈们也可以咨询一下医院，有的医院会为准妈妈们准备得很全面，不必自己专门购买。

准爸爸如何照顾临产的准妈妈

当准妈妈在孕育新生命时，准爸爸也满怀喜悦的心情等待宝宝的降临。准爸爸除了要帮助准妈妈整理好待产包以外，还应给准妈妈带去最大的帮助，关心准妈妈的情绪变化，鼓励其自然分娩的信心，分担准妈妈的辛苦。

帮助准妈妈调节环境

在分娩前后，大多数准妈妈都希望自己处在一个舒适的环境下。去医院时，准爸爸也可以带上一些让她感到心理安慰的东西，比如她喜欢的娃娃、衣服、小摆设等，让她即使在医院里，也能感觉到家的温馨。在预产前准爸爸还应陪伴准妈妈一起参观医院待产室、产房、母婴同室，与医务人员认识，这样可以减少准妈妈入院时的陌生感和紧张情绪，可以增加与医务人员之间的亲切感和信任感，有利于分娩的顺利进行。

给予准妈妈积极的心理暗示

作为准妈妈精神上的支持者，准爸爸一定要经常给予准妈妈积极的心理暗示，让她积极地面对这个自然的生理过程。

准爸爸要经常给准妈妈带来好消息，不要去听信别人说的某某人生孩子的时候痛得死去活来，这些往往是在事后被扩大的。同时，准爸爸要多把科学、实用的生育知识告诉准妈妈。平时可以向那些有着顺利分娩经验的人请教，并把这些好的消息带给准妈妈。

> **贴心小提示**
>
> 第一次迎接新生命，任何人都会感到紧张，然而在准妈妈面临分娩时，作为她的精神支柱，如果准爸爸自己先紧张起来，就一定会影响到准妈妈的情绪，使她更加不安。因此，准爸爸一定要学会放松自己，给予准妈妈最大的安慰与支持。

准妈妈这时可以做哪些有助顺产的运动

临近分娩，准妈妈的行动越来越不便，但是，准妈妈还是可以做一些简单的有助于顺产的运动。

伸懒腰

准妈妈跪在地板上或者床上，双手和膝盖撑地，把腰向上拱起然后再放平，然后再拱起、放平，交替进行，宫缩时摇晃臀部。当准妈妈在做这个动作时，胎宝宝受到的压力是最小的，动脉和脐带也不会受到任何压力，要比一直躺在床上感觉好得多。

多走动

别小看这一步步的走动，这样小幅度的运动能帮助准妈妈顺产。此时宝宝的头部已经入盆，是一个向下的状态，准妈妈多走动可以帮助宝宝持续这样的状态，也有助于锻炼自己的体力，为分娩时积蓄产力，有助于生产的顺利进行。

身体前倾

在桌子或者床（如果能升降，就把高度调到最高）上放置一枕头，身体前倾，随意地趴靠在枕头上。当宫缩来的时候就摇晃臀部。因为是跪立的姿势，所以重力会起到一定的加速产程的作用。而且在疼痛难忍的宫缩到来时靠在柔软的物体上会感觉非常舒适，更容易使自己放松。

贴心小提示

临近预产期，准妈妈身体越来越沉重，行动也越来越不方便了，此时准妈妈做运动身边一定要有人陪伴。一是防止准妈妈因为身体不便出现的一些闪失，如摔跤、站立不稳，或者因孕期不适而造成的突发状况等；二是有人陪伴可以照顾到准妈妈的情绪，缓解产前的压力和不适。

准妈妈准备到外地分娩应注意什么

不少准妈妈由于种种原因需要到外地分娩，临产前去外地要提前做好准备。

选择交通工具的原则

能乘坐火车，最好不乘坐汽车和飞机；能乘坐飞机，最好不乘坐轮船；能乘坐江轮，最好不乘坐海轮。最好不选择夜车。

时间

长途旅行可能引发早产，加之进入第10个月中期（38周），随时都有可能分娩。准妈妈最晚要在距离预产期四周前赶到准备分娩的目的地，这样不但避免途中可能动产的危险，还能留出时间为在异地分娩做好充分的准备。

外出前去医院做检查

准妈妈在外出前要到医院进行一次检查，并将去外地分娩的事告诉医生，请医生确定动身日期和提醒注意事项。

带齐需要的物品

即使是比较近的旅途，也要做好充分准备，带全途中所需物品，尤其不要忘记母子健康手册、产前检查记录册以及所有与妊娠有关的医疗文件和记录。

途中必须有人陪护

准妈妈去外地必须有亲人或医护人员陪同，以免中途发生突发情况措手不及。

贴心小提示

准妈妈到了目的地，应尽快去准备分娩的医院，把产前检查记录拿给医生看，让医生了解准妈妈的整个妊娠过程，检查目前的情况，制订未来的分娩计划。

准妈妈什么时候入院待产好

一般来说，准妈妈怀孕40周，即到了预产期，不管是否有临产先兆，都应住院待产，在医院监测胎心，检查胎盘功能等。

当然，如果准妈妈家里离医院特别近，而且交通很方便，也可以等到有临产征兆后入院。大多数准妈妈在分娩前24~48小时会经阴道排出少量血性黏液，叫作"见红"，见红后不久就会出现第一次宫缩。起初的宫缩并不强烈，但随着时间的推移，宫缩会越来越规律，宫缩的间隔也会越来越短，持续的时间越来越长。这时，准妈妈会感觉到由腹部放射到腰部的疼痛，往往是一阵接着一阵地往上涌，接着又向四周扩散，这就是人们所说的"阵痛"。当确定阵痛开始时，就应该马上去医院了。

哪些准妈妈需要提前入院

有下列情况的准妈妈均应提前1~2周入院。

1 准妈妈未到预产期但是身体有不适感。

2 过去有不良分娩史，如习惯性流产、早产、死胎、死产、新生儿死亡等。

3 多胎妊娠，即一次妊娠同时有两个或两个以上胎宝宝。

4 估计分娩有异常的准妈妈，如头盆不称、臀位、横位以及有剖宫产史的准妈妈。

5 妊娠中发生病理变化，如妊娠期高血压疾病、前置胎盘、胎盘早期剥离、羊水过多等。

6 婚后多年初孕、高龄初产、不孕经治疗后才妊娠的准妈妈。

7 准妈妈原有严重疾病的，如糖尿病、心脏病、肾炎、原发性高血压、结核病、血液病、肝炎等。

8 妊娠期合并其他疾病，如风湿性心脏病、病毒性肝炎、甲状腺功能亢进、缺铁性贫血等。

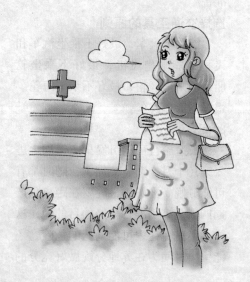

━━❀ **贴心小提示** ❀━━

过早入院待产，如果在医院中吃住不习惯，特别是睡眠不充足，反而会给待产的准妈妈带来负面的影响。

成功胎教与情绪调节

❧ 如何根据情境选择胎教音乐

大多数人认为准妈妈听的音乐应该以轻柔的为主，实际上，胎教音乐应该更加多元化一些。因为不同的旋律、不同的节奏对应了不同的心境，也会带给胎宝宝不一样的感受和影响。

根据情境选择胎教音乐

情　境	胎教音乐
早晨睡醒后	早晨睡醒，懒懒的，此时听一听约纳森的《杜鹃圆舞曲》吧，让胎宝宝也跟着妈妈从慵懒的睡眠中慢慢醒来
要发脾气时	准妈妈有情绪要发怒时，听一听贝多芬的f大调第六号交响曲《田园》吧，在细腻的乐曲中享受宁静，慢慢地心绪就平静下来了
心情烦躁时	心里总觉得焦躁不安，别想其他的，打开音响，听听德沃夏克的e小调第九交响曲《自新大陆》第二乐章，音乐会为准妈妈抚平焦躁的心情
心情不愉快时	遇到不愉快的事情，别沉浸在悲伤的情绪中了，听一听约翰·施特劳斯的《维也纳森林的故事》，让静谧的森林安慰你吧
运动时	准妈妈运动时可以来点音乐助助兴，老约翰·施特劳斯的《拉德斯基进行曲》，会让准妈妈在激情澎湃中感受无限活力

❧❧❧ 贴心小提示 ❧❧❧

世界是多元的，让胎宝宝接触多元的艺术，不同演奏形式、不同艺术风格的乐曲，可以让胎宝宝在音乐的海洋中汲取营养，培养艺术潜能。

准妈妈如何做心理体操

临近分娩，各种压力也会从不同的方向朝准妈妈走来，既有心理方面的压力，也有身体方面的压力，如何从压力的包围中突围呢？准妈妈有必要学习一些新的技巧，例如做"心理体操"，可以帮助准妈妈从容应对一些必然会出现的难题。

布置一个温馨的环境

在房间的布置上，有必要做一些小小的调整。如果以前是一个典型的两人世界的话，现在可适当添一些婴儿用的物品，让那些可爱的小物件随时提醒准妈妈：一个生命即将来到身边。同时，准妈妈还可以在一些醒目的位置贴一些美丽动人的画片，如把喜欢的漂亮宝宝的照片贴在卧室里。

通过语言传递心声

每天花几分钟的时间同宝宝说几句悄悄话，比如"宝贝，我爱你"，"你知道吗？我是你的妈妈"等。

接受音乐的洗礼

音乐不仅能促进胎宝宝的身心发育，对准妈妈本身也能起到一定的放松作用。准妈妈每天花20分钟静静地接受音乐的洗礼吧，想象音乐正如春风一般拂过脸庞，如早晨的阳光一样温暖，准妈妈的精神状态一定会达到最佳点。

与幽默亲密接触

笑是人生极大的生活享受，准妈妈不妨多多为自己创设能使自己开怀大笑的机会。欣赏喜剧，看一些幽默、风趣的散文和随笔，你还可以收集一些幽默滑稽的照片，每天欣赏一次。

记心情日记

每天都写上一段日记，记录每天的感动。这是一份长久的纪念，将来的某一天，准妈妈也许会与宝宝一起来重温这些精彩的片段，这些珍贵的细节将使大家获得更多的快乐。

> **贴心小提示**
>
> 准爸爸有意识地收集一些笑话、好玩的传闻，在餐桌上发挥一下你的喜剧才华，让准妈妈经常开怀大笑。

有哪些原因会导致产前焦虑

准妈妈产前焦虑的现象很普遍，准妈妈的焦虑情绪不但对自身健康有很大的危害，而且会给胎宝宝健康带来极大的危害。那么，到底是哪些原因导致了准妈妈产前焦虑呢？

1 缺乏经验。大多准妈妈是初产妇，缺乏对生产的直接体验。从电视、报刊等媒体上又耳闻目睹了许多他人生产的痛苦经历，考虑到自己也将经历这个过程，心中不免焦虑。

2 对胎宝宝性别的忧虑。城市人对生男生女大多能正确看待，但在人的潜意识里仍存在对胎宝宝性别的好恶，或家人对生男生女比较在意。

不知胎宝宝性别，心中不免打鼓。

3 担心宝宝的健康。虽然做过多次检查，但检查毕竟是通过机器和各种化验，有些胎宝宝存在健康问题不能查出，准妈妈会对此焦虑，怕生个不健康的宝宝。特别是患有妊娠期高血压疾病、妊娠合并心脏病等产前并发症的准妈妈，由于自身健康存在问题，同时也怕殃及胎宝宝，更易焦虑。

4 身体不适。由于到孕晚期各种不适症状加重，如出现皮肤瘙痒、腹壁皮肤紧绷、水肿等不适，使心中烦躁，更易因此焦虑。

5 缺乏交流。由于行动不便，整日闭门在家，缺乏交流，注意力集中到种种消极因素上，加重焦虑。

6 亲人的过分担心。准妈妈的产前焦虑情绪，有很大一部分来自于亲人的过分担心。身边亲人的紧张很容易传染给准妈妈，容易加重准妈妈的心理负担。

🌰 产前心理焦虑有哪些危害

据调查显示，约有98%的准妈妈在妊娠晚期会产生焦虑心理。

准妈妈产前焦虑的危害

1 产前严重焦虑的准妈妈剖宫产及阴道助产率比正常准妈妈高一倍。

2 严重焦虑的准妈妈常伴有恶性妊娠呕吐，并可导致早产、流产的情况。

3 准妈妈的心理状态会直接影响分娩过程和胎宝宝状况，比如易造成产程延长、新生儿窒息，产后易发生围产期并发症等。

3 焦虑会使准妈妈肾上腺素分泌增加，容易导致代谢性酸中毒引起胎宝宝宫内缺氧。

4 焦虑还可引起植物神经紊乱，导致产时宫缩无力造成难产。由于焦虑，准妈妈得不到充分的休息和营养，生产时可能会造成滞产。

准妈妈如何自我调节

1 学习有关知识，增加对自身的了解，增强生育健康宝宝的自信心。

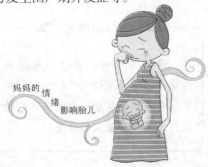

妈妈的情绪影响胎儿

💜 贴心小提示

在妊娠最后阶段，准妈妈常表现为心理依赖性强，希望寻求保护，想引起他人重视。准妈妈可能会喋喋不休，这是宣泄不良情绪的合理渠道。此时准爸爸要理解准妈妈情绪上的波动，耐心倾听准妈妈诉说，给予准妈妈精神上的鼓励和安慰。

2 有产前并发症的孕妇应积极治疗并发症，与医师保持密切联系，有问题时及时请教，保持良好情绪。

3 和一些妈妈们多交流，讨教一些经验。

4 纠正对生产的不正确认识。生育能力是女性与生俱来的能力，生产也是正常的生理现象，绝大多数女性都能顺利自然地完成。

5 临产前做一些有利健康的活动，如编织、绘画、唱歌、散步等。

🌸 如何用胎教来放松心情

孕晚期，准妈妈时常出现焦虑情绪，建议准妈妈用各种胎教方法来缓解这种负面情绪，让心灵得到放松。

接触大自然

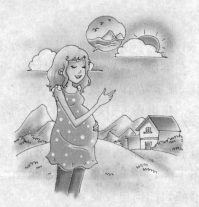

每天清晨，准妈妈在睁开眼睛之前，先聆听下窗外的声音：风声、鸟鸣，又或是雨点敲打窗棂的声音。起来后，看看窗外大自然的景色。这些来自大自然的天籁和美景会彻底让准妈妈的心情放松。

想象

想象是一种很好的消除紧张的方法，当然，前提是准妈妈要想象一些美好的事情，或是美好的事物，比如：想象一下宝宝未来的样子；自己和丈夫恋爱时快乐温馨的场景等。

听音乐

准妈妈可以采取一种自己觉得最舒服的姿势，躺在床上，或者靠墙而坐，静静地聆听自己喜欢的音乐，让自己的情感充分融入音乐的美妙意境中去。准妈妈也可以选择一些活泼有趣的儿歌、童谣，并跟着轻轻哼唱，这样心情会很轻松。

大声歌唱

准妈妈大声唱歌，歌声不仅能平复心中的焦虑，而且对于胎宝宝来说也是很好的胎教。

按摩

对于许多女性而言，全身按摩能减少压力，达到真正的放松，特别是怀孕期间，按摩不仅有助于缓解准妈妈的身体酸痛，减少手脚肿胀，而且能够平静准妈妈的神经，提高睡眠质量。

❧ 贴心小提示 ❧

在听音乐时，要拒绝那些声音嘈杂、节奏太快的音乐，它们既不适合准妈妈冥想，消除焦虑的情绪，又不受胎宝宝的欢迎。

🌸 如何消除产前紧张

随着阵痛的开始，准妈妈的心情也会不由得紧张起来，也会有些害怕和不安。准妈妈该如何消除这种情绪呢？

主动稳定自己的情绪

分娩是一种自然的生理现象，是每一个健康的育龄准妈妈完全能够承受得住的。分娩时子宫会一阵阵地收缩，准妈妈就会感到一阵阵腹部和腰部的胀痛不适。但这种疼痛大多本不那么严重，而由于准妈妈精神紧张，对分娩恐惧，使疼痛感加强了。如果准妈妈从分娩开始就泰然处之，疼痛就不会那么严重了。

相信现代医疗技术

现在分娩的安全性比过去大大提高了，在医院里分娩，准妈妈出现生命危险的概率很低。万一发生自然产困难的情况，在有危险时，医生会马上采取措施，而且目前手术的成功率非常高。所以，准妈妈的顾虑是不必要的，要满怀信心地分娩。

意念预产法

准妈妈在心里想象自己的产程。准妈妈慢慢地呼吸，想象现在自己正坐在舒服的产房里，全身放松。阵痛开始了，有点痛，不过还能接受，准妈妈正在按照产前训练学到的方式进行呼吸，子宫颈张开得更大了，宝宝的头这时已经出来了……这种用思维进行生产预演的方法，可以缓解准妈妈的紧张情绪。

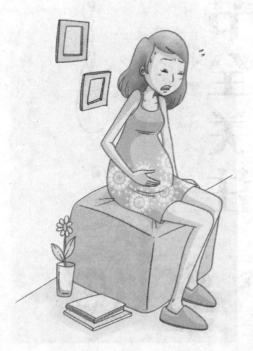

〜 贴心小提示 〜

准妈妈最好在身体状态较好，头脑清晰的时候进行意念预产法的练习，尽量让自己深入真实的情境中。将生产的过程在想象中进行一遍，大概需要一小时，不要时间太长，时间一长，准妈妈身体疲惫，就很容易睡着了。

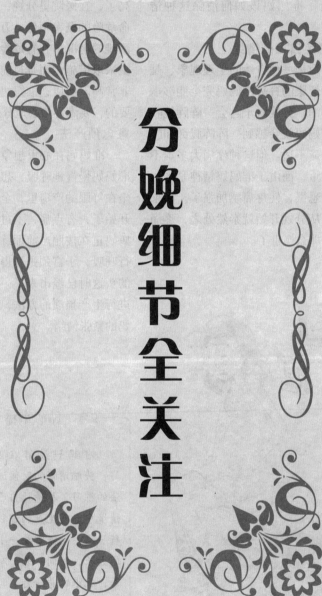

Part 11

分娩细节全关注

需要了解的分娩常识

🔖 顺产的四大条件是什么

大部分情况下，顺产都是最安全、最有益于准妈妈和胎宝宝的分娩方式，应尽量创造条件顺产，准妈妈可以尽力满足的四大条件有：

合适的分娩年龄

在25～29岁生育顺产的可能较大，这个年龄段的准妈妈，其产道、会阴、骨盆、子宫功能都比较好，孕期并发症也相对少，对顺产非常有利。

营养合理、控制体重

正常大小的胎宝宝可以顺利通过骨盆出生，但是巨大儿通常不易顺产，因为他们的头比较大，容易"搁浅"在骨盆入口处，有很多巨大儿最终不得不剖宫产。为避免巨大儿，准妈妈必须合理地控制营养和体重，适当参加活动，准妈妈在孕期最好增加体重10~12千克。

按时产检

按时产检可以保证准妈妈整个孕期的健康状况，避免出现不利顺产的因素。最后一个月应每周检查一次，若出现异常应按照医生的要求及时复诊。

做足临产准备

预产期前一个月，准妈妈应该多了解和巩固有关分娩的知识；保持正常的生活和睡眠，吃些营养丰富、容易消化的食物，如牛奶、鸡蛋等，为分娩准备充足的体力；保持情绪稳定，一旦宫缩开始，应坚定信心，积极配合医生，顺利地分娩。

❧ 贴心小提示 ❧

分娩是人类繁衍后代的自然规律，顺产又是千年分娩最常用的分娩方式，不可能每个准妈妈都具备绝对完美的顺产条件，只要身体健康，有正确的心态，对自己有信心，准妈妈都是可以平安度过生产的。

妊娠足月胎宝宝"头浮"怎么办

"头浮"就是指宝宝的胎头没有入盆。一般来说，初产妇在临产前20天左右，胎头就进入骨盆，并与骨盆衔接，因此胎头不会再在羊水中浮动，但也有少数准妈妈在足月时出现胎头仍未进入骨盆而浮动于耻骨联合之上的现象。另外，经产妇到临产时才入盆也是正常的。

造成头浮的原因

1 部分准妈妈是由于胎头与骨盆不相称，即由于骨盆狭窄（主要是骨盆口狭窄），致使正常大小的胎头不能进入骨盆。

2 准妈妈骨盆虽然正常，但胎宝宝过大或有胎位异常、前置胎盘等情况时亦可发生类似现象。

3 羊水过多、胎儿畸形（如脑积水）等也可引起头浮。

4 也有骨盆检查正常、胎宝宝并不过大，也无其他明显引起头浮的原因的头浮现象。

头浮怎么办

首先应该了解骨盆及胎宝宝情况是否正常。若检查正常，则准妈妈可不必过分紧张，应密切与医生配合。临产后受到宫缩挤压，胎头会逐渐变形而入盆，多数仍可自阴道顺利分娩。

若检查头浮是难以纠正的病理性因素（骨盆狭窄、胎儿异常、羊水过多等）引起的，则应听从医生的意见，提前住院，并做好剖宫产准备。

若孕晚期仍头浮，准妈妈要注意：由于胎头未入盆，以致胎头与骨盆间存在空隙，因此一旦发生胎膜早破，极易出现脐带脱垂，使胎宝宝发生意外。因此，一旦发现有羊水流出，应立即卧床，并将臀部抬高，同时尽快送往医院，由医生监护处理。

胎宝宝脐带血有什么作用

脐带血是宝宝出生时，脐带被结扎后所流出的血，为什么要特别提到脐带血呢？

脐带血的作用

胎宝宝的脐带血里含有丰富的高质量造血干细胞，可用来治疗恶性血液病、心血管疾病、神经损伤、角膜损伤和多种肿瘤。如果在胎宝宝出生时将脐带血保存下来，一旦需要则可随用随取，并与本人配型完全相合，等于为胎宝宝买了一份最安全的保险。同时，因为遗传基因相近，且免疫投合概率高，在家人有需要时也能受惠。

怎样为宝宝保存脐带血

准爸爸准妈妈可以在跟医生商讨后决定是否为宝宝保存脐带血。如果决定储存脐带血，首先需要与脐带血库进行联络，并签署一份《脐带血干细胞储存合同书》。在签署协议前，准爸爸准妈妈还可以详细咨询相关问题。签署协议后，在宝宝将出生时，需要打电话通知脐血库工作人员，他们会赶到宝宝出生医院亲自采血。

另外，脐带血保存需要交纳一定费用，以北京为例，取一份脐血要一次性缴纳5100元，其中包括采血、化验、检测、筛选等一系列费用，如检测不合格，这笔费用将退还，一旦入库，每年还需要交纳储存费用580元。

了解自然分娩的三个产程

每个准妈妈分娩的过程都不尽相同，有快慢、难易之分，但所有的分娩过程都有一个共同的规律，就是它们都分为三个产程。了解这三个产程可以帮助准妈妈更好地配合医生，从而顺利分娩。

第一产程：从子宫出现规律性的收缩开始，直到子宫口完全开大为止

随着宫缩越来越频繁，宫缩力量逐渐加强，子宫口逐渐开大，直到扩展到10厘米宽（子宫口开全），这时第一产程结束。

第一产程所占时间最长，初产妇需要12～16小时。在此阶段，宫口未开全，准妈妈用力是徒劳的，过早用力反而会使宫口肿胀、发紧，不易张开。此时准妈妈应放松思想、注意休息，乘机补充营养和水分，将小便排干净。

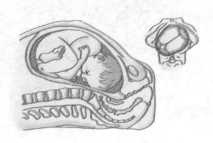

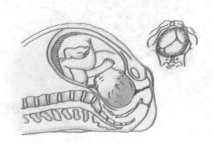

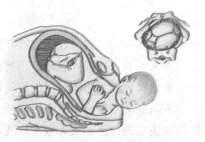

胎头外旋转，胎头娩出后枕部转向左侧，双肩径前后置

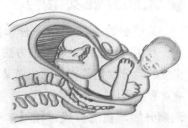

胎头娩出，双肩抵达阴道口

第二产程：从宫口开全到胎儿娩出

胎宝宝随着宫缩开始逐渐下降，当胎先露部下降到骨盆底部压迫直肠时，准妈妈便不由自主地随着宫缩向下用力，经1～2小时，胎宝宝从完全开大的子宫口娩出。

第二产程时间最短，宫口开全后，准妈妈要注意随着宫缩用力，宫缩间隙要休息放松，喝点水，准备下次用力。胎头即将娩出时不要再用力，避免造成会阴严重裂伤。

第三产程：胎盘娩出

胎宝宝生下后，胎盘随着子宫收缩而排出体外，此时意味着整个产程全部结束。

第三产程相对轻松，妈妈稍用力即可娩出胎盘，若超过30分钟胎盘不下，应听从医生的安排，这个阶段妈妈要保持情绪平稳。

贴心小提示

分娩结束后2小时内，产妇应卧床休息。一般产后不会马上排便，如果妈妈感觉肛门坠胀，有排大便之感，要及时告诉医生，医生要排除软产道血肿的可能。

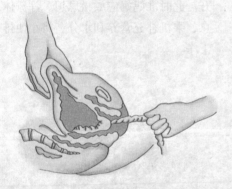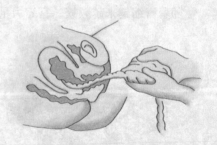

医生帮助胎盘娩出

🌢 无痛分娩安全吗

无痛分娩事实上是一种镇痛方式，利用药物麻醉及其他的方法来减少或解除分娩痛苦，是既止痛又不影响产程进展的一种分娩方式。

无痛分娩与自然分娩过程基本一致

无痛分娩的全过程跟自然分娩的全过程基本一致，只是在子宫口开到3～4厘米时放入硬膜外麻醉，使其持续少量地释放，只阻断较粗的感觉神经，不阻断运动神经，从而影响感觉神经对痛觉的传递，最大限度地减轻疼痛。

无痛分娩安全吗

既然无痛分娩是药物镇痛，那么它安全吗？这个准妈妈可以放心，实行无痛分娩是以保证母婴安全为最高原则的。无痛分娩的麻醉药物浓度远低于一般手术如剖宫产的麻醉剂量，且经由胎盘吸收的药物量微乎其微，是很安全的，对胎宝宝并无不良影响，更不会影响其大脑健康。

无痛分娩需提前申请

如果已经决定采用无痛分娩，应早些向医护人员说明，方便医护人员尽早与麻醉科医师联系，并检查准妈妈是否适合施行无痛分娩。这一申请越早提出越好，甚至入院时就可提出要求。

不宜采用无痛分娩的准妈妈

诚然，并不是每个准妈妈都适用于无痛分娩，如果有下列情况之一就应慎选：

◎ 产前出血。

◎ 低血压。

◎ 患有败血症、凝血功能障碍。

◎ 背部皮肤感染，腰部感染，让麻醉无法实施。

◎ 有心脏病且心功能不全。

◎ 有胎位不正、前置胎盘、胎心不好、羊水异样、产道异常、胎宝宝发生宫内缺氧等情况。

◎ 持续性宫缩乏力，使用催产素点滴后仍无明显变化。

◎ 患有脊柱畸形或神经系统疾病等。

🌢 剖宫产有什么利弊

剖宫产并不是最理想的分娩方式，只是一种万不得已的分娩方式，不提倡将剖宫产看作分娩时的"救星"。剖宫产的利弊，准妈妈要正确地认识。

剖宫产的利

剖宫产只是用来解决难产、保全胎宝宝和准妈妈生命安危的一种应急措施。一般当由于某种原因，绝对不可能从阴道分娩时，医生会为准妈妈施行剖宫产，以挽救母婴的生命。

当然，当准妈妈宫口未开时施行选择性剖宫产，可以免去遭受阵痛之苦。如果准妈妈腹腔内有其他疾病，也可一并处理，如合并卵巢肿瘤或浆膜下子宫肌瘤，均可同时切除，也可顺便做结扎手术。

但要认识到，降低分娩风险不能依赖于剖宫产，而应该寄托于医疗保健整体水平的提高。

剖宫产的弊

剖宫产对母体的精神和肉体都是一种创伤，其出血量比正常分娩要多，同时还可能发生大出血和损伤；剖宫产即便平安无事，手术后也可能发生腹壁伤口感染，长期不愈

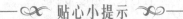
贴心小提示

是否需要考虑剖宫产，准妈妈最好能遵医嘱，与医生多商讨。

合；剖宫产后新妈妈的术后发病率较高，如生殖道感染、月经改变及腰腹痛等疾病。

剖宫产的宝宝在情商上可能会受到影响，此外宝宝可能被手术刀伤到，由于宝宝缺少对外界逐渐适应的过程，不利于呼吸系统发育。

💧 什么情况下需选择剖宫产

剖宫产是一种经腹部切开子宫取出胎宝宝的手术，如应用及时得当，可起到挽救母婴生命的作用。在分娩前，准妈妈需要与医生商讨分娩方式，医生会根据你的身体状况确定你是否需要剖宫产，一般出现以下情况时需剖宫产：

准妈妈剖宫产适应征

对于有剖宫产适应征的准妈妈，手术不但能减少痛苦，而且能避免生命受到威胁，主要适应征有：

1 产道异常，如骨盆狭小、畸形、骨盆与胎宝宝头围大小不符等。

2 先兆子宫破裂。

3 重度妊娠合并症及重度妊娠期高血压疾病，如合并心脏病、糖尿病、慢性肾炎等。

4 临产前子宫收缩无力，经用催产素无效的情况。

5 产前发生严重大出血，如前置胎盘、胎盘早期剥离等。

6 产程过长（超过30小时）。

7 高龄初产妇（大于35岁）。

胎宝宝剖宫产适应征

在危急情况下，剖宫产是挽救胎宝宝生命的有效手段，以下情况出现时，应考虑剖宫产：

1 胎位异常，如横位、臀位，尤其是胎足先入盆、持续性枕后位等。

2 产程停止，胎宝宝从阴道娩出困难。

3 胎宝宝尚未分娩，而胎盘提早剥离，或脐带先行由阴道脱出。

4 胎儿宫内窘迫、缺氧，经治疗无效的情况。

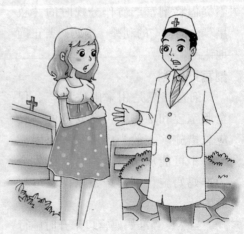

剖宫产前需要做什么准备

如果准妈妈最终选择进行剖宫产，需要做些什么样的准备，以便让生产更加顺利，同时也为产后正确地护理打下基础呢？

确定手术时间

如果没有特殊情况，医生通常会安排准妈妈在37~38周生产。如果要特别选定日子生产，应提前告知医生，同时请医生评估是否合适，一般由医生提出他方便的手术时间，孕妈妈再从中选择合适的时间。

避免劳累，安心待产

确定手术时间后，事先将待产时的用品及产后需要的用品都准备好，可在预定剖宫产的前一天和医院或医生联系确定，在预定的时间到医院待产。在等待手术的时间段里，最好避免太过劳累或紧张，以防提早破水或早产，而造成需紧急手术的状况。

手术前需要做什么

实施剖宫产前一天，晚饭一定要清淡，此后应该不要再吃东西了，以保证肠道清洁，减少术中感染；术前6~8小时不要再喝水，以避免麻醉时

出现呕吐症状。手术前注意休息，做好自身清洁，训练床上排尿的习惯，以防术后出现尿潴留，注意保持身体健康，不要患上呼吸道感染等发热的疾病。

了解手术中需要做什么

剖宫产手术大多采用局部麻醉，准妈妈的意识是清醒的，要注意与医生的配合。手术时，医生或护士一般都要问你一些问题及自身的感受，准妈妈要清楚、认真、如实反映真实的感受。医生还会指导你做深呼吸、屏气等动作，你一定要按医生的嘱咐去做。

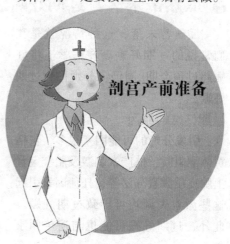

剖宫产前准备

剖宫产前后需要注意哪些饮食问题

无论是顺产还是最终需要剖宫产，准妈妈分娩前后都应多注意饮食问题。剖宫产的妈妈由于手术的特殊原因，产前产后需要规避一些饮食禁忌。

术前不宜大补

剖宫产前不宜进食高级滋补品（如高丽参、洋参等）及鱼类，因为参类具有强心、兴奋作用，鱼类中含有抑制血小板凝集的有机酸物质，不利于术后止血与创口愈合。

术后6小时内禁食

手术会刺激肠管，使肠道功能受阻，肠蠕动减慢，肠腔内有积气，易造成术后的腹胀感。为减轻肠内胀气，新妈妈在术后6小时内应当禁食。

6小时后宜服用一些排气类食物（如萝卜汤等），以增强肠蠕动，促进排气，减少腹胀，并使大小便通畅。排气后，饮食可由流质改为半流质，食物宜富有营养且易消化，如蛋汤、烂粥、面条等，此后饮食可逐渐恢复到正常。

不宜进食易发酵产气多的食物

产气多的食物有糖类、黄豆、豆浆等，食用后容易腹胀，在术前术后都应尽量避免食用。

不宜进食难消化的食物

难消化的食物积在腹腔内，会加重腹部不适感和便秘，尤其是术后未排气期间，应避免吃煮鸡蛋、肉块、米饭、巧克力、鸡汤、鲫鱼汤等油腻肉类汤和催乳食物，以免难以消化加重腹胀和便秘。

肉类催乳汤可在术后7~10天再食用。

瓜熟蒂未落，过期妊娠怎么办

瓜熟蒂未落，这种情况就是我们常说的过期妊娠。在医学上将妊娠超过预产期2周仍未分娩称为过期妊娠。

过期妊娠的原因

引发分娩的可能因素很多，包括黄体酮阻断、催产素刺激及胎宝宝肾上腺皮质激素分泌等，任何因素引起这些激素失调均可导致过期妊娠。此外，过期妊娠可能也与遗传因素有关。

过期妊娠可能造成的危害

妊娠过期后胎盘老化，功能退化，供给胎宝宝的营养及氧气减少，胎宝宝会停止生长发育。若长时间严重缺氧，胎宝宝可能发生胎儿宫内窘迫而死于宫内。

如何预防和应对过期妊娠

1. 定期做产前检查，听取医生的建议。
2. 产前应通过各种方式确定准确无误的预产期。
3. 怀孕36周后要多运动，或做一些分娩的准备练习。
4. 预产期前后，通过做B超检查，了解胎盘的钙化程度及羊水多

贴心小提示

在确定过期妊娠后，准妈妈可要求医生催生，但应优先尊重医生的建议，是否采取催生的措施，最终都应当由医生来决定。

少。胎盘钙化3级以上为胎宝宝过熟，提示胎宝宝过期妊娠，要引起注意。

5 过了预产期一周应住院待产，对胎宝宝在宫内健康状况、胎盘功能进行监测。

6 如果胎宝宝已经成熟，且情况尚好，可于41周后进行引产，尤其是高龄、患有妊娠期高血压疾病，以及胎宝宝过大的准妈妈。

💧 水中分娩安全可行吗

水中分娩是指让准妈妈在充满温水的分娩池中分娩，分娩池与子宫内羊水的环境类似，分娩池中的水是仿羊水的。

水中分娩有其无可替代的好处

研究表明，水中分娩时出血量少，疼痛较小，会阴也很少有破损。产妇在水中的体位能自主调节，分娩时的用力更为自然，胎心也不会出现异常变化。由于分娩时间相对较短，产妇体力消耗甚小，产后恢复也明显优于其他分娩形式。此外，宝宝比普通方式诞生的宝宝受到伤害的概率要小。

水中分娩是否安全可行

不得不说的是，目前还无法完全保证水中分娩是安全的分娩方式，因为一旦水中分娩处理不当，可能出现新生儿因呛水而死亡等可怕后果，同时，水中分娩在消毒及如何防止感染等方面还有难点。

进行水中分娩要慎选医院

从某种意义上来说，水中分娩的安全性会随着医院水平的提升而得到更多的保障。因此，在想要尝试水中分娩时，我们建议准妈妈慎重选择医院，并提前一周检查身体情况，记得将孕期中所有产前检查结果、病历资料都带上。

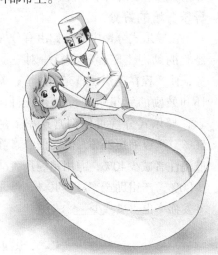

✄ 贴心小提示 ✄

有的准妈妈会好奇宝宝生在水中会不会缺氧。其实新生宝宝还没有接触空气前，肺部不会开始呼吸空气，也不会呛水，一旦接触空气后再放入水中便可能引发呛水了。因此宝宝水下分娩抱出水后不应再放回水中。

不宜采用水中分娩的四类准妈妈

每一种技术都有它的局限性，并不是每个准妈妈都适合，以下准妈妈最好不采取水中分娩的方式：

◎ 在产检中如发现胎宝宝不太健康，或胎位不正、多胞胎等，不宜采用。

◎ 身患疾病或羊水早破。

◎ 胎儿巨大或准妈妈过于肥胖（水中分娩的宝宝，重量应该控制在3千克左右）。

◎ 有流产史。

◎ 年龄太大或太小的准妈妈。

🍫 什么是导乐分娩 ☆☆★☆★☆★☆★☆★☆★☆★☆

"导乐"（Doula）是希腊语的译音，表示一位妇女照顾另一位妇女，导乐分娩是无痛分娩的一种方式，是指一个有爱心、有分娩经历的妇女，在整个产程中给产妇以持续的生理、心理及感情上的科学支持。

导乐分娩的好处

在导乐式分娩中，产妇由有分娩经验的助产士陪伴，实行一对一服务，使产程在无焦虑、充满热情、关怀和鼓励的气氛中进行。有资料显示，导乐式分娩可使剖宫产率下降50%，产程缩短25%，需要催产素静脉滴注者减少40%，需用镇痛药者减少30%，产钳助产率减少40%，母儿并发症率也明显减少。

家人能代替导乐吗

陪产有利于减轻妈妈的焦虑，缓解紧张情绪，可使产程缩短，产后出血量减少，导乐正是起到陪产的作用。那么家人陪产不也一样吗，可否用家人代替导乐？

其实导乐的关键不仅在于助产士拥有更成熟的经验，也还因为其不是产妇的家人。研究发现，由家属陪产不能给准妈妈以持续支持，约30%的陪伴者（丈夫居多）随着产程进展，往往比准妈妈还紧张、焦虑及不安，这反而会加重准妈妈的恐惧情绪，使其对分娩失去信心，影响产程进展。

❈ **贴心小提示** ❈

导乐分娩并没有使用麻醉措施，但我们也称它为一种无痛分娩方式。在整个分娩过程中，导乐会运用自己丰富的知识和经验引导准妈妈，转移准妈妈对疼痛的注意力，可有效缓解主观疼痛。

🔻 分娩前为什么要进行"灌肠"和"剃毛"

灌肠和剃毛是自然分娩的准妈妈比较常见的情况，一般在分娩前进行，准妈妈应做好心理准备。

灌肠的原因

灌肠的目的是排出靠近直肠部位的一部分宿便，这样做有诸多好处：

◎ 能使生产更顺利。

宿便在直肠中会占据一部分产道，这对本来就已经觉得很拥挤的胎宝宝来说不是一件好事，所以及早清除可令胎宝宝产出更顺利。

◎ 避免细菌感染。

生产过程中如果大便解出，大便中的细菌可能会污染准妈妈的产道伤口，大便越多感染的可能性越大。如果能提前解出一部分大便，便能减少感染的可能和程度。

◎ 解除准妈妈的尴尬。

生产的用力方式就像在解便，在这过程中，准妈妈多少都会解出便来。虽然这些情况是正常的，但准妈妈难免会觉得尴尬。若事先灌肠，这种情况就能减少。

特别提示：灌肠时可能会有些许不适，准妈妈可以用之前学习过的放松呼吸法来调节。完成程序后，准妈妈需在洗手间待上10～20分钟以排解大便，时间稍微有些长，准妈妈需要在家人的帮助与支持下进行。

剃毛的原因

剃毛的目的是为了在生产过程中，若会阴受撕裂伤，在产后处理会阴部伤口时较容易进行，并有利于伤口较快愈合。

剃毛通常在进产房前由护士进行，一般不会剃掉所有的阴毛，而只是在靠近会阴部（肛门口至阴道口）的地方进行。

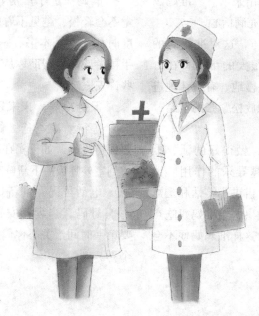

进入产房后

🔥 分娩期间准爸爸需要做些什么

即将要做爸爸了，激动之余准爸爸难免容易自乱阵脚，在准妈妈分娩期间，准爸爸可以做些什么呢？

如果准爸爸陪产可以做些什么

1　服从医生和护士的安排。可能准爸爸最需要做的事情是配合医生安抚准妈妈，鼓励准妈妈，最重要的是千万不要给医生护士添麻烦。

2　鼓励准妈妈，及时向准妈妈汇报宝宝的情况："头出来了，加油加油，马上就出来了。"准妈妈会觉得胜利在望，充满信心。

3　掌握呼吸技巧，这对准妈妈的生产能起到很大的帮助，在分娩时引导准妈妈慢慢地、有规律地进行深呼吸，帮助她放松紧张的情绪，缓解疼痛。

4　转移注意力，做得好的话，准爸爸可以超越导乐的作用。比如发挥幽默力量，讲讲小笑话和幽默故事，说说生活趣事，给准妈妈吃点补充能量的食物，这样准妈妈便不会感觉那么痛苦了。

如果准爸爸不陪产可以做些什么

1　将准妈妈生产后需要的东西及宝宝需要的东西再清点和准备一下，准妈妈和宝宝出产房后即将用到。

2　为自己准备简单的洗漱用具。一般初产妇产程都比较长，准爸爸在产房外待上一个漫长的黑夜是常见的，但保持一个体面和有活力的样子与妻儿见面也很重要哦。

3　不妨准备点消磨时间的物品。准妈妈进了产房，准爸爸的感觉不会轻松，越见不着面越是难熬，度时如年，一本书、一个psp，甚至手机游戏都能帮助你从在焦急中得到些许安慰。

4　保持冷静。未来还有很多事情等待着准爸爸去做，准爸爸需要保持冷静，如果实在静不下来，不妨到室外呼吸一下新鲜空气。

5　电话号码。准备好亲友的电话号码，当妻儿安顿好后，你需要第一时间给关心你们的亲朋好友报个喜。

缓解生产时腰腹痛的方法有哪些

准妈妈孕期分娩疼痛通常集中在腰部和腹部，如果能着重缓解这两个部位的疼痛感，可以很好地帮助准妈妈减轻分娩负担。

下面我们就为准妈妈介绍几个实用的小方法：

缓解腰部疼痛的方法

1 适当走动：如果体力能坚持，准妈妈可以走一走，慢慢摇动骨盆，这样可以增加子宫收缩的次数，缩短产程时间。

2 跪一会儿：如果坐累了可以跪在床上，臀部不要抬高，不要将腰部拱起，身体趴在棉被或枕头上即可。

3 前倾身体：如果腰背疼痛感厉害，可以保持背部的平直，尽量使身体前倾，这样的姿势能减轻胎宝宝对背部的压力。

缓解腹部疼痛的方法

1 轻轻地按摩小腹部：轻柔的按摩会使神经对疼痛刺激变得不那么敏感，从而缓解腹部疼痛。若胎膜已破，宫缩加强，则应卧床休息，不宜按摩。

2 音乐放松法：音乐能吸引准妈妈的注意力，且对呼吸有着绝好的调节作用，能缓解焦虑，降低心率、血压和呼吸频率，减少去甲肾上腺素的释放，有助于加速分娩的进程。

3 按摩放松法：触摸与按摩可以缓解疼痛，使身心舒爽。分娩阶段不同，准妈妈所需要的按摩方式也会不断地发生变化：在分娩的初期可能需要轻柔的指尖触摸，在中晚期有力的挤压或按摩、负压、冷敷以及热敷，都会使大脑接收疼痛的信号受到抑制或减弱。

特别提示：去医院待产时，可以带上一个家用的日常保健按摩器，代替手来按压背部及腰部，达到舒缓疼痛的效果。

～∞ 贴心小提示 ∞～

准妈妈的整个生产过程可能会有点长，平均需要8~12小时。这个过程中疼痛并不会一直存在，大多时候属于阵痛，但长时间的反复阵痛仍然会消磨掉准妈妈的许多力气，因此以上方法可由准爸爸或助产士帮助进行。

哪些姿势可以帮助准妈妈缓解产痛

宫缩开始后，产痛会令准妈妈有些难以忍受，如果能够采取一些恰当的姿势，将有助于准妈妈缓解生产时的痛苦。下面给准妈妈介绍几种能缓解产痛的姿势：

子宫收缩时，轻轻晃动身体

准妈妈分开脚站立，将自己的身体背靠在陪护者的怀里，头部靠在其肩上，双手托住下腹部；陪护者的双手环绕住准妈妈的腹部，在鼓励准妈妈的同时，不断地与其身体一起晃动或一起走动。

子宫收缩间歇时，背部按摩

准妈妈分开脚站立，双臂环抱住陪护者的颈部，头部靠在其肩头，身体斜靠在其身上；陪护者支撑着准妈妈的身体，双手环绕住准妈妈的腰部，给准妈妈的背部下方进行轻柔的按摩。

子宫收缩间歇时，直立坐

需要的话，准妈妈可以采取直坐的姿势坐在床上，后背贴在有靠垫或枕头的床背上，双腿屈起，双手放松地放在膝头上。这样，可以使准妈妈的腹部及腰部得到一些放松，还可以将胎宝宝的头向子宫颈推进，让宫缩更为有效。

从第一产程向第二产程进入时，在他人帮助下跪趴

准妈妈可以在床上采取蹲坐的姿势，准爸爸及其他陪护者分别站在床的两旁，准妈妈把自己的双臂搭靠在准爸爸及其他陪护者的颈肩上，这种由别人支撑的跪趴姿势，可以使准妈妈感到舒服一些，而且胎宝宝的重力还可以促进骨盆扩张。

❀ 分娩时怎样正确地用力

整个分娩过程需要耗费准妈妈很多力气，实际上并非整个分娩过程都需要使劲，用力是有技巧可循的。配合产程和阵痛进行用力，不仅可以减轻阵痛，还可以让胎宝宝得到更多的氧气，令分娩更顺利。

第一产程：均匀呼吸，不用力

这个阶段初产妇往往要经历10小时的阵痛，子宫收缩的频率较低，收缩力量较弱，其主要作用是使子宫口开大，因此不需要用大力气，只需要有意识地锻炼腹式深呼吸，宫缩时深吸气；宫缩间歇期，最好闭眼休息，以养精蓄锐。

第二产程：用尽全力，屏气使劲

此阶段从宫颈口开全至胎儿娩出，子宫收缩快而有力，几乎是一两分钟一次，每次持续50秒左右。宫口开全后，当宫缩开始时，准妈妈应双腿屈曲分开，像解大便一样用力向下，时间越长越好，以增加腹压，促进胎儿娩出；宫缩间歇时，充分放松休息，至下次宫缩时再用力。当胎头露出后准妈妈就不要再使劲用力了，

❀ 贴心小提示 ❀

分娩时应避免的错误用力方法为：大声呻吟或大喊大叫，这会消耗体力，使真正要用力时无力可使；在第一产程就屏气用力，过早地消耗体力；胎头即将娩出时，仍向下屏气用力，造成会阴部裂伤。

改为张口哈气，以免造成会阴严重裂伤，待宫缩间歇时再稍用力，让胎头缓缓娩出。

第三产程：再次用尽全力

此阶段是胎盘娩出期，胎儿娩出约10分钟后又会出现宫缩，以排出胎盘。此时还按第二产程的屏气法用力，用尽全力加快胎盘娩出，以减少出血。

🟤 准妈妈应掌握哪些助产动作 ☆★☆★☆★☆★☆★☆

助产动作可以减轻分娩中的阵痛，使胎儿顺利娩出，准妈妈可以在分娩前加以学习并掌握，以便在分娩时能用得上。

第一产程可用的助产动作

深呼吸：

当子宫开始规则收缩，宫口扩张到2~3厘米，感觉腹胀下坠不能忍受时，可在每次宫缩时进行一次腹部深吸气，直到一阵宫缩完毕后才将气呼出，注意用鼻孔吸气，以口呼气，这个方法在分娩开始后即可使用。

按摩法：

当子宫收缩频繁时使用。具体做法是：两手指端轻摩小腹部皮肤，深吸气时从腹部两侧到小腹部中央，呼气时从中央到两侧，宫缩过后即可停止。若宫缩时间长可与深呼吸并用。

压迫法：

可与按摩法交换做，同时应做深呼吸。宫缩时，用手或拳压迫自己觉得最不舒服的部位，如腹部、骶部或耻骨部等处，仰卧时可以自己用手压迫耻骨部或腰部，侧卧时可压迫骶部。

第二产程可用的助产动作

屏气法：

在子宫口开全时使用。宫缩时使用腹压，深深吸一口气，然后下行而不吐出来，时间越长越好。憋气要在腹部，不要在喉头，类似排便时向下憋气的动作，随着宫缩的节律向下用力，帮助胎宝宝克服在产道中所遇到的阻力，顺利生产。宫缩后可闭目休息。

> **🐟 贴心小提示 🐟**
>
> 如果准妈妈有早产迹象，则产前不宜练习以上助产动作，以免出现意外。

🟤 如何避免宫缩乏力 ☆★☆★☆★☆★☆★☆

宫缩乏力是指，子宫收缩虽仍有正常的对称性，并保持一定的节律性，但收缩弱而无力，持续时间短，间歇时间长且不规律。

宫缩乏力的危害

子宫收缩乏力可使产程延长，导致准妈妈体力被消耗、疲乏无力、肠管胀气、排尿困难等，又影响子宫收缩，这样易造成难产。如果胎膜早破，可增加感染机会，引起产后出血，增加剖宫产的概率。

宫缩乏力的原因

子宫收缩乏力多由以下几个常见因素综合引起：

1 胎位不正、头盆不相称。

2 准妈妈紧张，大脑皮质处于抑制状态，从而使宫缩乏力。

3 子宫过于膨大，如双胎、羊水过多、巨大儿等以及子宫肌肉发育不良等。

4 过多地应用镇静药或麻醉药，使子宫收缩无力。

5 临产时休息不好，进食差，第一产程用力过早，亦可导致宫缩乏力。

如何避免宫缩乏力

1 做好孕期保健。根据产前检查等资料，可以初步安排好分娩方式。如胎位不正应早做纠正。

2 正确认识分娩。要了解分娩过程，精神不要紧张、害怕，克服恐惧心理，要保持轻松愉快、良好的心态对待分娩，这样有利于子宫正常收缩。

3 临产后要安排好生活，要吃好、喝好、睡好，安排好大小便。如果宫缩时体力消耗大，应及时补充能量，顺利完成分娩。

4 产程中准妈妈要和医护人员密切配合，按照医护人员的要求去做。医护人员要严密观察，认真负责，要从母婴的健康安全出发，正确处理产程，操作要谨慎、无误。

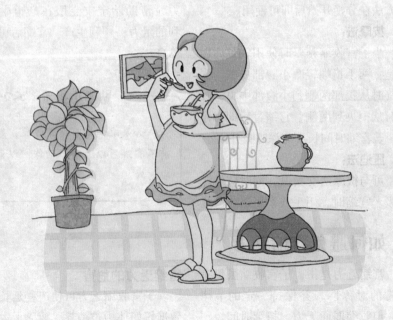

产后前三天生活要点

❧ 剖宫产后三天的护理有哪些要点

剖宫产后的妈妈，与顺产的妈妈相比较，身体更加虚弱，在产后前三天，需要注意更多细节：

产后6小时内的护理要点

躺着的姿势：需要头偏向一侧平卧，不要垫枕头。这样可以预防硬脊膜外腔麻醉方式带来的术后头痛，还可以预防呕吐物的误吸，有时护士会在你的腹部放置一个沙袋，以减少腹部伤口的渗血。

6小时后的护理要点

尽力解小便：剖宫产的妈妈需要在手术前插上导尿管，但导尿管在体内留置时间不宜太长，否则容易引起感染，因此一般在产后24小时拔掉。在拔掉导尿管后3~4小时，新妈妈要尽力解小便，以尽快恢复身体相关肌肉群功能，同时使尿液冲洗尿道，以减小尿道感染的可能性。此后要养成习惯，及时大小便。

多活动：妈妈在产后多活动可以增加肠道蠕动，避免肠粘连和血栓形成。多活动也可使血液循环加快，有利于恶露排出和身体恢复。所以妈妈躺在床上时可以多翻身，拔掉导尿管后最好自行上厕所解小便，多行走。

❧ 剖宫产的刀口怎么护理

剖宫产手术后会留下刀口，所以要做好刀口的护理工作，促进刀口愈合和身体恢复。

做好消毒清洁，不要沾水

遵照医生的嘱咐，定时更换刀口的纱布和药。刀口未愈合前不要沾到水。产后两周最好不要洗澡，以免水污染伤口，引起感染发炎，可以用湿毛巾擦拭身体缓解不适。

术后怎样活动

剖宫产术后取平卧位6小时，以后改为自由体位，第二天可坐起，以利恶露排出，拔导尿管后可下地活动。

刀口不适时如何处理

渗液较多： 术后24小时内应严密观察切口有无渗血，如有渗血应及时更换纱布，并查明原因。如果有较多渗液流出，可以用高渗透性的盐水纱布引流，并用盐水冲洗，同时增加换药次数，渗液严重时，要请医生处理。

刀口发痒： 刀口发痒是正常现象，不要用手去抓挠，可以在刀口周围抹上一些止痒药膏缓解。

刀口痛： 刀口在麻醉药效过后，开始疼痛，2~3天后疼痛缓解。如果疼痛持续且有异常情况时，如刀口红肿发热，用手按压伤口有刺痛感，局部有波动感，则很可能是发炎化脓了，需要及时请医生处理。

可促进刀口愈合的饮食

刀口愈合需要大量的营养支持，主要是蛋白质，微量元素锌、铁以及维生素B族和维生素C等。产后前三天可多吃些谷物类流食，以后可多吃鱼、鸡、海带、木瓜、草莓等。

❀ 剖宫产后的饮食有什么要求

为了促进身体恢复，剖宫产妈妈术后要注意饮食调理。

产后6小时内：禁食

新妈妈应平卧，禁食。由于麻醉药物的作用尚存在，对妈妈胃肠蠕动起着抑制作用，此时盲目进食会导致腹胀。

产后24小时内：少量流食

在经过了术后6小时的禁食后，可以进食少量的流质食物，如汤水，也可以喝一些开水，帮助肠蠕动。尽量不喝牛奶或豆浆等胀气食品，可以饮用萝卜汤，既能促进肠蠕动，又可以促进排气、通便，减少腹胀。

产后2~3天：半流质饮食

通常产妇在这个时候已经肛门排气了，可改用半流质饮食，如稀粥、面条等，然后慢慢向软质食物、固体食物渐进，如面包、馒头等。注意少量多餐，因为虽然肛门排气了，但是胃肠功能的完全恢复大约要在一周后，一次吃太多，也可能会引起腹胀。

3天后：正常进食

这时候可以像正常产妇一样进食了，但要注意不要太油腻，要多吃蔬菜，保持营养均衡，促使大便通畅。为了促进伤口愈合，产妇应多吃高蛋

> **❀ 贴心小提示 ❀**
>
> 新妈妈不必过分担心吃得少或不吃能量是否够用的问题，因为医生会在静脉补液里加入葡萄糖。

白质的食物，如蛋、肉、鱼汤等。

要避免的食物

1. 产后一周内避免食用产气及发酵的食物，如牛奶、蛋类、黄豆及豆制品等，否则易加重腹胀或肠胃不适。

2. 寒凉、辛辣的食物刺激性大，容易使新妈妈腹痛、便秘、上火等，也不利于子宫的收缩、恢复和刀口的愈合。

要多吃的食物

剖宫产的妈妈失血较多，容易患上产后贫血，因此需要多进食含铁量丰富的食物，如猪血、菠菜、鸡蛋等。

❧ 剖宫产后哺乳要注意什么

剖宫产的妈妈在哺乳上相比顺产妈妈不具备优势。由于不是胎宝宝与母体自然而然、瓜熟蒂落的剥离过程，妈妈身体的受损和体内泌乳素的迟至，都会对最初的哺乳造成影响。但是宝宝的吸吮可以促进子宫收缩，减少子宫出血，也能帮助顺利下奶，成功地开始母乳喂养。

剖宫产后尽量早哺乳

让宝宝多吮吸乳头，宝宝的吮吸可以促进妈妈泌乳素的分泌和妈妈射乳反射的形成。另外，剖宫产的初乳会比较少，尽管如此也不应放弃让宝宝多吸吮的机会。

正确的喂奶姿势

剖宫产妈妈的哺乳姿势很重要。由于伤口的原因，起初很难采取一般的哺乳姿势（横抱式），同时也很难采取标准的侧卧位，这会使宝宝含乳姿势不标准，容易造成乳头疼痛或乳头皲裂。下面，我们给新妈妈介绍两种比较有效的姿势。

床上坐位

妈妈背靠床头坐或半坐卧，将背后垫靠舒服，把枕头或棉被叠放在身体一侧，其高度约在乳房下边缘（根据个人情况自行调节），将宝宝的臀部放在垫高的枕头或棉被上，腿朝向妈妈身后，妈妈用胳膊抱住宝宝，使宝宝胸部紧贴妈妈的胸部，妈妈用另一只手以"C"字形托住乳房，让宝宝含住乳头和大部分乳晕。

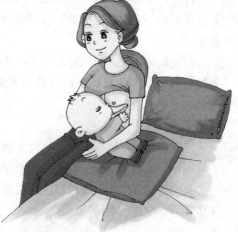

床下坐位

妈妈能起床活动后，可以坐在床边的椅子上，尽量坐得舒服，身体靠近床缘，并与床缘成一夹角，把宝宝放在床上，用枕头或棉被把他垫到适当的高度，使他的嘴能刚好含住乳头，妈妈环抱住宝宝，用另一只手呈"C"字形托住乳房给宝宝哺乳。

自然分娩的妈妈要注意什么问题

分娩过后，人们很容易将注意力集中到小宝宝身上，而历尽艰辛的妈妈在分娩后应该注意些什么呢?

注意休息

分娩之后由于分娩的疲倦，会不知不觉地睡意袭来，这时，妈妈可闭目养神或打个盹儿，但不要睡着了，因为要给宝宝喂第一次奶，医护人员还要做产后处理，顺产的妈妈还应该吃点东西。

注意预防产后出血

胎儿娩出后，在24小时内阴道出血量达到或超过500毫升，称为产后出血。其原因与子宫收缩乏力、胎盘滞留或残留、产道损伤等有关。一旦阴道有较多出血，应通知医生，查明原因，及时处理。

及时给宝宝哺乳

分娩后半小时就可以让宝宝吸吮乳头，这样可尽早建立催乳和排乳反射，促进乳汁分泌。同时，还有利于妈妈子宫收缩。哺乳时间以5~10分钟为宜。

产后第一天可以每1～3小时给宝宝哺乳一次，由于妈妈身体虚弱、伤口疼痛，可选用侧卧位喂奶。每次哺乳后应将新生儿抱起轻拍几下，以防溢奶。

尽早排尿

自然分娩的新妈妈在分娩后4小时即可排尿。新妈妈应尽量起床解小便，如排尿不畅，应请医生帮助，必要时可进行导尿。

预防便秘

产后最初几天，新妈妈几乎都有便秘的困扰，这是由于肠道和腹部肌肉松弛的缘故，顺产的新妈妈从分娩当天就可多补充液体和吃些青菜水果来加以改善。

注意卫生

产后疲乏，抵抗能力差，易发生感染，一定要注意个人卫生，应该像平时一样刷牙、洗脸、洗脚、梳头，饭前便后洗手，喂奶前洗手，还应注意会阴卫生，及时更换卫生巾，及时清洗会阴部。产后24小时内若发热、会阴部或肛门下坠不适，应请医生诊治。

🌱 自然分娩后，妈妈当天吃什么

分娩会消耗妈妈大量的精力和体力，应及时调理饮食，加强营养，分娩当天即可吃些东西。

新妈妈分娩后当天的饮食应稀、软、清淡，以补充水分、易消化为主，可以先喝一些热牛奶、粥等。牛奶不仅可以补充水分，还可以补充新妈妈特别需要的钙；粥类甜香可口，有益于脾胃，新妈妈这天可以多喝一些。另外，糖水煮荷包蛋、蒸蛋羹、冲蛋花汤、藕粉等也都是很好的选择。

需要注意的是，妈妈最好不要吃辛辣和生冷坚硬的食物，如韭菜、大蒜、辣椒、胡椒、茴香等，这些食物会使母体内热，通过乳汁会影响到婴儿。分娩后的3~4天内，也不要急于进食炖汤类，以免乳房胀痛，产后7天才可以进补肉、蛋、鸡等食物。

🍲 小米粥

原料：小米50克，红糖适量。

做法：

小米加水煮至米烂，加糖适量。

功效：小米中含有多种维生素、氨基酸、脂肪和碳水化合物，营养价值较高。小米中含有胡萝卜素，维生素B_1的含量也很高。此外，小米含糖也很高，产生的热量比大米高许多。对于产后气血亏损，体质虚弱的妈妈有很好的补益作用。

🍲 莲藕粥

原料：莲藕250克，粳米100克。

做法：

❶将莲藕刮净，切成薄片。

❷将粳米淘洗好，两者同下锅，用水煮成粥，煮熟即可食用。

功效：莲藕中含有大量淀粉、维生素和矿物质，妈妈分娩后吃莲藕能够健脾开胃，清除腹内积存的瘀血。这道粥很适合刚分娩，身体虚弱，恶露未尽的妈妈。

🌱 自然分娩的妈妈如何让子宫尽快恢复

整个孕期，子宫可以说是体内变化最大的器官，它从原来的50克一直增长到妊娠足月时的1000克，分娩之后子宫不可能一下子就恢复到原来的状态，如何尽快让子宫恢复呢？

按摩子宫

按摩子宫可以帮助子宫复原，促进恶露排出，还可预防因收缩不良而引起产后出血。按摩子宫的方法如下：

1 先找出子宫的位置。自然分娩的妈妈，可以轻易在肚脐下，触摸到一个硬块，即子宫的位置。

2 当子宫变软时，用手掌稍施力量于子宫位置环行按摩，子宫硬起，则表示收缩良好。

特别提示：当子宫收缩疼痛厉害时，应暂时停止按摩，可采俯卧姿势以减轻疼痛。若仍疼痛不舒服，影响休息及睡眠，可通知医护人员。

保持侧卧姿势

卧床休息时尽量采取左卧或右卧的姿势，避免仰卧，以防子宫后倾；如果子宫已经向后倾屈，应改变姿势，做膝胸卧位来纠正。

适量下床活动

产后6~8小时，产妇在疲劳消除后可以坐起来；第二天应下床活动，这样有利于身体生理机能和体力的恢复，帮助子宫复原和恶露排出。

及时排尿

膀胱过胀或经常处于膨胀状态会压迫子宫，不利于子宫的恢复。在分娩后及时排空膀胱对预防生殖炎症也有一定的作用。

母乳喂养

宝宝的吮吸刺激会反射性地引起子宫收缩，加强激素分泌，促进子宫复原。

> **贴心小提示**
>
> 子宫的健康与个人卫生也有很大的关系。新妈妈在做好令子宫恢复的各种努力时，还应注意会阴部卫生，以免引起生殖道炎，进而影响子宫。

❀ 自然分娩如何加快侧切的恢复

在自然分娩时，由于胎宝宝要经过狭窄的阴道娩出，为了让宝宝顺利出生，医生很可能施行一个将阴道剪开一个小口的手术，称为会阴切开，简称侧切。侧切虽说不是大手术，但也是伤口，不能太过大意，适当的护理可以令侧切恢复得更快。

注意清洁

拆线前，妈妈应每天冲洗伤口两次，大便后也要冲洗一次，避免排泄物污染伤口。清洗时，可用一个消过毒的瓶子装满水，用喷射出来的水流冲洗伤口，或者用水拍打会阴周围，这样比干擦感觉要好得多。

拆线后，如恶露还没有干净，仍然应该坚持每天用温开水冲洗外阴两次。

不要大幅度运动，及时排便

保持大便通畅可以避免伤口裂开，排便时，最好采用坐式，并尽量

> **贴心小提示**
>
> 分娩后妈妈阴道的弹性会略有减弱，这时需要适当加强骨盆肌肉锻炼，可以时常锻炼阴道、肛门括约肌的力量。

缩短时间。拆线后伤口内部尚不牢固，最好不要过多地运动，也不宜做幅度较大的动作。在恢复性生活后，为了避免对恢复后的肌肉组织的更多牵扯，可以使用润滑剂。

需要考虑就医的情况

如果伤口出现以下情况，建议妈妈及时去医院就诊：

1 缝合后1～2小时刀口部位出现严重疼痛，而且越来越重，甚至出现肛门坠胀感。

2 产后2～3天，伤口局部出现红、肿、热、痛等症状，有时伴有硬结，挤压时有脓性分泌物。

3 伤口拆线后裂开。

如何预防会阴伤口感染

自然分娩需要特别注意会阴侧切伤口的问题。分娩结束后要预防会阴伤口感染，不可大意，否则会给忙碌的月子期间带来不少不必要的麻烦。

勤泡温水

预防会阴伤口感染，妈妈一定要养成勤泡温水的习惯。一天最好泡4次，一次15分钟，以便于手术中所缝之线的吸收（会阴侧切手术中一般使用可吸收而不用拆线的缝线），同时，泡温水也可促进血液循环，使得伤口尽快愈合而避免感染。

但要注意，泡温水时最好不要加入任何清洁液，一般使用清水即可，其他洗液一来可能比较刺激，二来可能导致皮肤干裂脱皮，导致伤口疼痛。

每天检视伤口

最好养成每天检视伤口的习惯，一直到产后2周为止。会阴伤口感染的症状通常在生产后3~7天出现。起初伤口边缘会有红肿的现象而且疼痛加剧，接着缝线发生断裂使伤口裂开，而流出血水或脓状分泌物，有些病患会出现发烧现象。

若出现上述症状，必须尽快就医，通常有经验的妇产科医师一眼就可看出是否有伤口感染；但最好加做伤口分泌物的细菌培养，以确定感染的细菌种类及选择有效的抗生素来对症下药。

会阴疼痛正常吗

生产后会阴伤口疼痛是正常的现象，依个人体质而有程度上的差异，一般在产后1~2周内疼痛会逐渐减轻。但是若伤口疼痛有越来越严重的现象，则要就医检查有无伤口感染情况。

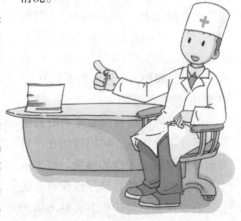

怎样缓解产后口渴

产后口渴是新妈妈常见的现象，大约有60%的新妈妈总是感觉口渴，轻重根据个人感觉有所不同。大约有15%的新妈妈有非常强烈的口渴感觉，并且喝什么、喝多少都改善不了口渴的症状。

产后口渴的原因

分娩时新妈妈身体内会丧失大量的体液，如血液、汗水、唾液等，产后又容易流汗，身体水分大量流失的信号就会通过中枢神经传递信号给大脑，让妈妈产生口渴的感觉。

怎样缓解产后口渴

产后口渴症状可通过饮水、饮食来改善：

◎ 少量多次慢饮水。

口渴是身体缺水的自然生理提示，感觉口渴就应该适量饮水，不过要避免一次喝大量的水，以免给肠胃造成过量的负担。另外，最适合妈妈喝的水是温白开水。

◎ 饮食来补水。

小米：小米有清热解渴、健胃除湿、和胃安眠等功效，并对产后口渴有良效，内热者及脾胃虚弱者更适合食用。

苹果：苹果有生津止渴的功效，妈妈产后食用可以帮助改善口渴症状。需要提醒新妈妈，产后体虚脾胃虚弱者忌食生冷，所以不宜生吃苹果，可以将苹果切片和粳米一同煲粥，或榨汁烧开后饮用。

贴心小提示

产后口渴比较严重且经久不能自愈者，可以试试含维生素C片，对于缓解口渴有一定效果，也可以在医生指导下调制中药药膳服用。

产后大小便需要注意什么事项

正常情况下，顺产后2～4小时妈妈就会排尿，产后12～24小时排尿会大为增加，产后2～3天会大便。产后大小便时，妈妈需要注意的事情有：

产后小便注意事项

由于会阴伤口疼痛及生产时膀胱和尿道受损及压迫，妈妈可能在产后有解小便或解不干净的感觉。这表示小便不通畅，可能导致尿液滞留，这会提高泌尿道感染的机会，且胀满的膀胱也可能使子宫移位，影响子宫收缩，甚至造成子宫出血。

为了避免尿液滞留，妈妈需要留心以下几方面：

1 每15～20分钟收缩和放松骨盆肌肉5次，以刺激排尿，避免使用导尿管。

2 适量喝水，食用蔬菜、水果、高纤维食物。

3 如果4小时后仍没有排尿或者解小便不通畅，建议及时请医生诊治。

特别提示：下床排尿前，要先吃点东西才能恢复体力。上厕所的时间如果较长，站起来的时候动作要慢，不要突然站起来。

产后大便注意事项

产后由于腹压消失、饮食中缺少纤维素、卧床都可促成肠蠕动减弱，会阴切口的疼痛使得产妇不愿意做排便的动作，产褥期出汗又多，这些都容易导致产后便秘。

为了预防便秘，促进产后的排便，妈妈需要留心以下几方面：

1 适量喝水，多吃新鲜水果，在产褥期应以易消化的半流质食物为主，有条件的话，吃全麦或糙米食品。避免咖啡、茶、辣椒、酒等刺激性食物；避免油腻的食物。

2 适当下床活动，并养成每日按时排便的良好习惯。

3 避免忍便，或延迟排便的时间，以免导致便秘。如果有便秘情况，可按医生指示使用口服轻泻剂或软便剂，如肛门内开塞露，能缓解大便秘结。

特别提示：排便之后，要使用清水由前往后清洗干净，以免大便中的细菌造成感染。

👩 妈妈产后痛怎么办 ☆★☆★☆★☆★☆★☆★☆★☆

产后痛是伴随生产而来的身体疼痛，有生产史的妈妈比初次生产的妈妈更容易有产后痛，常集中出现在手腕、大腿、四肢上。

手腕痛

分娩时，妈妈皮肤毛孔和关节打开，产后气血两虚，一旦招风受凉，风寒会滞留在关节肌肉中，再加上频繁给宝宝换尿布、喂奶等，容易造成手指和腕部肌腱损伤，出现手腕疼痛。

解决方法：

1 产后要注意身体保暖，不要过早使用凉水洗刷。

2 照料宝宝时不要过于劳累，手腕和手指出现疼痛时，要注意休息。

3 少吃酸辣等刺激性食物，少吃香蕉，少饮啤酒。

4 每天坚持做伸屈手指的锻炼，不要随意用力按摩疼痛处。

大腿根痛

剖宫产麻醉时若损伤神经根，手术后可能出现大腿根疼痛和麻木感；产后若盆腔感染，按压大腿时也会有痛感；分娩时若形成下肢静脉血栓，也会引起大腿疼痛。

解决方法：

出现大腿根部疼痛要及早去医院骨科确诊，检查是否有骨科疾病。如果不是，及早找出疼痛原因，以便尽快采取相应的治疗措施。

四肢痛

妈妈整个孕期下来关节韧带会变

得松弛，弹性下降，加上孕期和哺乳期又会损失骨骼中一部分钙质，分娩后受凉容易引起肌肉和关节炎症，如若产后休息不当就容易四肢疼痛。

解决方法：

1 为避免产后发生四肢疼痛，孕期和哺乳期要坚持补钙。

2 产后要多休息，不要过早站立或做过多家务。

3 每天坚持做一些力所能及的保健操。

4 注意身体保暖，但也不宜捂得太严实。

≈ 贴心小提示 ≈

当产后出现剧痛时，一定要及时去医院就诊，请医生处理，并查找原因，对症治疗。

❤ 产后胀奶怎么办 ☆☆☆☆☆☆☆☆☆☆☆☆☆

新妈妈的乳房在产后头几天里只是适量充盈，一般不会太满。但也有妈妈感觉乳房胀得太满，这多是由于乳脉淋巴潴留、静脉充盈和间质水肿及乳腺导管不畅所致，一般产后7天乳汁畅流后，痛感就可消退。

如果妈妈觉得胀奶，可以尝试下面的一些方法：

尽早让宝宝吸奶

由于宝宝的吸吮能力很强，小嘴巴特别有力，因此可以通过吃奶这种方式来疏通妈妈的乳腺管，使乳汁排得更加顺畅。尽量让宝宝把乳房内的奶汁吸干净，积极排空乳房。如果宝宝吃奶量太少，可用手挤奶，使乳房变软。

热敷

胀奶时，妈妈可用热毛巾热敷乳房，使阻塞在乳腺中的乳块软化，乳房循环也会变得顺畅一些。热敷时，注意避开乳晕和乳头部位，因为这两处的皮肤较嫩，容易烫伤。

按摩

按摩可以配合热敷一起做。热敷过的乳房，血液流通一般比较顺畅，此时即可按摩乳房，做法是：以双手托住单边乳房，并从乳房底部按摩至乳头，如果发现某一部位胀痛特别明显，可在该处稍稍用力挤压，排出淤积的乳汁，以防此处乳腺管堵塞。

用宽大的乳罩做支托

新妈妈不能戴过紧的乳罩，不仅

≈ 贴心小提示 ≈

产后3天若双乳胀满，出现硬结、疼痛，伴有低热一般不是疾病所致，妈妈不用急。但若是乳房胀痛严重或出现红、肿、热、痛等，应及时就医。

不利于减轻乳房胀痛感，还可能抑制乳汁分泌。可以使用柔软的棉布制成宽大的乳罩来支托乳房，这样能改善乳房的血液循环、促进淋巴回流，还有助于保持乳腺管的通畅，减少乳汁淤积，减轻乳房的胀痛感，减少胀奶。

怎样观察恶露

恶露是产后从子宫经过阴道流出的分泌物，其中含有胎盘从子宫壁剥离后的血液、黏液、子宫腔里残存的内膜、产道伤口分泌物等。恶露的数量、颜色和气味可以反映子宫的情况。

通过观察恶露，妈妈可以了解子宫恢复是否正常，恶露还可以反映子宫腔内有无残留物、感染、产道伤口愈合情况及有无其他异常。

产后1～3天：血性恶露

这个阶段的恶露量多、色鲜红，含有大量血液、黏液及坏死的内膜组织，有血腥味。

产后4～10天：浆性恶露

随着子宫内膜的修复，出血量逐渐减少，呈褐色或浅褐色，子宫颈黏液相对增多，且含坏死蜕膜组织及阴道分泌物和细菌，无味。

产后1～2周：白恶露

大约10天后，恶露中基本上不含血，主要成分是大量的白细胞、表皮细胞，呈现出白色或黄白色，量更少。早晨的排出量较晚上多，一般持续3周左右停止。

恶露异常的情况

恶露一般在产后3~4周左右干净，5~6周时已与孕前差别不大了。如果血性恶露多，并淋漓不尽，就要警惕子宫收缩不良，或是伤口在出血；如果恶露不绝，表明子宫腔内可能还有部分胎盘或胎膜的残留；如果恶露有臭味，伴身体发热，并且出现下腹痛或压痛，可能引起了子宫内膜炎或子宫肌炎。

出现以上异常情况时，妈妈要及时请医生进行诊治，同时也要注意产后卫生，如常更换会阴垫、每天换一条内裤，预防生殖道感染。

贴心小提示

妈妈分娩后24小时可尽量下床活动，促进恶露排出，必要时可在医生指导下做产褥操。平时睡眠最好侧卧，以免子宫后倾不利恶露排出。

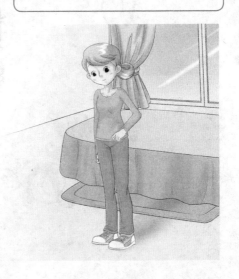

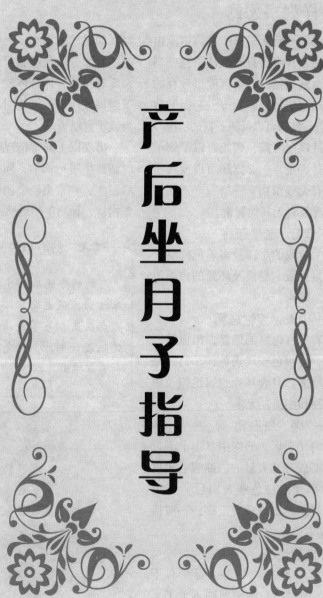

Part 12

产后坐月子指导

饮食重点和营养补给

❀ 产后饮食怎样保证热量摄入

分娩是一件极其消耗体能的事，产后是新妈妈身体恢复的关键时期，为了尽快恢复身体，也为了能更好地喂养、照顾宝宝，新妈妈必须保证每日摄入身体所需的热量。

新妈妈热量需求

新妈妈坐月子期间的热量需求要比普通人高，尤其是母乳喂养的妈妈，每日所需的热量在3000~3500千卡；而混合喂养和人工喂养的妈妈，每日所需热量则相应少500~700千卡（由母乳的分泌量决定）。

如何分配食物以满足热量需求

3000~3500千卡热量相当于每天摄取主食400~600克，蛋类50~100克，鱼、肉类100~150克，豆制品100克左右，蔬菜水果400克左右。

不过，各种食物的量还应该根据乳汁分泌量灵活调整，不能过少，但也不能过多，特别是主食及脂类食物，否则容易因营养过剩而导致多余热量积存，引起肥胖。

给产后妈妈的食物选择建议

1. 主食可以选择大米粥、小米粥，配上红枣、红糖等共同食用，达到补血益气的目的。

2. 滋补汤水可以选择用鲫鱼、鲤鱼、猪排骨、猪蹄、小母鸡，搭配大豆、花生、海带等煮汤，喝汤吃肉，既补充水分又补充热量。

3. 蔬果则可打成蔬果汁，也可以把几种蔬果一起做成素炖品，既美味又营养。

> **贴心小提示**
>
> 产后妈妈脾胃功能较低，肠道蠕动缓慢，难以消化油腻食物。新妈妈饮食在烹调上要注意少油清淡，产后头一周应以稀软为主，此后慢慢过渡到正常饮食。

🌰 产后应当吃些水果和蔬菜

传统习俗认为，新妈妈坐月子期间不应该吃水果蔬菜，害怕因此而伤脾胃和牙齿。事实上蔬果并非都是凉性的，且蔬菜水果富含各种维生素和矿物质及膳食纤维，维生素能促进身体恢复和乳汁分泌，膳食纤维则可促进产后通便，蔬菜和水果对新妈妈非常必要。

给产后妈妈推荐的蔬菜

莲藕：是祛瘀生新的良药，可以帮助妈妈及早清除瘀血，健脾养胃，润燥养阴，促进乳汁分泌。

黄花菜：有消肿止痛、利尿、补血健脑的作用。如果新妈妈有腹部疼痛、小便不利、睡眠不安的情况，多吃一点黄花菜可以改善。

海带：多吃海带可以补血，同时其所含的碘有助于智力发展。

莴笋：有活血、通乳、利尿的作用，尤其适合产后少尿及少乳的妈妈。

菠菜：多吃菠菜可以帮助妈妈补血。

给产后妈妈推荐的水果

苹果：性温，能够清肠健胃，帮助妈妈预防便秘。

木瓜：能促进鱼肉、蛋类等食物的消化吸收，直接刺激母体乳腺的分泌。

山楂：活血散瘀，同时可以促进妈妈食欲，并帮助消化。

桂圆：是补血益脾的佳品，营养极其丰富。

红枣：是水果中最好的补药，具有补脾活胃、益气生津、调整血脉、和解百毒的作用，尤其适合产后脾胃虚弱、气血不足的妈妈食用。

特别提示：新妈妈坐月子期间应避免食用寒凉性的水果和蔬菜，如香蕉、柿子、西瓜、柚子、葡萄柚、椰子、橘子、西红柿、绿豆、莲藕、黄瓜、苦瓜、丝瓜、冬瓜、大白菜、白萝卜、茄子、豆腐、海带等。

❧ 贴心小提示 ❧

无论何种蔬果，妈妈吃前都需注意新鲜和清洁卫生，种类要丰富，经常更换，摄入量也要适当，蔬菜水果每天可以吃500~1000克。

🌰 如何根据体质调整饮食

人的体质对饮食有很大影响，体质不同的人饮食调理重点也会不同。体质大致分热性体质、寒性体质和中性体质三种，下面我们介绍这三种体质的饮食调理重点。

热性体质的饮食调理重点

热性体质的妈妈一般脸色或唇色较红、怕热喜凉、手心较热、口干舌燥，易出现心浮气躁、失眠、便秘、尿液较黄等现象。

饮食调理重点

1　饮食清淡多汁。清淡多汁的食物易消化吸收，不会积存在体内加重热气。

2　少吃或不吃热性食物。热性食材会增加内热，加重身体不适感，这样的食物有：酒、姜、麻油、人参等。

3　多吃蔬菜水果。蔬菜和水果可降低内热，但要避免食用热性水果，如桂圆和荔枝。

特别提示：需要使用热性食物进补时，可以搭配一些具有清热作用的食材，如羊肉配萝卜、糯米配藕，以中和其热性。

寒性体质的饮食调理重点

寒性体质的妈妈一般脸色苍白、唇色较淡、畏寒怕冷、四肢冰凉、腰酸背痛、尿液色淡、易感冒等。寒性体质在饮食的调理上与热性体质多相反。

饮食调理重点

1　饮食不要太油腻。寒性体质的新妈妈脾胃虚弱，油腻食物会引起腹泻。

2　适当吃些温补食物。温热性的食材，如牛肉、核桃、黄芪、党参等，对新妈妈的寒性体质能够起到比较好的调节作用。

3　忌食寒凉水果及蔬菜。寒凉的水果蔬菜如苦瓜、芹菜等，会加重寒性体质的症状。

中性体质的饮食调理重点

中性体质的妈妈一般身体感觉舒适，口不干，唇不焦。

饮食调理重点

中性体质的妈妈饮食较易选择，大部分适合月子期间食用的食物都可以，但要控制好量，否则有可能转化成热性体质或寒性体质。

催乳下奶的饮食方法

母乳营养丰富全面，是新生宝宝的最好食物。妈妈应尽力让自己的宝宝吃上足够的母乳，若出现母乳不足的情况，可以利用饮食方法来改善。

含水食物是催乳佳品

乳汁中几乎70%都是水分，可以说没有水分就没有乳汁，新妈妈要多补充水分，各种汤、粥、自制饮料都是不错的选择。

给妈妈推荐的下奶食物

猪蹄、鲫鱼、小母鸡、木瓜、莲藕、莴笋、黄花菜等食材都有很好的催乳作用。新妈妈乳汁不足时，可以用这些材料煮成汤或粥，不但能够下奶，还能够很好地补充营养。

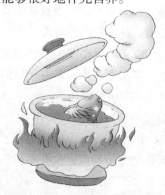

几款通乳下奶的好汤

🍲 丝瓜鲫鱼汤

原材料：活鲫鱼500克，丝瓜200克，姜、葱各适量。

调料：黄酒、盐各少许。

做法：

❶鲫鱼去鳞、鳃、内脏，洗净；丝瓜去皮洗净切片。

❷锅中放入适量的油，将鲫鱼双面略煎一下，加黄酒、姜、葱，小火焖炖20分钟。

❸下入丝瓜片，转大火煮至汤呈乳白色，调入盐，煮3分钟即可。

温馨提示：

除了饮食调理，还可以通过让宝宝多吮吸乳房和乳房按摩等方法进行催乳。

🍲 木瓜炖猪蹄

原材料：猪蹄2只，木瓜半个，姜3片，蒜3瓣。

调料：盐、味精各适量。

做法：

❶猪蹄洗净；木瓜去皮去子，切块。

❷汤锅中放适量清水，放入猪蹄，小火煮1小时，去掉浮沫，放入姜片和蒜继续煮至猪蹄酥烂。

❸放入木瓜，调入盐、味精，大火煮7分钟即可。

◉ 产后吃鸡蛋有什么讲究

鸡蛋是产后坐月子必备的食物，其营养素相当丰富，含蛋白质、氨基酸、磷、钙、铁、维生素A、维生素B_2、维生素B_6、维生素D、维生素E等。在中医上，鸡蛋被认为具有补阴益血、补脾和胃的功效。

由于鸡蛋小小一个，妈妈容易多吃。事实上，即便是月子期间，吃鸡蛋也必须讲究方法。

鸡蛋一天不能超过3个

以往有传统习俗认为月子期间一天要吃10个鸡蛋，这并不科学。因为鸡蛋是高蛋白食品，每个鸡蛋含有5~7克优质蛋白质，且吸收率颇高，

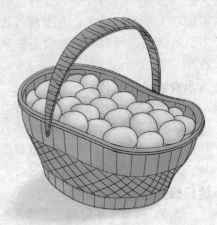

最高可以100%吸收，所以如果摄入过多，代谢压力就会加大，对肾脏非常不利。而不能消耗的蛋白质会转化成脂肪囤积在妈妈体内，造成妈妈产后肥胖。每天吃2~3个鸡蛋就能满足妈妈的需要了。

哪种烹调方式更适合新妈妈

鸡蛋中的营养和消化吸收率会随着不同的烹饪方法而改变。按照营养吸收率来说，煮鸡蛋的吸收率是最好的。但是按照消化程度来说的话，则

鸡蛋羹或蛋花汤最好。产后妈妈脾胃虚弱，建议以蛋花汤或鸡蛋羹为主。

鸡蛋不宜做哪些处理

鸡蛋不能与兔肉、豆浆同食，同食会降低营养价值；鸡蛋不要与糖同煮，会形成不宜代谢的物质影响健康；茶叶蛋最好少吃，茶叶和鸡蛋同吃会刺激肠胃。鸡蛋煮熟后不要立刻用凉水浸泡，凉水中的细菌容易进入鸡蛋中。

❂ 产后喝红糖水有什么讲究

按民间习俗，月子里新妈妈要喝红糖水，这样有道理也有讲究。

产妇分娩时，精力和体力消耗都很大，因为失血过多，产后又要给婴儿哺乳，所以需要丰富的碳水化合物和铁质。红糖既能补血活血，又能供给热量、促进乳汁分泌，是两全其美的佳品，只要适量，对母婴都有好处。

喝红糖水是有讲究的：

1 应以红糖20~25克溶于300~500毫升的水中，煮沸凉温后喝下，也可将红糖和粥一起煮着喝。

2 喝红糖水的时间，一般控制在产后10~15天，而热天以7天为宜。由于红糖的行血活血作用，容易造成恶露不尽，也会使产妇身体内热量增加，使身体发胖，并且长期、大量地喝红糖水还可以造成某些B族维生素的缺乏，因此宜在恶露排尽时停止喝红糖水。

3 并不是所有新妈妈都适合喝红糖水，有下列情况之一者应少喝：发生产后感染时，以免加重病情；

◎ 炎热的夏天，要少喝红糖水，以免出汗过多引起口渴咽干，加重内热。

◎ 有胃炎、胃溃疡等胃病者，以免加重病情。

◎ 有糖尿病者，轻者可以适当喝些红糖水，中、重度糖尿病应禁喝红糖水。

❈ 贴心小提示 ❈

购买红糖一定要到正规的商场或超市去买袋装的，因散装红糖时间长了容易滋生螨虫，对健康不利。另外不要喝姜糖水，因姜为辛辣食物，其所含的姜辣素若通过乳汁到达婴儿体内，会引起婴儿腹痛、腹泻及肠绞痛。

起居照护和体质调养

🔵 产后怎样尽快恢复体力

生产会造成巨大的体力消耗，在医院经历几天的调整休息之后，新妈妈此时多在家中调养。没有了护理人员的督促，新妈妈更要注意休息，以帮助体力尽快恢复。

保证睡眠时间

每天至少保证8~9小时的睡眠，尤其是晚上，要有足够的连续性的睡眠时间，保证睡眠质量，以利于体力的恢复。

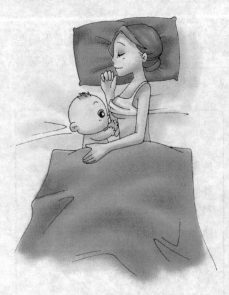

适当活动

除了保证睡眠，还需要适当地活动来促进机体代谢，恢复机体系统的功能，防止便秘，促进伤口愈合。体力稍微恢复，精力好了些之后，新妈妈可以参与一些家务劳动，但仅限于活动量小的轻巧的家务活，以免劳累。

与宝宝作息保持一致

刚出生的宝宝，一天要进行大概20次哺乳，这也是新妈妈休息不好的一个重要原因。这时候新妈妈需要调整自己的作息时间，与宝宝保持一致，这样才能有更多的时间休息。

不要过多地关注宝宝

产后妈妈的精力不足，如果过度关注宝宝，就无法让自己得到更好的休息。过度的劳累也会让新妈妈子宫恢复不良，提高妇科病的发生概率，还会使新妈妈产生厌烦的情绪，导致产后忧郁、乳汁分泌不足等后果。

🌑 产后应该怎样下床活动

"生命在于运动"，这对产后的新妈妈同样适用。在保证休息的同时，新妈妈还要配合适当的运动来恢复身体。

下床活动的好处

妈妈在生产时，筋肉被拉长变软了，如果长期不运动，就得不到良好的锻炼，不宜肌肉弹性的恢复。尤其长时间不行走，脚跟的脂肪垫会变厚，在再次行走时，容易酸痛。

产后是妈妈再次塑造美好身姿的一个契机，因为这时候的筋肉处于比较柔软的状态，容易塑造，新妈妈可以趁此机会修整之前的一些不良体态。

产后活动应逐步展开

产后3天：慢慢走动

此时可以适当下床活动了，但仅限于慢慢地走走，活动一下自己的筋骨即可。活动时间也不要太长，如果感觉劳累就要马上回到床上休息。在床上休息的时候，可以多翻身、抬胳膊、仰头，这些也是运动。

产后2周：简单活动

可以做一些简单的家务活，如擦擦窗台、抹抹桌子、叠叠衣服，这些轻巧的家务活既不会太累，又可以适当活动筋骨。但要注意做家务的时候，不要碰冷凉的东西，洗抹布、擦桌子、做完家务洗手都要用热水。

产后4周：简单运动

能够做一些简单的健身运动了，运动幅度不能太大，可以学习一些专门为产后妈妈恢复创制的运动，以免拉伤。

产后5周：户外走动

此时可以出户外走走了，自己出去或带着宝宝出去都是可以的，晒晒太阳，呼吸一下新鲜空气都很好。

🌑 月子期间如何洗头洗澡

传统认为月子期间洗头洗澡刷牙容易受"风"着凉，留下畏寒怕冷等毛病，其实这是不科学的。

产后洗头洗澡的必要性

1 生产过程中和产后身体都会分泌大量汗液，长期不洗澡不洗头，留在身体表面的、头发中的汗液，会滋生细菌，而新妈妈和宝宝此时的体质较弱，很容易感染致病。

2 长期不洗澡不洗头，毛孔得不到清理，汗腺管不畅通，会影响身体的新陈代谢。身体中的毒素排不出去，积存在体内也会使新妈妈感觉不适。

3 产后及时洗澡洗头，皮肤会得到冲刷按摩，使血液循环加快，有助于调节植物神经，解除疲劳感。

4 现在居室内的保暖条件较从前有很大改善，洗澡洗头过程中不像以往那样容易着凉，洗头洗澡都是可以照常进行的。

产后洗头洗澡需要注意的

时间选择：产后3天，妈妈感觉不疲倦的情况下，就可以洗头洗澡了。但要注意洗澡应坚持擦浴，不能洗盆浴，以免洗澡用过的脏水灌入生殖道而引起感染，6周后可以洗淋浴。

水温选择：洗澡水洗头水都要与人体温相应，保持37~40℃。清洗过程中要注意保暖，以免风寒入侵。

洗后保暖：洗澡洗头后要迅速擦干净，包上干燥的毛巾，防止体温散发，然后再穿上衣服袜子保暖；洗头后可尽快用暖风把头发吹干。

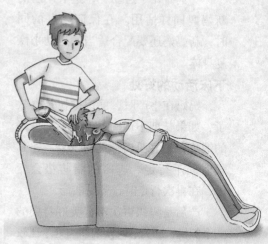

🕮 产后如何保暖和防暑 ☆☆★☆★☆★☆★☆★☆★☆

新妈妈身体虚弱，身体抵抗力低下，自动调节功能差，除了洗澡洗头等时候需要注意温度调节外，居室环境还要尽量做好保暖和防暑工作。

保暖需要做到什么

1 不要被冷风直吹。新妈妈的床要离开窗户至少1.5米；如果房间需要通风，就带着宝宝转移到别的房间，等通风完毕，关了门窗后再回来。

2 保持房间温暖干燥。室内温度最好保持在18℃～22℃（冬季）或24℃～26℃（夏季），湿度为60%～65%。阴冷潮湿的房间不知不觉就会让新妈妈感染风湿。

3 勤换衣服。新妈妈产后出汗较多，衣服很容易就被汗湿了，潮湿的衣服也会给妈妈带来伤害。

防暑需要做到什么

传统观念认为产后要"捂"，然而虚弱的体质同样让新妈妈在产后无法有效抵御暑热的侵袭，容易造成产褥中暑。妈妈在产后防暑要注意以下事项：

1 多开窗通风。每次开窗通风应该不低于5分钟。

2 衣着要适宜。最好是舒适宽松的款式，通风吸汗的面料，袖口、裤脚千万不能都扎起来，否则身体内的热气不能顺利散发出去，身体容易出现高热，从而引起中暑，这就是产褥中暑。

3 如果出现了口渴多汗、恶心头晕、头痛、胸闷及心慌、乏力等中暑症状，要及时到通风凉爽的地方，解开衣服，多喝一些凉开水或盐开水，严重时要及时就医。

月子期间的穿戴有哪些讲究

月子里的穿戴除了满足防暑保暖的功能性外，还要让新妈妈感觉舒服，更重要的是要保证新妈妈的健康，具体可以从以下几方面来说：

衣物的选择

面料：衣服面料不要用化纤的，而是尽可能地选择纯棉面料。化纤衣物容易引发过敏或感染，而纯棉面料吸湿性、透气性和保暖性能均好与化纤面料，有利于新妈妈身体健康。

颜色：颜色方面可以选择浅色的，一是因为浅色不易脱色，可以避免妈妈因为出汗造成的衣服颜色脱落，形成色斑块；二是因为这时候的宝宝视觉发育还不完善，不能给他过度的视觉刺激。

款式：新妈妈的衣着首先要有好的保暖功能。新妈妈比较容易受寒的是肚子和脚，因此裤子选择高腰的，最好高过肚脐；脚上穿上纯棉厚质的袜子和厚底的鞋子，避免寒气从脚底侵入新妈妈身体。其次衣裤穿着尽量宽松舒适，过紧的衣服不但让新妈妈感觉不舒服，还会影响全身血液循环，不利于保暖和健康。

衣物的换洗

更换：夏天外衣最好每天换洗，天冷时可隔2~3天换一次。

内衣裤则要每天更换。妈妈的内衣容易汗湿，滋生细菌。如果妈妈的乳头有皲裂情况，细菌很容易通过伤口进入乳腺，造成乳腺感染，或者在给宝宝哺乳时，进到宝宝的身体，影响宝宝健康。内裤更需要天天更换，月子里妈妈排出恶露，如果不能及时更换内裤，沾染在内裤上的恶露就会滋生细菌，感染阴部。

清洗：清洗妈妈的衣物要用肥皂，肥皂刺激性较小，对妈妈敏感的皮肤是一种保护。洗完之后，多漂洗几遍，然后放到太阳底下晾干，阳光也可以有效地杀灭衣服上的细菌。

束腹带如何使用

束腹带是一条长约950厘米，宽约14厘米的白纱条，可以在市场上买到成品，也可以用宽纱布条自己制作。

束腹带的作用

束腹带是帮助产后妈妈尽快恢复身材的，同时束腹带还能托起因为腹腔空间变大而随意下垂的内脏，起到纠正内脏下垂的功效。

产后妈妈腹部肌肉松弛，肚腩、腰围变大，束腹带可以贴身绑缚在耻骨到肚脐的位置，帮助妈妈补充肌肉力量的不足，使松弛的肌肉得到喘息，逐渐恢复弹性，从而去掉大肚腩和游泳圈，有利于恢复体形。

束腹带从什么时候开始用

束缚带需要等到器官基本复原才

可以开始使用，不宜太早，一般在分娩4个月以后。

产后新妈妈的盆腔、子宫、内脏器官都会进入恢复期，如果太早绑束腹带会使这些器官受到压迫，使血液循环不畅，从而影响这些器官的恢复；而如果绑法不正确，更有可能造成骨盆底的充血进而转化成盆腔炎或子宫、内脏的移位等不良后果。

束腹带的使用方法

1 仰面平躺在床上，双手掌心放在小腹处，向心脏方向推挤内脏。

2 将束腹带从耻骨绑起，绕过臀部，回到耻骨为一圈，重叠7圈。每到髋部就将束腹带反折一次。松紧度以感觉不松且舒服为准。

3 向上螺旋缠绕，每缠绕一圈，就向上走2厘米，直到肚脐。

4 将剩余的束腹带头塞入即可。

❀ 贴心小提示 ❀

束腹带需要小强度而长时间的坚持使用，不宜开始就绑得很紧。应循序渐进，慢慢地加大强度，否则容易造成骨盆底、子宫、内脏受到强力压迫，使得血液流通过慢，从而影响这些器官的功能进一步恢复。

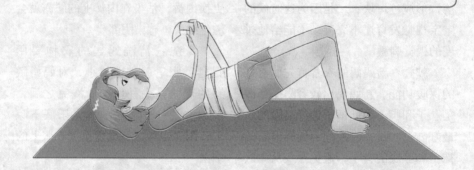

💧 月子期间阴部如何清洁护理

月子期间，妈妈的身体虚弱，容易受到各种病菌的感染，需要讲究卫生，而阴部清洁工作就是重中之重了。

阴部清洁的方法

阴部清洁每天最好进行1~2次，用水、毛巾和擦洗方法都要注意。

用水：一定要用凉温的开水，不能是冷水加热水，因为冷水没有经过高温杀毒，里面可能含有细菌。

毛巾、水盆：清洁阴部的毛巾、水盆要专用，用完后消毒清洗干净，放到有阳光的地方晾晒干燥。

清洁方法：清洁时用干净的毛巾从前往后进行擦洗，不要从后往前，以免肛门附近的污秽物被带到阴道。

阴部护理的要点

1 保持外阴清洁，勤换会阴垫及内衣裤，大小便后勤用清水洗

会阴，直至会阴伤口拆线。

2 产后应向会阴伤口的对侧保持卧位或坐位，一方面使恶露尽量不侵及伤口，另一方面可以改善局部伤口的循环，促进伤口愈合。

3 会阴伤口局部有肿胀、硬结的话，分娩10天后，恶露量已明显减少时，可用1：5000高锰酸钾溶

液浸泡会阴15分钟，每天2次，促进会阴伤口愈合、消肿，缓解局部肿胀不适。

4 当会阴伤口明显疼痛或出现异常会泌物时，应警惕伤口是否感染，必要时需请医生检查和治疗。

🖤 月子期间乳房怎么保养

妈妈在保证宝宝吃饱吃好的同时，还应注意正确的保养方法，只要方法得当，哺乳后乳房可以变得更坚挺、更美观。

用温水清洁乳房：增强乳房弹性

妈妈可坚持每天两次用温水清洗乳房，这样做可以减少乳房受到外来细菌感染的概率，同时还能清除乳腺管中的污秽物，有效地预防乳腺炎。另外，温水清洁乳房还能带给乳房一定的刺激，使乳房的韧带弹性增强，从而防止乳房下垂。

用正确的姿势哺乳：保护乳房美观

正确的哺乳方法不仅不会损害乳房的美观，反而能刺激乳腺，使乳房更坚挺、美观。正确的哺乳姿势是：

妈妈用手臂抱起宝宝，使宝宝的腹部紧贴妈妈的腹部，胸部紧贴妈妈的胸部，嘴正对着乳头，自然地含住乳头及乳晕。这个时候妈妈的手可以

在乳房下方成C形托住乳房，以减少乳房韧带的受力。

特别提示：

千万不要让宝宝过度地牵拉乳头，也不要强行牵引着乳头往宝宝嘴里送，以免拉长乳房的韧带，使乳房下垂。

适当按摩、运动：让乳房更美

妈妈在每次哺乳后，可以给乳房从下往上做一会儿按摩，还可以做做扩胸运动，锻炼胸部肌肉力量，也可以避免胸部下垂。下面我们介绍乳房按摩的具体方法：

1 双手张开放在腋下，成契合乳房的弧度，沿着乳房外围做半圆形按摩20~30次。

2 双手托平放在乳房下面顺着乳房外围往上面提拉，直至锁骨的位置重复20~30次。

3 把手放在乳晕上方，螺旋状向上按摩直至锁骨重复20~30次。

🌑 产后怎样恢复性生活

生产育儿会耗去新妈妈许多心力精神，关于产后性生活，需要夫妻间多多谅解和沟通，做合适的安排。

产后两个月内不宜同房

女性生殖器官的恢复需6~8周的时间。新妈妈在生产后，子宫、宫颈、盆腔和阴道都有程度不同的损伤，无论是撞击、摩擦还是带入的细菌都会造成这些器官的炎症，使新妈妈身体恢复变得缓慢。

另外，产后妈妈的宫颈口全部张开，需要较长时间才能慢慢闭合。如果在器官恢复前同房，新妈妈的子宫完全开放得不到任何保障，细菌就会长驱直入妈妈的子宫，感染子宫使子宫内膜、输卵管等发炎，严重影响新妈妈的健康。

特别是在还有恶露的情况下，要绝对禁止性生活。这时夫妻之间要互相体谅，等妈妈身体完全恢复后，再开始性生活。

产后两个月再同房

产后康复顺利的妈妈，在产后2个月可以恢复性生活，但剖宫产妈妈的产后性生活还要适当延长。

一般产后满一个月回诊时，若一切状况恢复良好，医生会告诉妈妈可以恢复性生活，并且提醒避孕的方法及重要性。不过新妈妈刚经历了分娩的疼痛，又要全力照顾新生的小宝宝，对性生活容易出现抵触情绪，爸爸要多体贴照顾妈妈的身体和情绪，逐渐培养二人之间的亲密感觉，慢慢恢复性生活。

> **❧ 贴心小提示 ❧**
>
> 一般在6周以后大多数妈妈就开始排卵了，产后排卵与月经及是否母乳喂养没有直接关系。无论什么时候开始性生活都要采取避孕措施，但不要口服避孕药。

🌑 月子期间的用药有哪些原则

人难免会遇到小病小痛的，比如感冒、发烧、腹泻、过敏……对症服药通常能解决大部分问题，但哺乳期妈妈处于特殊生理时期，害怕服药是正常的，但也不能因此而硬扛着，只要正确地用药，注意用药原则，通常是没有问题的。新妈妈需要遵循的用药原则有：

1 新妈妈生病需要治疗时，一定要告诉医生你正在哺乳，让医生顾及这一点。新妈妈用药时，无论用哪种药，采用哪种用药方法，都要按照医生的指导进行，同时要仔细阅读说明书。

2 选择疗效好、半衰期短的药物。

3 用药尽可能应用最小的有效剂量，不要随意加大剂量。

4 可在哺乳后立即用药，并适当延迟下次哺乳时间，这样有利于婴儿吸吮乳汁时避开血药浓度的高峰期。

5 避免应用禁用药物，如必须应用，应停止哺乳。

6 需服用慎用药物时，应在临床医师指导下用药，并密切观察宝宝的反应。如果必须用药，但该药对婴儿的安全性又未能证实，应暂停哺乳或改用人工喂养。

特别提示：

有的药物需要错开吃药与哺乳的时间；有的药要等治疗结束之后再行

哺乳；而有的药需要停止母乳喂养，改为人工喂养，妈妈不能自行判断，一定要在医生指导下进行。

贴心小提示

好心情也是能够与小毛病抗衡的一个重要因素。妈妈在月子里如果一直能有一个好心情，生病的概率就会低一些。

不能忽略产后检查

产后检查一般在分娩满一个月后进行，主要是为了确定新妈妈的恢复情况，有无其他疾患等，以保证身体健康。

产后检查不能省略

一朝分娩后，新妈妈常常又累又喜，如果没有明显不适，新妈妈就不再愿意去医院了，完全忽略了自己的恢复情况。然而，有些病症是隐性的，未必会有明显的表现，需要医生检查才能得知，产后检查是十分必要的。

产后检查为什么在一个月以后进行

产后检查一般都是在产后42天进行。因为正常情况下，大多数妈妈的身体在此时已得到基本的恢复，子宫收缩、内脏复位、伤口愈合都达到令人满意的程度，正好可以去医院检查，判断身体的恢复状况，也方便医生及时发现问题。

产后检查有哪些内容

1 检查尿液，确定有无炎症或感染。

2 检查阴道分泌物，确定是否有炎症或感染。

3 做血常规检查，血常规也可以判断有无感染，还可以判断新妈妈是否贫血。

4 B超检查子宫恢复情况。

5 检查乳房、乳头。妈妈的乳头有异常会影响宝宝吃奶，也不利于身体保健。

6 检查外伤口，查看愈合恢复情况。

7 如果妈妈在怀孕期间有妊娠期糖尿病或妊娠期高血压疾病，在这时候也要进行一下复查，如果仍有这样的症状，需要及时治疗。

贴心小提示

产后检查是妈妈向医生咨询的好时机。妈妈可以就自己6周以来遇到的问题咨询医生，也可以向医生请教照顾宝宝的注意事项。

❁ 产后如何恢复身材

不要让你的爱美之心随宝宝的降生而被忽略，月子里也不应忽略恢复身材的计划，让自己成为令人羡慕的漂亮新妈妈。

产后恢复身材从什么时候开始

有的妈妈心急如焚，刚刚生产就急不可待地开始瘦身，这是不可行的。过早地盲目瘦身会令新妈妈的体质和精神同时受到影响，令未恢复的子宫、内脏更难恢复，甚至出血、下垂，新妈妈可能因此变得萎靡不振。

产后恢复身材是一个系统工程，需要合适的时机和新妈妈循序渐进的努力。产后恢复可以安排在产后6~8周开始，此时子宫、内脏等已基本恢复，可以最大限度保证身材恢复顺利进行。

合理饮食是恢复的基础

合理饮食并不等于节食。新妈妈容易因为热量过剩而累积脂肪，只要在满足营养的基础上控制好热量摄入，新妈妈的身体恢复就比较容易成功了。

哺乳妈妈每天需要2500~2800千卡热量，若不哺乳，可以少摄入500千卡。同时要注意保证营养均衡，饮食中必须含有丰富的蛋白质、维生素和矿物质，可以多吃鱼、少吃肉，多吃菜，多吃水果，少吃零食，午餐多吃，晚餐少吃。

适当运动：有助恢复体形的小动作

新妈妈应随时随地为自己创造机会活动身体，达到消脂减肥、塑造挺拔身姿的目的。以下我们为新妈妈们介绍一些有助恢复体形的小动作：

1 腹部恢复小动作：平躺在床上，双膝上屈，双手抱在脑后，腹部用力，把头抬起来做半个仰卧起坐，每天做两次，每次20下。

2 腰部恢复小动作：双脚并拢站立，以脊椎为中心，用胯部画"8"字，可以在站立时不间断地做。

3 对全身都有效的小动作：双脚并拢，双手伸直在头顶两掌相对，坚持5分钟。

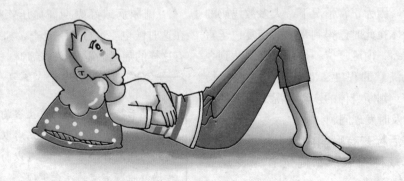

产褥疾病的防治

产后腹痛怎么办

产后腹痛分为腹痛和小腹痛，新妈妈生产后的腹痛一般都是小腹痛，常常伴有恶露不下或恶露不畅的症状，手按小腹能摸到硬块（这是收缩中的子宫）。一般有宫缩痛和气血瘀滞腹痛两种情况。

宫缩引起的腹痛

原因及症状

妈妈在生产过后，留在子宫内的胎盘、胎膜、子宫内膜蜕膜、瘀血会随着宫缩陆续排出，每当宫缩时妈妈就会感觉小腹疼痛。所以这种疼痛往往是阵发性的，多出现在产程较短或生育次数较多的妈妈身上。

处理方法

宫缩痛在宫缩停止后就会自行消失，一般需要2~3天的时间，新妈妈可以不用太顾虑。如果腹痛过于剧烈，难以忍受时，可以在医生的指导下服用一些止痛药。

气血瘀滞引起的小腹痛

原因及症状

这种腹痛同时多伴有小腹坠胀的感觉，如果妈妈在产后受凉、生气或太久不运动都容易导致气血瘀滞，瘀血滞留在身体中无法排出，引起了小腹疼痛。

处理方法

1 远离寒凉，尤其需要注意腹部保暖，不要让腹部长时间地露在外面，裤子裤腰最好能盖住肚脐，睡觉时在腹部多搭一条毛巾或毛毯。

2 多活动，如果不能下床，就多翻身，帮助气血运行，以免气血瘀滞在体内。

3 保持开朗、乐观的心态，不要随便生气，导致气血瘀滞。

4 小腹疼痛时，可以对小腹进行热敷或做轻柔的按摩，帮助血液循环，减少瘀滞。

5 食用活血化瘀的食物：用100克红糖与10克鲜姜加水煎服，可活血化瘀；或用20克红糖与10克桂片用水煎服，也可缓解疼痛。

如何应对恶露不下

恶露是含有血液、坏死蜕膜等组织的子宫内膜，它们会在产后经阴道排出，一般产后4周基本排尽。若恶露不下，会瘀积在子宫内，影响身体恢复，降低血液循环和新陈代谢速度，影响营养消化吸收，有时还会引起产妇腹痛。

恶露不下的原因

宫缩乏力：宫缩的力量是使子宫内瘀血、子宫内膜蜕膜、创面出血等排出体外的主要力量，如果宫缩乏力，这些物质就会留在子宫内，表现为恶露不下或恶露排出困难。

寒凉、暑热使气血瘀滞：如果新妈妈产后不注意保暖防暑，受了寒凉、暑热时，容易气血瘀滞。气血瘀滞使血液循环变慢，营养供应不足，从而出现恶露无法排出的情况。

心情抑郁：新妈妈产后心情抑郁时，也会使气血瘀滞，降低身体新陈代谢速度，同样造成恶露不下。

如何预防和应对恶露不下

适当活动：产后不要一直待在床上，6小时后就可以下床排便了。活动可以加速血液循环，促进恶露排出。

注意保暖：如果受冷，会使气血瘀滞，导致恶露不下。

加强营养：避免身体太弱，子宫收缩无力造成的恶露不下。

加强休息，调整情绪：保证良好的休息，保持心情愉悦，也是加强身体活力的方法，可以帮助恶露早日排尽。

食用一些活血化瘀的食物：恶露不下时，可以食用一些活血化瘀的温性食物，如红糖、小米、米酒、姜等，同时远离生冷、寒凉食物。

恶露不尽如何调理 ☆☆☆☆☆☆☆☆☆☆☆☆

恶露不下会影响新妈妈身体恢复，但若是恶露不尽，产后6周后仍然淋漓不止，尤其是红色恶露排出的时间超过20天时，同样不利新妈妈身体恢复，也可能影响健康。

恶露不尽的原因

子宫恢复不良：胎盘从子宫内剥落时，会留下较大的创面，如果子宫收缩不全，这个创面难以愈合，流血情况就会持续，于是血性恶露不断出现，形成了恶露不尽。

子宫内膜发炎：子宫内膜发炎，蜕膜组织断续排出，从而造成恶露淋漓不尽。

宫腔感染：产后若没有定时按照正确的方法清洁外阴，有可能造成宫腔感染，引起子宫内膜或宫颈发炎。

如何预防和应对恶露不尽

注意饮食：多进食营养丰富的食物，同时口味要清淡，并避免辛辣寒凉，促进子宫恢复。另外，具有活血化瘀作用的食物，如红糖、生化汤等不能用太久（最好不要超过7天），否则会增加出血量。

清洁到位：每天清洗两次阴部。在恶露未尽前，不盆浴，不过性生活，避免细菌进入开放的子宫造成宫腔的感染。

及时做检查：恶露不尽时要及时去医院做相关的检查，确定病因，积极配合医生的治疗。如果是子宫收缩不良，除了要配合医生治疗外，还可以采用食疗方法辅助调养。

有助于排尽恶露的食疗偏方

1 将阿胶30克加适量水和100克米酒熬成胶状，打入2个鸡蛋搅拌均匀，隔水蒸熟后食用。

2 藕也有止血功效，将藕打成汁，加点白糖饮用即可。

◉ 乳腺炎的防治方法有哪些

产后乳腺炎是比较常见的产后疾病，尤其是新手妈妈，它也是引起产后发热的原因之一。乳腺炎不仅危害妈妈的健康，同时也严重影响给宝宝喂奶。

乳腺炎的原因

乳腺炎常见的原因包括长时间不喂奶、乳房受压，以及不正确的哺乳姿势和衔乳方式等。

不喂奶或持久性的压力会导致乳房胀满，阻碍乳汁的流通，导致发炎。此外，如果宝宝没有正确地衔住乳头或喂奶姿势不正确，宝宝只是叼住了乳头的末端，就不会有效地吸奶，导致乳房过于胀满或乳窦吸空不均，引起发炎，还会引起乳头疼痛。

如何预防和应对乳腺炎

1 保持乳房清洁、舒适：在首次哺乳前，用肥皂仔细清洁乳房，尤其是乳头及乳晕部位。然后用毛巾对乳房热敷，这样可以帮助乳腺管畅通。此后，每次哺乳时，都要用温水清洁乳房。内衣要经常更换，以免不洁内衣污染乳头，进而感染乳腺，同时不要佩戴有钢托的乳罩，以免钢托挤压乳房，造成局部乳腺乳汁淤积。

2 哺乳期各阶段的控制：不要过早催乳，宝宝在一周以前的食量非常小，妈妈现有的奶水已足够他食用；哺乳时，要吸空一侧乳房，再换另一侧；宝宝如果吸不完妈妈的乳汁，在哺乳后，可以用吸奶器把残留的奶水吸干，避免淤积；将要断奶时，要有意识地减少哺乳的次数。

3 保护乳房和乳头：学会正确的哺乳方法，让宝宝把乳头及整个乳晕都含住，不让宝宝含着乳头睡觉，以免过度的用力吮吸使乳头皲裂、细菌入侵。不要趴着睡觉，也不要长时间让宝宝趴在胸上睡觉、喂奶，不要挤压乳房。

🔥 产后尿失禁的应对方法

产后尿失禁是肌肉组织松弛导致的，一般发生在产后一周左右，起初表现为尿频、小便疼痛、尿中夹杂血丝等，继而发展成尿失禁。

产后尿失禁的原因

腹部压力：尿失禁一般发生在妈妈咳嗽、大笑、弯腰的时候，因为这时候腹部的压力传递到了膀胱，膀胱中的尿液受到挤压容易溢出膀胱。

肌肉收缩乏力：妈妈的盆底肌肉群在生产后普遍乏力，无法及时收缩，所以膀胱中的尿液受到压迫时，就毫无回旋余地地溢出了。

会阴裂伤：如果妈妈在生产时会阴部裂伤较严重，就会影响尿道外括约肌的功能，再加上盆底肌肉群对尿液阻力较小，较容易形成尿失禁。

如何预防和应对尿失禁

1 凯格尔运动：防治尿失禁的过程就是恢复盆底肌肉群收缩力量的过程，凯格尔运动的作用正是如此。妈妈在感觉到尿意时，延迟10分钟排尿，在这10分钟里做这个运动，具体做法是：

A.仰躺在床上，双腿膝盖弯曲，双腿打开如分娩前做妇科检查时的姿势。

B.收缩骨盆底肌肉，就像平时解小便时，中途突然憋住的动作，持续10秒。

C.放松10秒，再重复练习15次。每天做一遍即可。

2 食疗法调理：
把益智仁研成粉末，加入米汤调匀后服用，每次6克，每日两次。

❦ 贴心小提示 ❧

尿失禁一般会随着骨盆底肌的恢复而慢慢痊愈。如果在产后3个月后，妈妈的尿失禁仍然没有得到改善，建议妈妈去医院诊治，以免影响产后生活、工作。

🔥 产后便秘怎么办 ☆☆☆☆☆☆☆☆☆☆☆☆☆

产后妈妈一般在2~3天会解出大便，如果超过3天没有解出，就可以视为产后便秘。

产后便秘的原因

产时：生产时妈妈胃肠道受到压迫刺激，蠕动变缓，容留物在肠道中滞留的时间变长，流失的水分变多，于是大便干结，不易排出。

产后：生产后，子宫对肠道的压力减小，肠道容积增大，这也使得肠道中的容留物更多，是妈妈产后便秘形成的重要原因。

肌肉收缩无力：产后腹壁和骨盆底肌肉收缩力量变小，使得妈妈排便时无处借力，不容易解出大便。

如何预防和应对产后便秘

产后便秘可以事前预防，也可以事后改善直至消除。因此妈妈如果产后发生了便秘，也不必太过忧虑，可以采取以下措施：

养成定时排便的习惯：妈妈产后第二天不管有无便意，都要如厕，即使解不出也会形成排便反射。

多活动：促进肠道蠕动，并加速肌肉群力量的恢复，在床上时，多翻身、多改变睡姿、多调整坐姿都可以预防便秘。

凯格尔运动：除了缓解尿失禁，凯格尔运动也可有效缓解便秘。

多吃含水分和纤维素多的食物：像水果、蔬菜、粗粮等，这样的食物既能润滑肠道，增加肠道容留物的水分，又能增加其纤维残渣，有利于降低排便难度。

改善便秘的蜂蜜芝麻糊：将180克蜂蜜和30黑芝麻粉调和均匀，放在笼屉内蒸熟，每天食用两次。蜂蜜和芝麻都有很好的润滑肠道的作用，可以帮助妈妈改善便秘状况。

❂ 产后虚弱如何调理 ☆☆☆☆☆☆☆☆☆☆☆☆☆

妈妈在产后都会有不同程度的虚弱，这种虚弱并不是真正的产后虚弱，在精心调养下很快就会恢复，妈妈无须特别担心。如果产后一周妈妈仍然感到虚弱，如精神萎靡、面色萎黄、不思饮食，这就属于产后虚弱，需要加强调理。

产后虚弱包括气虚、血虚、阴虚、阳虚等。不同的虚弱会有不同的症状，产后虚弱的妈妈应对症调理，调理方法我们主要从饮食上入手。

气虚妈妈如何调理

气虚的症状

若感觉气短、头晕、乏力、面白、心悸，则说明妈妈是气虚。

气虚的调理

妈妈可以多选择补气的食材进行调理，比如乌骨鸡、黑芝麻、胡桃肉、龙眼肉、鸡肉、猪血、猪肝、红糖、赤豆等。

血虚妈妈如何调理

血虚的症状

如果感觉失眠、多梦、头晕、目眩、面白、心悸，说明妈妈是血虚。

血虚的调理

妈妈可以多选择补血的食材进行调理，比如牛肉、鸡肉、猪肉、糯米、大豆、白扁豆、大枣、鲫鱼、鲤鱼、鹌鹑、黄鳝、虾、蘑菇等。

阴虚妈妈如何调理

阴虚的症状

如果感觉口干舌燥、大便秘结、盗汗、头晕耳鸣、心烦，说明妈妈是阴虚。

阴虚的调理

妈妈可以多选择补阴的食材进行调理，比如甲鱼、燕窝、百合、鸭肉、黑鱼、海蜇、藕、金针菇、枸杞子、荸荠、生梨等。

阳虚妈妈如何调理

阳虚的症状

如果感觉畏寒怕冷、尿频、小腹冷痛，说明妈妈是阳虚。

阳虚的调理

妈妈可以多选择补阴虚的食材进行调理，比如黄牛肉、狗肉、羊肉、牛鞭、海参、淡菜、胡桃肉、桂圆、鹌鹑、鳗鱼、虾、韭菜、桂皮、茴香等。

怎样预防产后风湿 ☆☆☆☆☆☆☆☆☆☆☆☆☆

产后风湿相较于其他产后疾病显得较顽固，因为它没有明显的病变。妈妈患上风湿后会遭受较大折磨，因此要着重预防。

产后风湿的主要表现

产后风湿的妈妈常常不敢接触冷水，如果碰到冷水，会有冰冷刺骨的痛感，或者过一会儿感觉碰到冷水的关节肿胀麻木；在寒冷的环境中，会有冷风直接吹进关节的感觉，必须穿着比常人更多的衣物才能抵御。

除了怕风、怕冷、畏寒外，产后风湿的妈妈肌肉、关节还经常感觉酸困、疼痛、麻木，还有的妈妈伴有头痛、头晕、眼睛干涩多泪、眼眶疼痛等症状。

产后风湿要加强预防

注意保暖：产后妈妈患风湿的原因主要是在月子期间保暖工作没做好，接触了寒凉的东西，如出汗后没有注意防风保暖，居室潮湿阴冷或用冷水洗浴等，都容易使寒邪侵入体内，滞留其中。如果没有及时排出，就容易导致产后风湿。所以，妈妈在月子里只要注意保暖，远离寒凉，就基本可以避免产后风湿。

不要过早劳作：妈妈如果过早操劳，参加重体力劳动，容易使还没有完全恢复的关节、筋肉受损，在以后的日子里经常受到关节酸痛的折磨，妈妈在产后要注意劳逸结合，不要过度劳累。

积极就医：妈妈如果在月子里不小心得了风湿，要积极地尽早就医，早日根除产后风湿。

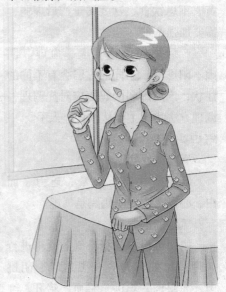

新手妈妈哺乳须知

❀ 尽量让宝宝吃上珍贵的初乳

新妈妈在产后7天内分泌的乳汁称为初乳。初乳量少，较黏稠，颜色发黄，观感较差，因此有的妈妈认为它脏，不愿意给宝宝吃，这是不对的。

初乳很珍贵

初乳营养价值很高：

1. 与成熟乳相比，初乳含有更多的蛋白质和免疫物质，被称为婴儿出生后最早获得的"免疫抗体口服液"，它可增强新生儿的抗病能力。

2. 初乳中的生长因子能促进婴儿的肠道发育，并有助于预防变态反应和对某些食物的不耐受性，从而减少过敏。

3. 初乳的脂肪和糖含量较成熟乳低，适于生后10天内新生儿的消化吸收。

4. 初乳中的无机盐类如磷酸钙、氯化钙，微量元素如铜、铁、锌等矿物质的含量显著高于常乳，锌的含量尤其高，是正常血锌浓度的4~7倍。

5. 初乳中维生素含量也显著高于常乳，尤其初乳中的维生素B_2有时较常乳中含量高出3~4倍，另外妈妈的初乳中还含有β-胡萝卜素。

由此可以看出，初乳中的营养对宝宝来说，都非常珍贵，妈妈不应让宝宝错过初乳。

初乳量少，怎么满足宝宝的需求

初乳的量虽少，但是刚出生的新生儿胃容量也很小，所以只要让新生儿勤吸吮，一般都能满足其需求。

此外，初乳量少必然就需要增加哺喂的次数，新生儿的吸吮能力很强，这种吸吮刺激将促进母乳的分泌，并且刺激越频繁，母乳产生就越快，这对母乳喂养是有好处的。

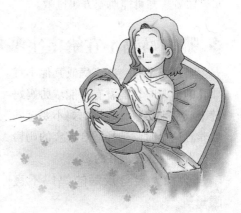

坚持母乳喂养对宝宝有什么好处

我们提倡母乳喂养，这是因为母乳喂养对宝宝来说，具有得天独厚的优势。

母乳几乎是为宝宝"量身打造"的

妈妈在不同阶段分泌的乳汁具有不同的特点，且每个阶段的乳汁都符合宝宝当时的体质，可以提供最合适的营养。

1 初乳正好适合新生宝宝的胃容量和比较弱的肠道功能，还能增强抵抗力。

2 常乳（10天以后的乳）能满足热能需要和食量的持续增大。

3 晚乳（10个月后的乳）营养含量明显减少，但此时宝宝多数已经吃辅食。

母乳优于配方奶

配方奶粉最终的目标是接近母乳，但无论如何，配方奶都不可能与母乳的营养价值相提并论。母乳中含有四百多种营养素，配方奶粉很难实现。

另外，一般宝宝基本上都不会对母乳过敏，却可能对配方奶过敏。

母乳喂养有利于宝宝身心发展

1 可以促进宝宝身体发育：吃母乳时，宝宝需要用力吮吸，宝宝在吮吸的过程中，肺部、颈部不断活动，从而得到锻炼。另外，吮吸时上下腭不断开合、摩擦可以避免将来牙齿排列拥挤。

2 可以增进情感发展：在母乳喂养的过程中，宝宝和妈妈会有亲密接触和亲切互动，在哺乳过程中感受到妈妈的关爱，宝宝会觉得安全和放松，对妈妈的依赖和信任就会逐步确立。母乳喂养的宝宝和妈妈的亲密关系更容易建立，有利于宝宝以后的感情发展和个性完善。

贴心小提示

有些迫不得已的情况不允许妈妈母乳喂养，妈妈则不必强求或自责。只要妈妈能给予宝宝关爱，人工喂养的效果也会比较好。

哪些妈妈不宜给宝宝喂母乳

当妈妈患有一些疾病或其他不宜哺乳的情况时，哺乳有可能威胁妈妈健康或宝宝健康，建议妈妈不要母乳喂养。这个时候选择适合宝宝的奶粉进行人工喂养是最好的。

哺乳会加重自身疾病的妈妈不宜喂母乳

有些妈妈患有较严重的疾病，不适合母乳喂养，如心脏病、高血压、糖尿病或肾病，因为母乳喂养会加重病情。

哺乳会威胁宝宝健康时不宜喂母乳

如果妈妈体内有传染性的病毒，如肺结核、肝炎、艾滋病、梅毒等，哺乳时会传染给宝宝，所以患有传染性疾病的妈妈也不适合母乳喂养。

另外，妈妈患有较严重的乳腺炎时，最好暂停哺乳。因为乳腺中的细菌也会在哺乳时传递给宝宝，只有等乳腺炎痊愈之后才可以重新哺乳。

正在服用会危害宝宝健康的药物时不宜喂母乳

如果妈妈正在吃一些如抗癌药物、甲亢药物、抗癫痫药物等对宝宝有危害的药物，最好不要给宝宝哺乳。妈妈服用抗甲状腺药物时，药物如果进入宝宝体内，容易引起宝宝甲状腺病变；抗癫痫药物进入宝宝体内后，容易引起宝宝虚脱、嗜睡、全身瘀斑等病症。

妈妈如果有其他情况需要持续服药，但是不能确定母乳喂养是否会影响宝宝时，要先咨询医生。

贴心小提示

妈妈生气时、运动后、洗澡后不宜立即给宝宝喂奶，通常这些时候妈妈的乳汁中都会有较不利于宝宝健康的物质，会令宝宝不安、烦躁或生病。

🍼 前奶后奶都要让宝宝吃到

妈妈每次哺乳，先分泌出的奶水叫作前奶，后分泌出的奶水叫作后奶。如果妈妈喂奶时不注意方法，可能令宝宝无法吃全前奶和后奶。

宝宝前奶后奶营养重点不同，应都吃到

前奶看上去比较稀薄、清淡，好像没什么营养，实际上这样的奶水富含水分和蛋白质，尤其是水分。吃足前奶的宝宝在出生后前4个月，基本上都不需要额外地补水。

前奶吸完后，奶水变得较浓稠，颜色也变成了白色，这就是后奶了。后奶富含脂肪、乳糖和其他营养素，是宝宝的热能保证。吃足后奶后，宝宝就不那么容易饿了，睡眠时间也会延长。

由此可知，前奶后奶的营养侧重点不同，最好让宝宝前奶和后奶都吃到，这样才不会营养不均衡。

怎样才能让宝宝前奶后奶都吃到

妈妈每次给宝宝哺乳时，要让宝宝把一侧乳房先吃空，然后再换另一侧。这样能吃到足够的前奶，保证营养，然后也能尽量吃上足够的后奶，以免饿得太快。如果一侧没有吃完，换了另一侧，过一会儿再换回来，宝宝很容易因为吃了较大量的前奶，在吃足后奶之前就吃饱了，这样容易缺乏脂肪、乳糖等能量物质，宝宝睡眠时间会缩短，不利宝宝身体发育。

贴心小提示

如果宝宝腹泻，哺喂宝宝时，可以适当减少后奶的量，因为后奶含有较多脂肪，宝宝吃得太多，容易加重腹泻症状。

如何把握喂奶的次数、量及姿势

每个宝宝的情况都不会完全一样，尤其是新生宝宝，新手妈妈不容易把握好喂奶的次数、量，也还没能熟练掌握正确的喂奶姿势，难免会出现挫折，这都是正常的，妈妈不要气馁。根据我们的经验及自己的观察、实践，新手妈妈是可以摸清宝宝需求的。

喂奶次数：以按需为重，2~3小时一次

新生宝宝一般每隔2~3个小时喂一次奶即可。有的宝宝胃容量较小，或者消化较快，每隔约2小时就要喂一次，相反情况也有。这时妈妈不必一定每隔3小时才喂，应优先满足宝宝的需求，但如果宝宝超过4小时还没有醒来，则要叫醒喂奶。

喂奶量：以按需为重，40~50毫升一次

宝宝的吃奶量也应按需给予，有的新生宝宝刚开始时每次吃20~30毫升，而有的宝宝在刚出生时每顿就需要50~60毫升，大多数的宝宝会维持在每顿40~50毫升，不管宝宝吃多少，只要睡眠正常，大便正常，体重增加稳定，就说明没有问题。

哺乳的正确姿势

给新生宝宝哺乳时，一般情况下建议妈妈采取坐姿，坐在合适的凳子或椅子上进行。妈妈要先抱起宝宝，一只胳膊撑起宝宝的后背及头部，让宝宝的头正好枕在自己的臂弯处，另一只手托住宝宝的臀部及腿部，让宝宝的腹部贴着妈妈的腹部，胸部贴着妈妈的胸部，然后妈妈双手托起宝宝靠近自己乳房，让宝宝含住妈妈的乳头。

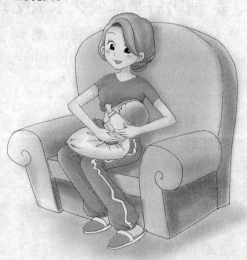

贴心小提示

妈妈在哺乳时最好不要看电视，一来新生宝宝难以适应电视的声音和光线，二来看电视会妨碍妈妈与宝宝的交流，也不利于妈妈及时发现宝宝的异常。

如何判断宝宝饿了或饱了

新生宝宝的喂奶原则是按需喂奶，也就是说宝宝饿了就要给他吃，饱了就可以不用吃了。那新手妈妈该怎么判断宝宝是饿了还是饱了呢？

如何判断宝宝饿了

宝宝所有的需求都通过啼哭表达，因此有时候哭不代表饿，妈妈需要判断宝宝哭是饿了还是有其他需求。当无法判断宝宝是否饥饿时，可以用手指抚触宝宝嘴角，如果宝宝有反应，并追寻手指，就说明宝宝饿了。

如何判断宝宝饱了

宝宝如果吃不饱，睡眠、健康都会受影响，体重和身高的增长往往不如人意，因此妈妈要尽量每次都让宝宝吃饱，宝宝有没有吃饱可以从以下三方面观察出来：

1 观察宝宝吃奶时的表现：宝宝吃奶时，一般吮吸2~3口，就会吞咽一次，如果吞咽的时间超过10分钟，一般都可以看作吃饱。有的妈妈用宝宝吃奶时间长短来判断，其实这是不准确的，有的宝宝吃奶慢，虽然吃奶时间较长，但是吞咽时间不足，还是吃不饱。

2 看宝宝的精神状态：宝宝如果吃饱了，会表现出满足、愉悦的神情，有时候还会不自觉地微笑，每次的睡眠时间也比较长；如果宝宝每次睡眠时间较短，睡眠不踏实，而且经常哭闹，很有可能是没吃饱。

3 看宝宝的生理状态：宝宝如果吃饱了，每天一般会排大便3~4次，颜色呈金黄色（奶粉喂养的宝宝大便呈淡黄色），有的宝宝大便次数较少，但只要颜色正常即可。宝宝如果吃不饱，大便就会呈绿色（这里不是指胎便的情况），而且小便的量和次数都较少（正常情况下每天的小便次数在10~15次）。

宝宝不肯吃母乳怎么办

宝宝不肯吃母乳并不表示他不爱吃母乳，导致他不肯吃母乳的原因有很多。当宝宝生病（鹅口疮、口腔溃疡等）时会没胃口，妈妈进食了辛辣刺激食物、来例假时身体气味会改变，宝宝会感到不适应，此时也可能拒绝母乳，而较难发现的是宝宝心理上的原因。

妈妈没有按照宝宝的需要进行哺喂

有的宝宝需要按需哺乳，妈妈如果忽视宝宝的需要，对哺乳的限定比较严格——定时哺乳且哺乳时间长短一定，长期下去，宝宝会有强烈的挫败感，从而不肯吃母乳。

处理建议：对于这样的宝宝，哺乳应该是按需进行，妈妈不要进行严格的时间限制，注意观察宝宝是否饿了，是否饱了，不要强迫他。

宝宝的"乳头错觉"造成的

当宝宝接触到奶瓶后，可能因为

奶瓶吸起来不费劲，吃奶又快又饱而偷懒地迷上奶瓶，当下一次喂奶时，他就会专心地等奶瓶的到来，反而不理睬妈妈的乳头，这也就是"乳头错觉"。有时也会发生相反的现象，就是宝宝不肯吃人工奶嘴和配方奶。

处理建议：为避免宝宝一时偷懒的心理，到喂奶时间妈妈应尽力让宝宝吃母乳。一开始宝宝也许还会一心一意等待奶瓶，拒绝妈妈的乳头，甚至哭起来，妈妈此时不应心软，坚持将乳头和乳晕递给宝宝，宝宝实在饿了自然也就会吃的，吃几次就会适应母乳的。还可将奶瓶的奶嘴换成流量小、接近母亲乳头的，使吸吮时的感觉接近母乳。

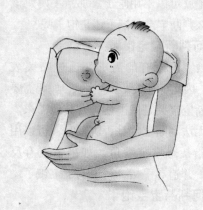

催乳下奶怎么吃

母乳营养丰富全面，是新生儿的最好的食物。如果乳汁不够，新生儿的生长发育就会受到影响。因此，新妈妈多吃营养丰富全面、多含水分的食物有助于下奶。

饮食多含水分

乳汁中几乎70%都是水分，可以说没有水分就没有乳汁。新妈妈要多补充水分，各种汤、粥、自制饮料都是不错的选择。

营养丰富全面

泌乳需要消耗很多热量，如果新妈妈营养不良，就不能提供足够的热量支持，会造成乳汁不足或质量不高。因此新妈妈在哺乳期要注意营养摄入的丰富和全面。

多吃有助下奶的食物

猪蹄、鲫鱼、小母鸡、木瓜、莲藕、莴笋、黄花菜等食材都有很好的催乳作用，新妈妈乳汁不足时，可以用这些材料煮成汤或粥，不但能够下奶，还能够很好地补充营养。

> **贴心小提示**
>
> 除了饮食调理以外，新妈妈还可以通过让新生儿多吮吸乳房和乳房按摩等方法进行催乳。